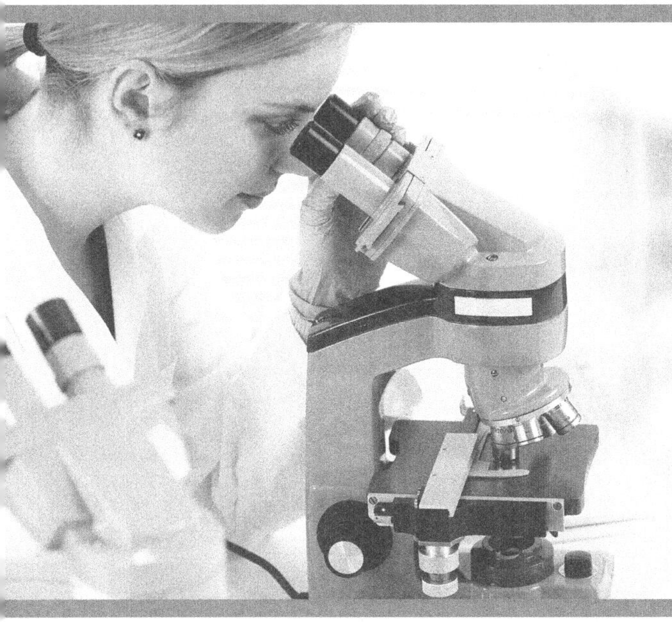

临床医学检验技术

LINCHUANG YIXUE
JIANYAN JISHU

主 编 于 浩 杜 娟 赵 将 苗文静 张 琦

科学技术文献出版社
SCIENTIFIC AND TECHNICAL DOCUMENTATION PRESS
·北 京·

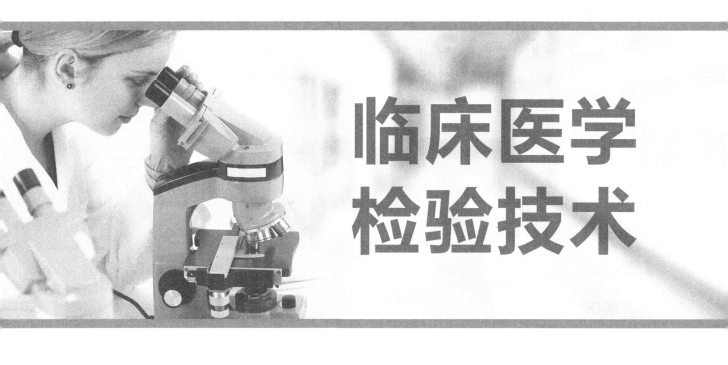

图书在版编目（CIP）数据

临床医学检验技术 / 于浩等主编. — 北京：科学技术文献出版社, 2018.5
ISBN 978-7-5189-4434-7

Ⅰ. ①临… Ⅱ. ①于… Ⅲ. ①临床医学—医学检验 Ⅳ. ①R446.1

中国版本图书馆CIP数据核字(2018)第099267号

临床医学检验技术

策划编辑：曹沧晔　　责任编辑：曹沧晔　　责任校对：赵　瑗　　责任出版：张志平

出 版 者　科学技术文献出版社
地　　址　北京市复兴路15号　邮编 100038
编 务 部　(010) 58882938，58882087（传真）
发 行 部　(010) 58882868，58882874（传真）
邮 购 部　(010) 58882873
官方网址　www.stdp.com.cn
发 行 者　科学技术文献出版社发行　全国各地新华书店经销
印 刷 者　济南大地图文快印有限公司
版　　次　2018年5月第1版　2018年5月第1次印刷
开　　本　880×1230　1/16
字　　数　426千
印　　张　13
书　　号　ISBN 978-7-5189-4434-7
定　　价　148.00元

前　言

近年来，随着我国科学技术的不断进步和医疗卫生事业的发展，医学检验在现代化医院的地位越来越重要，对医学检验专业人员的要求也越来越高。为适应我国检验医学事业变化及继续教育发展的需要，要不断加强检验科与临床科室的信息交流和学术往来，检验科技术人员在提高实验技能的同时，要加强临床知识的学习，掌握检验项目的临床意义，便于分析后进行质量管理及咨询工作。

本书重点介绍了临床体液检验、血液检验、生物化学检验、微生物学检验及免疫学检验等内容，资料新颖，重点突出，侧重实用性兼顾系统性，坚持基础理论与实际应用相结合。参与本书编写的各位编者均从事临床检验工作多年，拥有丰富的临床经验，希望本书对检验科医师具有一定的参考价值，也可作为各基层医生和医务工作者学习之用。

虽然众编委已反复校对、多次审核，但书中难免有疏漏之处，殷切希望使用本书的广大普通外科医师和相关科室的同仁提出宝贵意见，以便再版时进一步完善。

编　者

2018 年 4 月

目　录

第一章

尿液检验

第一节　尿液标本

一、尿液标本种类

根据临床检查要求，应正确留取尿液标本。临床上常见以下几种尿液标本：

1. 晨尿　即清晨起床后的第一次尿标本，为较浓缩和酸化的标本，尿液中血细胞、上皮细胞及管型等有形成分相对集中且保存较好。适用于可疑或已知泌尿系统疾病的动态观察及早期妊娠实验等。但由于晨尿在膀胱内停留时间过长易发生变化，现多建议留取第二次晨尿。

2. 随机尿　即留取任何时间的尿液，适用于门诊、急诊患者。本法留取尿液方便，但易受饮食、运动、用药等影响。

3. 餐后2h尿　通常于午餐后2h收集患者尿液，此标本对病理性糖尿和蛋白尿的检出更为敏感，因餐后增加了负载，使已降低阈值的肾不能承受。此外由于餐后肝分泌旺盛，促进尿胆原的肠肝循环，餐后机体出现的碱潮状态也有利于尿胆原的排出。因此，餐后尿适用于尿糖、尿蛋白、尿胆原等检查。

4. 定时尿　计时开始时，嘱患者排空膀胱，收集以后的一定时间的尿液。常用的有3h、12h、24h尿。分别用于尿细胞排泄率、尿沉渣定量和尿化学成分定量测定。气温高时，需加防腐剂。

5. 其他　包括中段尿、导尿、耻骨上膀胱穿刺尿等。后两种方法尽量不用，以免发生继发性感染。尿标本收集的类型、分析项目、应用理由及注意事项见表1－1。

表1－1　尿标本收集的类型、应用理由及注意事项

标本类型	应用理由及注意事项
晨尿	有形成分保存好，易于检出，但在膀胱停留时间长，硝酸盐及葡萄糖易分解
随机尿	方便患者，但受饮食、运动、药物量等多种因素影响
12h尿	沉淀物中有形成分计数
24h尿	可克服因不同时间排出量不同的影响
餐后2h尿	有助于不典型糖尿病的疗效观察
清洁中段尿	要求无菌，需冲洗外阴后留取标本，以避免外生殖器的细菌污染

二、尿液标本保存

尿液排出体外后会发生物理和化学变化，其中尿胆原、胆红素等物质见光后易氧化变质；细胞在高渗、低渗的环境中易变形破坏；尿中细菌的繁殖消耗葡萄糖易造成假阴性；非致病菌还原硝酸盐使亚硝酸盐定性假阳性，并分解尿素产生氨，导致pH升高，还会破坏细胞、管型及其他有形成分。标本长期存放还会使酮体、挥发性酸在尿中含量降低，菌体蛋白还会干扰蛋白质检验。因此，标本留取后应立即检查，若不能检查应妥善保存。

（一）4℃冷藏或冰冻

1. 4℃冷藏　4℃冷藏可防止一般细菌生长，维持较恒定的弱酸性及某些成分的生物活性。但有些标本冷藏后，由于磷酸盐与尿酸盐的析出与沉淀，妨碍对有形成分的观察。4℃冷藏不超过6h。

2. 冰冻　冰冻可较好地保存尿中的酶类、激素等，需先将新鲜标本离心除去有形成分，保存上清液。

（二）化学防腐

大多数防腐剂的作用是抑制细菌生长、维持酸性并保持某些成分的生物活性。常用的化学防腐剂有以下几种：

1. 甲醛（福尔马林400g/L）　每升尿中加入5mL甲醛，用于尿液管型、细胞防腐。注意甲醛过量时可与尿素产生沉淀物，干扰显微镜检查。

2. 甲苯　是一种有机溶剂，能在尿液标本表面形成一薄层，阻止标本与空气接触，起到防腐的作用。每升尿中加入5mL甲苯，用于尿糖、尿蛋白等定量检查。

3. 麝香草酚　每升尿中加入小于1g麝香草酚既能抑制细菌生长，又能较好地保存尿中有形成分，可用于化学成分检查及防腐，但过量可使尿蛋白定性实验（加热乙酸法）出现假阳性，还会干扰尿胆色素的检查。

4. 浓盐酸　一些物质在酸性环境中较稳定，加酸降低pH是最好的保存办法。每升尿中加入10mL浓盐酸用于尿17－酮、17－羟类固醇、儿茶酚胺等定量测定。

5. 碳酸钠　是卟啉类化合物的特殊保护剂，用量为10g/L尿。将标本储存于棕色瓶中。

三、尿液标本检测后处理

实验后应按照《临床实验室废物处理原则》（WS/T/249－2005）处理残余标本和所用器械，以免污染环境和造成室内感染。如残余标本用10g/L过氧乙酸或30～50g/L漂白粉液处理后排入下水道；所用实验器材须经75%乙醇浸泡或30～50g/L漂白粉液处理，也可用10g/L次氯酸钠浸泡2h，或5g/L过氧乙酸浸泡30～60min，再用清水冲洗干净，干燥后留待下次使用；一次性尿杯或其他耗材可集中焚烧。

四、临床意义

尿液（urine）由肾脏生成，通过输尿管、膀胱及尿道排出体外。肾脏通过泌尿活动排泄废物，调节体液及酸碱平衡。此外肾脏还兼有内分泌功能，在新陈代谢中发挥着极其重要的作用。

肾单位是肾脏泌尿活动的基本功能单位。人的两肾约有200多万个肾单位，每个肾单位包括肾小体与肾小管两部分，肾单位与集合管共同完成泌尿功能。尿液在生成过程中，主要经历了肾小球滤过膜过滤作用、肾小管的重吸收和排泌作用。当血液流经肾小球毛细血管时，除了血细胞和大部分血浆蛋白外，其余成分都被滤入肾小囊腔形成原尿，这是一种超滤过程。正常人肾小球滤过率为120mL/min，滤过的原尿中含有除大分子蛋白质以外的各种血浆成分。正常成年人每天形成原尿约180L，但正常人每日尿量为1～2L，这是由于肾小管和集合管具有选择性重吸收和强大的浓缩功能，可减少营养物质丢失、排出代谢终产物。肾小管不同部位对各种物质的重吸收各不相同，有主动吸收和被动吸收两种方式。近曲小管是重吸收的主要部位，其中葡萄糖、氨基酸、乳酸、肌酸等被全部重吸收；HCO_3^-、K^+、Na^+和水被大部分重吸收；硫酸盐、磷酸盐、尿素、尿酸被部分重吸收；肌酐不被重吸收。同时由于髓袢的降支对水的重吸收大于对溶质的重吸收，可使肾小管内液的渗透压逐渐升高，形成渗透梯度进一步促进集合管对水的重吸收，达到尿液的稀释与浓缩。肾小管能分泌H^+、K^+等，同时重吸收Na^+，故称为K^+-Na^+交换，起排K^+保Na^+作用。肾小管不断产生NH_3，与分泌的H^+结合，生成NH_4^+，分泌入管腔以换回Na^+，这是肾排H^+保Na^+的另一种方式。

尿液中的成分受饮食、机体代谢、人体内环境及肾处理各种物质的能力等因素的影响。尿中含水约

96%～97%，成人每日排出总固体约60g，其中有机物（尿素、尿酸、葡萄糖、蛋白、激素和酶等）约35g，无机物（钠、钾、钙、镁、硫酸盐和磷酸盐等）约25g。

临床检验中的尿液分析又称为尿液检查，是根据临床需要，通过实验室手段对尿液中的某些成分进行的检查，是临床实验室最常用的检测项目之一。通过尿液检查，可指导临床医生解决以下问题：

1. 泌尿系统疾病的诊断与疗效观察　泌尿系统的炎症、结石、肿瘤、血管病变及肾移植术后发生排异反应时，各种病变产物直接出现在尿中，引起尿液成分变化。因此尿液分析是泌尿系统疾病诊断与疗效观察的首选项目。

2. 其他系统疾病的诊断　尿液来自血液，其成分又与机体代谢有密切关系，故任何系统疾病的病变影响血液成分改变时，均能引起尿液成分的变化。因此通过尿液分析可协助临床诊断，如糖尿病时进行尿糖检查、急性胰腺炎时的尿淀粉酶检查、急性黄疸型病毒性肝炎时做尿液胆色素检查等，均有助于上述疾病的诊断。

3. 安全用药的监护　某些药物如庆大霉素、卡那霉素、多黏菌素B与磺胺类药物等常可引起肾损害，故用药前及用药过程中须观察尿液变化，确保用药安全。

4. 职业病的辅助诊断　铅、镉、铋、汞等重金属均可引起肾损害，尿中此类重金属排出量增多，并出现有关的异常成分，故尿液检查对劳动保护与职业病的诊断及预防有一定价值。

5. 对人体健康状态的评估　预防普查中对人群进行尿液分析，可筛查有无肾、肝、胆疾病和糖尿病等，达到早期诊断及预防疾病的目的。

五、尿液检查的注意点

为保证尿液检查结果的准确性，必须正确留取标本，在收集和处理标本时应注意以下几点。

（1）收集容器要求清洁、干燥、一次性使用。容器有较大开口便于收集。

（2）避免污染，如阴道分泌物、月经血、粪便等。

（3）无干扰化学物质（如表面活性剂、消毒剂）混入。

（4）有明显标记，如被检者姓名、病历号、收集日期等，必须粘贴在容器上。

（5）能收集足够尿液量，最好超过50mL，至少12mL，如收集定时尿，容器应足够大，并加盖，必要时加防腐剂。

（6）如需细菌培养应在无菌条件下，用无菌容器收集中段尿液。尿标本收集后应及时送检及检测，以免发生细菌繁殖、蛋白质变性、细胞溶解等。尿标本应避免强光照射，以免尿胆原等物质因光照分解或氧化而减少。

（7）尿液中可能含细菌、病毒等感染物，因此必须加入过氧乙酸或漂白粉消毒处理后排入下水道。

（8）所用容器及试管须经75%乙醇液浸泡或30～50g/L漂白粉液处理，也可以用10g/L次氯酸钠液浸泡2h或用5g/L过氧乙酸浸泡30～60min，再用清水冲洗干净。

（于　浩）

第二节　尿液理学检查

尿液理学检查包括气味、尿量、外观（颜色、清晰度）、尿比重、尿液渗透浓度等项目。

一、气味

正常尿液略带酸味，是由尿液中的酯类和挥发酸共同产生的。尿液气味也可受到食物和某些药物的影响，如进食葱、蒜、韭菜、咖喱，过多饮酒，以及服用某些药物后尿液可出现各自相应的特殊气味。除此之外：

（1）尿液搁置过久，细菌污染繁殖，尿素分解，可出现氨臭味。若新鲜的尿液带有刺鼻的氨味，提示有慢性膀胱炎或尿潴留。

（2）糖尿酮症酸中毒时，尿中可闻到类似烂苹果的气味。

（3）苯丙酮尿患者的尿液中有特殊的“老鼠尿”样的臭味。

二、尿量

尿量（urine volume）主要取决于肾小球的滤过率、肾小管的重吸收和浓缩与稀释功能。此外，尿量变化还与外界因素如每日饮水量、食物种类、周围环境（气温、湿度）、排汗量、年龄、精神因素、活动量等相关。一般健康成人尿量为1～2L/24h；昼夜尿量之比为（2～4）：1；儿童的尿量个体差异较大，按体质量计算较成人多3～4倍。

1. 多尿（polyuria） 24h尿量大于2.5L称为多尿。在正常情况下多尿可见于饮水过多或多饮浓茶、咖啡、精神紧张、失眠等情况，也可见于使用利尿剂或静脉输液过多时。

病理性多尿常因肾小管重吸收障碍和浓缩功能减退，可见于：①内分泌病：如尿崩症、糖尿病等；②肾性疾病：如慢性肾炎、肾功能不全、慢性肾盂肾炎、多囊肾、肾髓质纤维化或萎缩；③精神因素：如癔症大量饮水后；④药物：如噻嗪类、甘露醇、山梨醇等药物治疗后。

2. 少尿（oliguria） 24h尿量少于0.4L或每小时尿量持续少于17mL称为少尿。生理性少尿见于机体缺水或出汗过多时，在尚未出现脱水的临床症状和体征之前可首先出现尿量的减少。病理性少尿可见于：①肾前性少尿：各种原因引起的脱水如严重腹泻、呕吐、大面积烧伤引起的血液浓缩，大量失血、休克、心功能不全等导致的血压下降、肾血流量减少，重症肝病、低蛋白血症引起的全身水肿、有效血容量减低。②肾性少尿：如急性肾小球肾炎时，滤过膜受损，肾内小动脉收缩，毛细血管腔变窄、阻塞、滤过率降低引起少尿。③肾后性少尿：如单侧或双侧上尿路梗阻性疾病，尿液积聚在肾盂不能排出，可见于尿路结石、损伤、肿瘤及尿路先天畸形和机械性下尿路梗阻致膀胱功能障碍、前列腺肥大症等。

3. 无尿（anuria） 24h尿量小于0.1L，或在12h内完全无尿者称为无尿。进一步排不出尿液，称为尿闭，发生原因与少尿相同。

三、外观

尿液外观包括颜色和透明度。尿的颜色可随机体生理和病理的代谢情况而变化。正常新鲜的尿液呈淡黄至深黄色、透明。影响尿液颜色的主要物质为尿色素（urochrome）、尿胆原（urobilinogen）、尿胆素（urobilin）和卟啉（porphyrin）等。此外尿色还受酸碱度，摄入食物或药物的影响。

透明度也可以用混浊度（turbidity）表示，分为清晰、雾状、云雾状混浊、明显混浊几个等级。混浊的程度根据尿中混悬物质的种类及量而定。正常尿混浊的主要原因是含有结晶（pH改变或温度改变后形成或析出）。病理性混浊可因尿中含有白细胞、红细胞及细菌等导致，尿中含有蛋白可随pH值变化析出产生混浊。淋巴管破裂产生的乳糜尿也可引起混浊。常见的尿外观改变的有以下几种。

1. 血尿（hematuria） 尿内含有一定量的红细胞时称为血尿。由于出血量的不同可呈淡红色云雾状、洗肉水样或鲜血样，甚至混有凝血块。每升尿内含血量超过1mL即可出现淡红色，即为肉眼血尿。凡每高倍镜视野见3个以上红细胞时可确定为镜下血尿。血尿多见于：①泌尿生殖系统疾病：如肾结核、肾肿瘤、肾或泌尿系类结石及外伤、肿瘤。②血液病：如血友病、过敏性紫癜及血小板减少性紫癜。③其他：如系统性红斑狼疮、流行性出血热，某些健康人运动后可出现一过性血尿。

2. 血红蛋白尿（hemoglobinuria） 当发生血管内溶血时，血红蛋白超过珠蛋白的结合能力，游离的血红蛋白就从肾小球滤出，形成不同程度的血红蛋白尿。在酸性尿中血红蛋白可氧化成为正铁血红蛋白（methemoglobin）而呈棕色，如含量多则呈棕黑色酱油样。血红蛋白尿与血尿不同，离心沉淀后前者上清液仍为红色，隐血实验强阳性，镜检时不见红细胞或偶见溶解红细胞的碎屑；后者离心后上清液透明，隐血实验阴性，镜检时可见完整红细胞。血红蛋白尿还需与卟啉尿鉴别，后者见于卟啉症患者，尿液呈红葡萄酒色。此外碱性尿液中如存在酚红、番泻叶、芦荟等物质，酸性尿液中如存在氨基比林、磺胺等药物均可有不同程度的红色。

3. 胆红素尿（bilirubinuria） 尿中含有大量的结合胆红素可致尿液外观呈深黄色，振荡后泡沫亦呈黄色。若在空气中久置可因胆红素被氧化为胆绿素而使尿液外观呈棕绿色。胆红素尿见于阻塞性黄疸和肝细胞性黄疸。服用核黄素、呋喃唑酮后尿液亦可呈黄色，但胆红素定性实验阴性。服用较大剂量的熊胆粉、牛磺类药物时尿液颜色亦可呈黄色。

4. 乳糜尿（chyluria） 因淋巴循环受阻，从肠道吸收的乳糜液未能经淋巴管引流入血而逆流进入肾，使肾盂、输尿管处的淋巴管破裂，淋巴液进入尿液中致尿液外观呈不同程度的乳白色，有时含有多少不等的血液。乳糜尿多见于丝虫病，少数可由结核、肿瘤、腹部创伤或者手术引起。乳糜尿液离心沉淀后外观不变，沉渣中可见少量红细胞和淋巴细胞，丝虫病沉渣中可查出微丝蚴。乳糜尿需与脓尿或结晶尿等混浊尿相鉴别，后二者经离心后上清液转为澄清，镜检可见多数的白细胞或盐类结晶，结晶尿加热加酸后混浊消失。确定乳糜尿还可于尿中加少量乙醚震荡提取，因尿中脂性成分溶于乙醚使水层混浊，混浊程度比原尿减轻。

5. 脓尿（pyuria） 尿液中含大量白细胞可使外观呈不同程度的黄白色混浊或含脓丝状悬浮物，见于泌尿系统感染及前列腺炎、精囊炎。脓尿蛋白定性实验常为阳性，镜检可见大量脓细胞。

6. 盐类结晶尿（crystalluria） 排出的新鲜尿外观呈白色或淡粉红色颗粒状混浊，尤其在气温低时常很快析出沉淀物。这类混浊尿可通过加热加酸鉴别，尿酸盐加热后混浊消失，磷酸盐、碳酸盐则混浊增加，但加乙酸后二者均变清，碳酸盐尿同时产生气泡。

四、尿比重

尿比重（specific gravity，SG）是指在4℃时尿液与同体积纯水重量之比。因尿中含有3% ~5%的固体物质，故尿比重常大于纯水。尿比重高低随尿中水分、盐类及有机物含量而异。在病理情况下还受蛋白质、糖及细胞成分等影响，如无水代谢失调，尿比重测定可粗略反映肾小管的浓缩稀释功能。

（一）方法学评价

1. 尿比重法 即浮标法，此法最普及，但标本用量多，实验影响因素多，准确性差。因而NCCLS建议不再使用比重法。

2. 折射仪法 用折射仪测定，目前已广泛应用，所用的尿量少，但受温度影响，在测定蛋白尿和糖尿病患者尿液时必须校正。折射仪法可用去离子水和已知浓度溶液，如0.513mol/L（30g/L）氯化钠溶液、0.85mol/L氯化钠溶液、0.263mol/L蔗糖溶液进行校准。

3. 试带法 简单、快速，近年来已用尿液全自动分析仪的测定，但测定范围较窄，实验影响因素多，精密度差。仅适用于测定健康人群的普查，不适用于测定过高或过低比重的尿液。

（二）参考值

晨尿或通常饮食条件下：1.015 ~1.025；随机尿：1.003 ~1.030；婴幼儿尿比重偏低。

（三）临床意义

1. 高比重尿 可见于高热、脱水、心功能不全、周围循环衰竭等尿少时，也可见于尿中含葡萄糖和碘造影剂时。

2. 低比重尿 尿比重降低对临床诊断更有价值。比重近于1.010（与肾小球滤液比重接近）的尿称为等渗尿，主要见于慢性肾小球肾炎、肾盂肾炎等导致远端肾单位浓缩功能严重障碍的疾病。

五、尿渗量

尿渗量（osmolality，Osm），指尿中具有渗透活性的全部溶质微粒的总数量，与颗粒大小及所带电荷无关，反映溶质和水的相对排出速度，蛋白质和葡萄糖等大分子物质对其影响较小，是评价肾脏浓缩功能的指标。

（一）检测原理

溶液中有效粒子数量可以采用该溶液的冰点下降（液态到固态）或沸点上升的温度（ΔT）来表示。检测方法有冰点减低法（常用浓度计法，又名晶体渗透浓度计法）、蒸汽压减低法和沸点增高法。冰点指溶液呈固相和液相处于平衡状态时的温度。1 个 Osm 浓度可使 1kg 水的冰点下降 1.858℃，因此摩尔渗透量：

$$Osm/(kg \cdot H_2O) = 观察取得冰点下降度数/1.858$$

（二）方法学评价

尿比重和尿渗量都能反映尿中溶质的含量。尿比重测定比尿渗量测定操作简便且成本低，但测定结果易受溶质性质的影响，如葡萄糖、蛋白质等大分子物质及细胞等增多，尿比重也增高。尿渗量主要与溶质的颗粒数量有关，受葡萄糖、蛋白质等大分子物质的影响较小。在评价肾脏浓缩和稀释功能方面，尿渗量较尿比重优越。冰点渗透压计测定的准确性高，不受温度的影响。

（三）质量保证

包括仪器的标化、标本的正确处理和操作条件的控制。

（四）参考值

尿渗量：600～1 000mOsm/（kg · H_2O · 24h 尿）相当于 SG 1.015～1.025，最大范围40～1 400 mOsm/（kg · H_2O · 24h 尿）。尿渗量与血浆渗量之比为（3.0～4.7）：1。

（五）临床意义

1. 评价肾脏浓缩稀释功能　健康人禁水 12h 后，尿渗量与血浆渗量之比应大于 3，尿渗量大于 800mOsm/（kg · H_2O）。若低于此值时，说明肾脏浓缩功能不全。等渗尿和低渗尿可见于慢性肾小球肾炎、慢性肾盂肾炎、多囊肾、阻塞性肾病等慢性间质性病变。

2. 鉴别肾性少尿和肾前性少尿　肾小管坏死致肾性少尿时，尿渗量降低，常小于 350mOsm/（kg · H_2O）。肾前性少尿时肾小管浓缩功能仍好，故尿渗量较高，常大于 450mOsm/（kg · H_2O）。

六、尿液浓缩稀释实验

正常情况下远端肾小管升支上皮细胞能选择性地吸收原尿中的 Na^+ 和 Cl^-，而不吸收水，使得尿中电解质浓度逐渐降低，这就是肾小管的稀释功能。集合管上皮细胞仅选择性地允许水和尿素通过，造成集合管内与近髓肾间质之间的渗透压力差，促进集合管对水的重吸收，此即肾小管的浓缩功能。浓缩实验是检查患者禁水时，肾小管是否能加大对水的重吸收而排出浓缩尿液；稀释实验是观察患者 30min 内饮水 1 500mL 时，肾脏能否通过尿液稀释而排出多余的水分。通过测定尿比重的变化反映远端肾小管对水和溶质再吸收的能力，判断肾脏浓缩稀释功能。

（一）测定方法及评价

本检查无须特殊仪器，临床医生可进行病床边检查。

1. Fishberg（费氏）浓缩稀释实验　分为浓缩实验与稀释实验。浓缩实验又称禁水实验。可反映早期肾损害情况，但结果受吸烟及精神因素影响，心力衰竭伴水肿患者的结果不可靠。实验时不但要求患者禁水，且须同时控制药物及饮食。稀释实验须患者在 30min 内饮水 1 500mL，对肾功能评价不敏感。两者都不适合于尿毒症患者，故临床上基本不用。

2. 昼夜尿比重实验（又称莫氏浓缩稀释实验）　实验时患者正常饮食，每餐饮水量不超过 500～600mL。上午 8：00 排空膀胱，于 10：00、12：00、14：00、16：00、18：00 及 20：00 各收集一次尿液，此后至次晨 8：00 的夜尿收集在一个容器内，分别测定 7 份标本的尿量和尿比重。本法简便，安全可靠，易被患者接受，临床上应用较多。

3. 3h 尿比重实验（又称改良莫氏实验） 即在保持日常饮食和活动情况下，晨8：00排空膀胱后每3h 收集一次尿液，至次晨8：00 共8 份尿标本，准确测定每次尿量和尿比重。

以上方法都受尿中蛋白质、葡萄糖的影响，只能粗略地估计肾功能受损的程度，且水肿患者因钠、水潴留，影响实验结果，不宜做该实验。因此在条件允许的实验室，最好测定尿渗量，或进行尿酶、β_2 - 微球蛋白等测定：以早期发现肾小管功能损害。

（二）参考区间

昼夜尿比重实验：24h 尿量为1 000 ~ 2 000mL，昼夜尿量之比为（3 : 1） ~ （4 : 1），12h 夜尿量少于750mL；尿液最高比重应大于1.020；最高比重与最低比重之差大于0.009。

3h 尿比重实验：白天的尿量占24h 尿量的2/3 ~ 3/4，其中必有一次尿比重大于1.025，一次小于1.003。

（三）质量控制

（1）最好采用折射仪法测定尿比重。

（2）每次留尿必须排空，准确测量尿量及比重并记录。

（3）夏季夜间留尿需注意防腐，解释实验结果时还应考虑气温的影响。

（4）水肿患者因钠、水潴留，影响实验结果，不宜做该实验。

（四）临床意义

肾脏浓缩功能降低见于：

1. 肾小管功能受损早期 如慢性肾炎晚期、慢性肾盂肾炎，高血压、糖尿病、肾动脉硬化晚期，常表现为多尿、夜尿增多、低比重尿。当进入尿毒症期时，尿比重恒定在1.010 左右，称为等渗尿。

2. 肾外疾病 如尿崩症，妊娠高血压，严重肝病及低蛋白水肿等。

（于 浩）

第三节 尿液化学成分检查

一、酸碱度

尿液酸碱度简称为尿酸度，分为可滴定酸度（titrable acidity）和真酸度（genuine acidity）。前者可用酸碱滴定法进行滴定，相当于尿液酸度总量，后者指尿中所有能解离的氢离子浓度，通常用氢离子浓度的负对数表示。

1. 试带法 采用双指示剂法。模块中含溴麝香草酚蓝（pH6.0 ~ 7.6）和甲基红（pH4.6 ~ 6.2），变色范围为黄色（pH5.0）、绿色（pH7.0）、蓝色（pH9.0），多由仪器判读，也可由肉眼目测与标准色板比较判断。

2. pH 试纸法 pH 广泛试纸是浸渍有多种指示剂混合液的试纸条，色泽范围为棕红至深黑色，肉眼观察与标准色板比较，可判断尿液 pH 近似值。

3. 指示剂（indicator）法 酸碱指示剂原理。常用0.4g/L 溴麝香草酚蓝溶液为指示剂。当指示剂滴于尿液后，显黄色为酸性尿，显蓝色为碱性尿，显绿色为中性尿。

4. 滴定法（titration） 酸碱中和反应原理。通常用0.1mol/L 标准氢氧化钠溶液将定量尿液滴定至pH7.4，由氢氧化钠消耗量求得尿可滴定酸度。

5. pH 计法 又称电极法，银 - 氯化银指示电极通过盐桥与对 pH 灵敏的玻璃膜和参比电极（甘汞电极，$Hg-Hg_2Cl_2$）相连。当指示电极浸入尿液后，H^+通过玻璃膜，指示电极和参比电极之间产生电位差，经电压计测得后转为 pH 读数。

（一）方法学评价（表1-2）

表1-2　尿酸度测定方法学评价

方法	评价
试带法	配套应用于尿液分析仪，是目前满足临床对尿pH检查需要且应用最广泛的一种筛检方法。
pH试纸法	操作简便，采用pH精密试纸可提高检测的灵敏度，但试纸易吸潮失效。
指示剂法	溴麝香草酚蓝变色范围为pH6.0~7.6，当尿pH偏离此范围时，检测结果不准确；黄疸尿、血尿将直接影响结果判读。
滴定法	可测定尿酸度总量。临床上用于尿酸度动态监测，但操作复杂，故少用。
pH计法	结果精确可靠，需特殊仪器，操作烦琐，故少用。可用于肾小管性酸中毒定位诊断、分型、鉴别诊断时尿pH精确测定。

（二）质量保证

1. 检测前应确保标本新鲜、容器未被污染　陈旧标本可因尿中CO_2挥发或细菌生长使pH增高；细菌和酵母菌可使尿葡萄糖降解为乙酸和乙醇，pH降低。

2. 检测中　如下所述。

（1）试纸法或试带法：应充分考虑试带检测的范围能否满足临床对病理性尿液pH变化范围的需要；应定期用弱酸和弱碱检查试带灵敏度；应确保试纸或试带未被酸碱污染，未吸潮变质，并在有效期内使用。

（2）指示剂法：因一般指示剂不易溶于水，故在配制指示剂溶液时，应先用少许碱液（如NaOH稀溶液）助溶，再加蒸馏水稀释到适当浓度，以满足指示剂颜色变化范围，防止指示剂解离质点状态与未解离质点状态呈现的颜色不相同。

（3）pH计法：应经常校准pH计，确保处于正常状态。本法对测定温度有严格要求，当温度升高时pH下降，故首先应调整仪器测定所需的标本温度。新型pH计可自动对温度进行补偿。

3. 检测后　生理条件下，多见尿液为弱酸性或弱碱性。尿液pH大于8.0可见于：①标本防腐或保存不当，细菌大量繁殖并分解尿素产生氨。②患者服用大量碱性制剂。

建立完善的尿液检测报告审核制度，通过申请单获取临床信息，通过电话、实验室信息系统（laboratory information system，LIS）、走访病房等形式与临床沟通，探讨异常结果可能的影响因素，对达到尿pH检测实用的临床价值很有必要。

（三）参考值

正常饮食条件下：①晨尿，多偏弱酸性，pH5.5~6.5，平均pH6.0。②随机尿，pH4.6~8.0。尿可滴定酸度：20~40mmol/24h尿。

（四）临床意义

尿酸碱度检测主要用于了解机体酸碱平衡和电解质平衡情况，是临床上诊断呼吸性或代谢性酸/碱中毒的重要指标。同时，可经了解尿pH的变化调节结石患者的饮食摄入，通过酸碱制剂的干预帮助机体解毒或排泄药物。

1. 生理性变化　尿液pH受食物摄取、机体进餐后碱潮状态、生理活动和药物的影响。进餐后，因胃黏膜分泌盐酸以助消化、通过神经体液调节使肾小管的泌H^+作用减低和Cl^-重吸收作用增高，尿pH呈一过性增高，即为碱潮。

2. 病理变化 病理状态下尿液 pH 变化见表 1-3。

表 1-3 影响尿液 pH 的病理因素

病理因素	尿酸性	尿碱性
肾功能	肾小球滤过增加而肾小管保碱能力正常	肾小球滤过功能正常而肾小管保碱能力丧失
疾病	①酸中毒、发热、慢性肾小球肾炎；②代谢性疾病：如糖尿病、痛风、低血钾性碱中毒（肾小管分泌 H^+ 增强，尿酸度增高）；③其他：如白血病、呼吸性酸中毒（因 CO_2 潴留）；④尿酸盐或胱氨酸尿结石	①碱中毒：如呼吸性碱中毒，丢失 CO_2 过多；②严重呕吐（胃酸丢失过多）；③尿路感染：如膀胱炎、肾盂肾炎、变形杆菌性尿路感染（细菌分解尿素产生氨）；④肾小管性酸中毒：肾小球虽滤过正常，但远曲小管形成氨和 H^+ 的交换功能受损，肾小管泌 H^+、排 H^+ 及 H^+-Na^+ 交换能力降低，机体明显酸中毒，尿 pH 呈相对偏碱性；⑤草酸盐或磷酸盐或碳酸盐尿路结石

3. 药物干预 ①用氯化铵酸化尿液，可促进碱性药物从尿排泄，对使用四环素类、呋喃妥因治疗泌尿系统感染非常有利。②用碳酸氢钠碱化尿液，可促进酸性药物从尿排泄，常用于氨基糖苷类、头孢菌素类、大环内酯类、氯霉素等抗生素治疗泌尿系统感染。③发生溶血反应时，口服 $NaHCO_3$ 碱化尿液，可促进溶解及排泄血红蛋白。

二、尿蛋白质定性检查

尿蛋白为尿液化学成分检查中最重要的项目之一。正常人的肾小球滤液中存在小分子量的蛋白质，在肾小管中绝大部分又被重吸收，因此终尿中的蛋白质含量很少，仅为 30～130mg/24h。随机一次检查尿中蛋白质为 0.80mg/L，尿蛋白定性实验呈实性。当尿液中蛋白质超过 150mg/24h 或尿中蛋白质浓度大于 100mg/L 时，常规化学定性实验呈阳性，称为蛋白尿（proteinuria）。正常时分子量在 7 万以上的蛋白质不能通过肾小球滤过膜，分子量在 1 万～3 万的低分子蛋白质虽大多可通过滤过膜，但又被近曲小管重吸收。肾小管细胞分泌的蛋白如 Tamm-Horsfall 蛋白（T-H 蛋白）及下尿路分泌的黏液蛋白可进入尿中。尿蛋白质 2/3 来自血浆蛋白，其中清蛋白（也称白蛋白）约占 40%，其余为小分子量的酶（溶菌酶等）、肽类、激素类，如将正常人尿液浓缩后再经免疫电泳，可按蛋白质的分子量大小分成以下 3 组。①高分子量蛋白质：分子量大于 9 万，含量极微，包括由肾髓袢升支及远曲小管上皮细胞分泌的 T-H 蛋白及分泌型 IgA 等。②中分子量蛋白质：分子量 4 万～9 万，是以清蛋白为主的血浆蛋白，可占尿蛋白总数的 1/2～2/3。③低分子量蛋白质：分子量小于4 万，绝大多数已在肾小管重吸收，因此尿中含量极少，如免疫球蛋白 Fc 片段，游离轻链、α_1-微球蛋白、β_2-微球蛋白等。

（一）加热乙酸法

1. 原理 加热可使蛋白质变性凝固，加酸可使蛋白质接近等电点，促使蛋白质沉淀。此外，加酸还可以溶解碱性盐类结晶。

2. 试剂 5%（V/V）冰乙酸溶液：取冰乙酸 5mL，加蒸馏水至 100mL。

3. 器材 酒精灯、13mm×100mm 试管、试管夹、滴管。

4. 操作 如下所述。

（1）取尿：取试管 1 支，加清澈尿液至试管的 2/3 处。

（2）加热：用试管夹夹持试管下端，斜置试管使尿液的上 1/3 于酒精灯火焰上加热，沸腾即止。

（3）加酸：滴加 5% 冰乙酸 2～3 滴。

（4）加热：再继续加热至沸腾。

（5）观察：立即观察结果。

（6）判断：见表1－4。

表1－4　加热乙酸法尿蛋白定性实验结果判断

反应现象	报告方式
清晰透明无改变	－
黑色背影下呈轻微浑浊	±
反应现象	报告方式
白色浑浊无颗粒	+
浑浊，有明显颗粒状物	++
有絮状物	+++
立即出现凝块和大量絮状物	++++

（7）注意：①坚持加热－加酸－再加热。②加入醋酸要适量。③加热部位要控制。④观察结果要仔细。

（二）磺基水杨酸法

1. 原理　在酸性条件下，磺基水杨酸的磺酸根阴离子与蛋白质氨基酸阳离子结合，形成不溶性蛋白质盐沉淀。

2. 试剂　200g/L磺基水杨酸溶液：磺基水杨酸200g溶于1L蒸馏水中。

3. 器材　小试管、滴管。

4. 操作　试管法。

（1）取尿：试管2支，各加入清澈尿液1mL（约20滴）。

（2）加液：于一支试管内加入磺基水杨酸2滴，轻轻混匀，另一支试管不加试剂作空白对照。

（3）混匀。

（4）观察：1min内在黑色背景下观察结果。

（5）判断：见表1－5。

表1－5　磺基水杨酸法尿蛋白定性实验结果判断

反应现象	报告方式
清晰透明无改变	－
仅在黑色背景下，可见轻度混浊	极微量
不需黑色背景，可见轻微浑浊	±
明显白色浑浊，但无颗粒出现	+
明显浑浊并出现颗粒	++
更明显浑浊，并有絮状沉淀	+++
严重浑浊，并有大凝块	++++

5. 注意　如下所述。

（1）本法敏感，能检出极微量蛋白质，无临床意义。

（2）判断结果应严格控制在1min内，否则随时间延长可导致反应强度升级。

（3）混浊尿应离心后取上清液做实验，强碱性尿应使用稀乙酸酸化尿液至pH5.0后再做实验。

（4）假阳性：见于受检者使用有机碘造影剂、大剂量青霉素等。尿中含尿酸或尿酸盐过多时，也可导致假阳性，但加热后消失。

（三）干化学试纸法

1. 原理　根据指示剂蛋白误差原理（protein error），即在pH3.2时指示剂溴酚蓝产生阴离子，与带阳离子的蛋白质如清蛋白结合，发生颜色反应，蛋白质浓度越高变色程度越大。

2. 试剂　试带条。

3. 器材　尿分析仪或目测。

4. 操作　按说明书要求进行，一般要求将试带浸于尿液中，1～2s 后取出，15s 后与标准比色板比较，观察结果，也可在尿分析仪上比色，仪器自动打印出结果。

（四）方法学评价

尿蛋白定性为过筛性实验，目前常用加热乙酸法、磺基水杨酸法和干化学试带法。

（1）加热乙酸法：为古老传统的经典方法，加热煮沸尿液使蛋白变性、凝固，然后加酸使尿 pH 接近蛋白质等电点（pH4.7），有利于已变性蛋白下沉，同时可消除尿中某些磷酸盐因加热析出所致的混浊。本法能使所有蛋白质发生沉淀反应，结果准确，灵敏度为 0.15g/L，影响因素少，但如加酸过少、过多，致尿 pH 远离蛋白质等电点，也可使阳性程度减弱。如尿中盐浓度过低，也可致假阴性。因操作烦琐，不适于筛检。

（2）磺基水杨酸法：在略低于蛋白质等电点的 pH 值条件下，蛋白质带有正电荷的氨基与带负电荷的磺基水杨酸根相结合，形成不溶性蛋白质盐而沉淀。该法操作简便敏感，清蛋白、球蛋白、本周蛋白均可发生反应。但在用某些药物如青霉素钾盐及有机碘造影剂（胆影葡胺、泛影葡胺、碘酸），或在高浓度尿酸、草酸盐、黏蛋白等作用下均可呈假阳性反应，加热煮沸后沉淀可消失，有别于尿蛋白。现常被用作尿蛋白定性实验过筛方法，本法检测蛋白尿的敏感度为 0.05～0.1g/L。

（3）干化学试带法：本法是利用指示剂的蛋白质误差原理（指示剂离子因与清蛋白携带电荷相反而结合，使反应显示的 pH 颜色变为较高 pH 颜色，这种 pH 颜色改变的幅度与清蛋白含量成正比）而建立的。该法有简便、快速等优点，适用于人群普查，还可以同时用肉眼观察和尿液分析仪检测，以减少误差。不同厂家、不同批号的试带显色有差异。缺点是指示剂只与清蛋白反应，与球蛋白反应很弱。

（五）参考值

定性实验：阴性。

（六）临床意义

1. 生理性蛋白尿　生理性蛋白尿或无症状性蛋白尿是指由于各种内外环境因素对机体的影响导致的尿蛋白含量增多，可分为功能性蛋白尿及体位性（直立性）蛋白尿。

（1）功能性蛋白尿（functional proteinuria）：指剧烈运动、发热、低温刺激、精神紧张、交感神经兴奋等时引起的暂时性、轻度性的蛋白尿。其形成机制可能是上述原因造成肾血管痉挛或充血使肾小球毛细血管壁的通透性增加。当诱发因素消失时，尿蛋白也迅速消失。功能性蛋白尿定性一般不超过（+），定量小于 0.5g/24h，多见于青少年期。

（2）体位性蛋白尿（postural protcinuria）：指由于直立体位或腰部前突时引起的蛋白尿，又称直立性蛋白尿（orthostatic proteinuria）。其特点为卧床时尿蛋白定性为阴性，起床活动若干时间后即可出现蛋白尿，尿蛋白定性可达（++），甚至（+++），平卧后又转成阴性，常见于青少年，可随年龄增长而消失。此种蛋白尿生成机制可能与直立时前突的脊柱压迫肾静脉，或直立位时肾的位置向下移动，使肾静脉扭曲致肾脏处于瘀血状态，淋巴、血流受阻有关。

（3）摄食性蛋白尿：摄入蛋白质过多，也会出现暂时性蛋白尿。

2. 病理性蛋白尿　病理性蛋白尿，根据其发生机制可分为以下 6 类。

（1）肾小球性蛋白尿（glomerular proteinuria）：因受到炎症、毒素等损害，肾小球毛细血管壁通透性增加，滤出较多的血浆蛋白，超过了肾小管重吸收能力所形成的蛋白尿，称为肾小球性蛋白尿。形成蛋白尿的机制除肾小球滤过膜的物理性空间构型改变导致“孔径”增大外，还与肾小球滤过膜的各层，特别是唾液酸减少或消失致静电屏障作用减弱有关。蛋白电泳检查出的蛋白质中清蛋白约占 70%～80%，β_2-微球蛋白可轻度增多。此型蛋白尿中尿蛋白含量常大于 2g/24h，主要见于肾小球疾病如急性肾小球肾炎，某些继发性肾脏病变如糖尿病性肾病，免疫复合物病如红斑狼疮性肾病等。

（2）肾小管性蛋白尿（tubular proteinuria）：由于炎症或中毒引起的近曲小管对低分子量蛋白质的重吸收功能减退，出现以低分子量蛋白质为主的蛋白尿，称为肾小管性蛋白尿。通过尿蛋白电泳及免疫化学方法检查，发现尿中以 β_2 - 微球蛋白、溶菌酶等增多为主，清蛋白正常或轻度增多。单纯性肾小管性蛋白尿，尿蛋白含量较低，一般低于 1g/24h。此型蛋白尿常见于肾盂肾炎、间质性肾炎、肾小管性酸中毒、重金属中毒及肾移植术后等。尿中 β_2 - 微球蛋白与清蛋白的比值，有助于区别肾小球与肾小管性蛋白尿。

（3）混合性蛋白尿（mixed proteinuria）：肾脏病变如果同时累及肾小球和肾小管，产生的蛋白尿称混合性蛋白尿。在尿蛋白电泳的图谱中显示低分子量的 β_2 - 微球蛋白及中分子量的清蛋白同时增多，而大分子量的蛋白质较少。

（4）溢出性蛋白尿（overflow proteinuria）：主要指血液循环中出现大量低分子量（分子量小于 4.5 万）的蛋白质，如本周蛋白、血浆肌红蛋白（分子量为 1.4 万），超过肾小管重吸收的极限，在尿中大量出现时称为溢出性蛋白尿。如当肌红蛋白增多超过肾小管重吸收的极限，在尿中大量出现时称为肌红蛋白尿，可见于骨骼肌严重创伤及大面积心肌梗死等。

（5）组织性蛋白尿（histic proteinuria）：由肾小管代谢生成的和肾组织破坏分解的蛋白质，以及由于炎症或药物刺激泌尿系统分泌的蛋白质（黏蛋白、T - H 蛋白、分泌型 IgA）形成的蛋白尿，称为组织性蛋白尿。组织性蛋白尿常见于尿路感染。

（6）假性蛋白尿（accidental proteinuria）：假性蛋白尿也称为偶然性蛋白尿，当尿中混有大量血、脓、黏液等成分导致蛋白定性实验阳性时称为偶然性蛋白尿。主要见于泌尿道炎症、出血及在尿中混入阴道分泌物、男性精液等，一般并不伴有肾脏本身的损害。

三、尿糖定性检查

正常人尿液中可有微量葡萄糖，尿内排出量小于 2.8mmol/24h，用普通定性方法检查为阴性。糖定性实验呈阳性的尿液称为糖尿，一般是指葡萄糖尿（glucosuria），偶见乳糖尿、戊糖尿、半乳糖尿等。尿糖形成的原因和机制为：当血中葡萄糖浓度大于 8.8mmol/L 时，肾小球滤过的葡萄糖量超过肾小管重吸收能力即可出现糖尿。

尿中是否出现葡萄糖取决于 3 个因素：①血中的葡萄糖浓度；②每秒流经肾小球的血浆量；③近端肾小管上皮细胞重吸收葡萄糖的能力即肾糖阈。肾糖阈可随肾小球滤过率和肾小管葡萄糖重吸收率的变化而改变，当肾小球滤过率低时可导致肾糖阈提高，肾小管重吸收减少时可引起肾糖阈降低。葡萄糖尿除可因血糖浓度过高引起外，也可因肾小管重吸收能力降低引起，后者血糖可正常。

（一）班氏法

1. 原理　葡萄糖还原性醛基在热碱性条件下，将蓝色硫酸铜还原为氢氧化亚铜，进而生成棕红色的氧化亚铜沉淀。

2. 试剂　如下所述。

（1）甲液：枸橼酸钠 85g，无水碳酸钠 76.4g，蒸馏水 700mL，加热助溶。

（2）乙液：硫酸铜 13.4g，蒸馏水 100mL，加热助溶。

冷却后，将乙液缓慢加入甲液中，不断混匀，冷却至室温后补充蒸馏水至 1 000mL 即为班氏试剂。如溶液不透明则需要过滤，煮沸后出现沉淀或变色则不能使用。

其中硫酸铜提供铜离子；枸橼酸钠可与铜离子形成可溶性络合物，防止生成氢氧化铜沉淀；碳酸钠提供碱性环境。

3. 器材　酒精灯、13mm × 100mm 试管、试管夹、滴管。

4. 方法　如下所述。

（1）取液：试管中加 1mL 班氏试剂。

（2）煮沸：边加热边摇动试管，检查班氏试剂是否变质，如变色则试剂变质不能使用。

（3）加尿：0.1mL 尿（2 滴）。

（4）再煮沸：1～2min。

（5）观察：冷却后观察沉淀颜色。

（6）判断：见表1－6。

表1－6　班氏尿糖定性实验结果判断表

反应现象	结果报告
蓝色不变	－
蓝色中略显绿色，但无沉淀	±
绿色，伴少量黄绿色沉淀	＋
较多黄绿色沉淀（黄色为主）	＋＋
土黄色浑浊，有大量沉淀	＋＋＋
大量棕红色或砖红色沉淀	＋＋＋＋

（7）注意：①标本必须新鲜，久置细菌能分解葡萄糖使结果偏低。②试剂与尿液比例为10∶1。③尿中含有大量尿酸盐时，煮沸后可混浊并略带绿色，但冷却后沉淀物显灰蓝色不显黄色。④煮沸时应不断摇动试管，试管口不能对人。⑤非糖还原性物质也可呈阳性。⑥使用青霉素、维生素C等药物时，可出现假阳性反应。

（二）葡萄糖氧化酶试带法

1. 原理　尿液中的葡萄糖在试带中葡萄糖氧化酶的催化下，生成葡萄糖酸内酯和过氧化氢，在过氧化氢酶的作用下，使色原（邻甲苯胺等）脱氢，分子结构发生改变，色原显色。根据颜色深浅，可大致判断葡萄糖含量。

2. 试剂　试带条。

3. 器材　尿分析仪或目测。

4. 操作　按说明书要求进行，一般要求将试带浸于尿液中，1～2s后取出，15s后与标准比色板比较，观察结果，也可在尿分析仪上比色，仪器自动打印出结果。

（三）方法学评价

1. 班氏尿糖定性实验　此法稳定，敏感度为5.5mmol/L，是测定葡萄糖的非特异实验。凡尿中存在其他糖（如果糖、乳糖、戊糖等）及其他还原物质（如肌酐、尿酸、维生素C等）均可呈阳性反应，现多已不用。

2. 葡萄糖氧化酶试带法　此法特异性高、灵敏性高、简便、快速，并可用于尿化学分析仪，可进行半定量分析，假阳性极少，但有假阴性。酶制品保存要适当。

3. 薄层层析法　此法是鉴别、确保尿糖种类的特异敏感的实验方法，但操作复杂，不适合临床使用，仅在必要时应用。

（四）参考值

定性实验：阴性。

（五）临床意义

1. 血糖增高性糖尿　如下所述。

（1）饮食性糖尿：可因短时间摄入大量糖类引起。因此为确诊有无糖尿，必须检查清晨空腹的尿液以排除饮食的影响。

（2）一过性糖尿：也称应激性糖尿。见于颅脑外伤、脑血管意外、情绪激动等情况下，血糖中枢受到刺激，导致肾上腺素、胰高血糖素大量释放，出现暂时性高血糖和糖尿。

（3）持续性糖尿：清晨空腹尿中尿糖呈持续阳性，最常见于因胰岛素绝对或相对不足所致糖尿病。此时空腹血糖水平已超过肾糖阈，24h尿中排糖近于100g或更多，每日尿糖总量与病情轻重相平行，因而尿糖测定也是判断糖尿病治疗效果的重要指标之一。如并发肾小球动脉硬化症，则肾小球滤过率减少，肾糖阈升高，此时血糖虽已超过一般的肾糖阈值，但查尿糖仍可呈阴性。一些轻型糖尿病患者的空腹血糖含量正常，尿糖亦呈阴性，但进食后2h由于负载增加可见血糖升高，尿糖呈阳性。对于此型糖尿病患者，不仅需要同时进行空腹血糖及尿糖定量、进食后2h尿糖检查，还需进一步进行糖耐量实验，以明确糖尿病的诊断。

（4）其他血糖增高性糖尿：①甲状腺功能亢进：由于肠壁的血流加速和糖的吸收增快，因而在饭后血糖高出现糖尿。②肢端肥大症：可因生长激素分泌旺盛致血糖升高，出现糖尿。③嗜铬细胞瘤：可因肾上腺素及去甲肾上腺素大量分泌，致使磷酸化酶活性增加，促使肝糖原降解为葡萄糖，引起血糖升高出现糖尿。④库欣综合征：因皮质醇分泌增多，使糖原异生旺盛，抑制已糖磷酸激酶和对抗胰岛素作用，出现糖尿。

2. 血糖正常性糖尿　肾性糖尿属血糖正常性糖尿，因肾小管对葡萄糖的重吸收功能低下所致，见于范右尼综合征，患者出现糖尿但空腹血糖和糖耐量实验均正常。新生儿糖尿乃因肾小管功能还不完善。后天获得性肾性糖尿可见于慢性肾炎、肾病综合征。以上均需与真性糖尿鉴别，要点是肾性糖尿时空腹血糖及糖耐量实验结果均为正常。妊娠后期及哺乳期妇女，出现糖尿可能与肾小球滤过率增加有关。

3. 其他　尿中除葡萄糖外还可出现乳糖、半乳糖、果糖、戊糖等，除受进食影响外，也可能与遗传代谢紊乱有关。

（1）乳糖尿（lactosuria）：妊娠或哺乳期妇女尿中可能同时出现乳糖与葡萄糖，是因为缺乏乳糖酶。如摄入过多乳糖或牛奶也可诱发本病。

（2）半乳糖尿（galactosuria）：先天性半乳糖血症是一种常染色体隐性遗传性疾病，由于缺乏半乳糖-1-磷酸尿苷转化酶或半乳糖激酶，不能将食物内半乳糖转化为葡萄糖所致。患儿可出现肝大，肝功损害，生长发育停滞，智力减退、哺乳后不安、拒食、呕吐、腹泻、肾小管功能障碍蛋白尿等。

（3）果糖尿（fructosuria）：遗传代谢缺陷性患者可伴蛋白尿与氨基酸尿，偶见于大量进食蜂蜜或果糖者。糖尿病患者尿中有时也可查出果糖。

四、尿酮体定性检查

酮体为乙酰乙酸、β-羟丁酸及丙酮的总称，为人体利用脂肪氧化产生的中间代谢产物。正常人产生的酮体很快被利用，在血中含量极微，约为2.0~4.0mg/L。其中乙酰乙酸、β-羟丁酸、丙酮约占20%、78%、2%。尿中酮体（以丙酮计）约为50mg/24h，定性测试为阴性。但在饥饿、各种原因引起的糖代谢障碍、脂肪分解增加及糖尿病酸中毒时，因产生酮体速度大于组织利用速度，可出现酮血症，继而发生酮尿（ketonuria，KET）。

（一）粉剂法

1. 原理　丙酮或乙酰乙酸在碱性溶液中与硝普钠和硫酸铵作用，生成异硝基或异硝基铵，后者与 $Fe(CN)_5^{3-}$ 生成紫红色复合物。

2. 试剂　硝普钠0.5g，无水碳酸钠10g，硫酸铵10g。配制前分别将各种试剂烘干、称量并研磨混匀。密闭存于棕色瓶中，防止受潮。

3. 器材　玻片、塑料勺、滴管。

4. 方法　如下所述。

（1）取粉：取1小勺（约1g）粉剂摊在玻片上。

（2）加尿：以浸润粉剂为准。

（3）观察：有无紫红色出现，见表1－7。

表1－7 尿酮体定性实验结果判断

反应现象	结果判断
5min以上不出现紫色	- *
逐渐呈现淡紫色	+
立即呈现淡紫色而后转为深紫色	＋＋
立即呈现深紫色	＋＋＋～＋＋＋＋

（4）注意：尿酸盐可致橙色反应，肌酐可致假阳性。粉剂一定要研细否则出现颜色不均。本反应需在试剂与水接触产热时使氨放出。

（二）环状法

（1）取尿：2mL。

（2）加酸：0.2mL（3～4滴），避免肌酐引起假阳性。

（3）加液：饱和硝普钠0.2mL。

（4）混匀。

（5）加氨：沿管壁。

（6）观察：环色，见表1－8。

表1－8 尿酮体定性实验结果判断

反应现象	结果判断
10min后不显色	－
10min内显淡紫红色环	+
两液接触后渐显紫红色环	＋＋
两液接触后即见深紫红色环	＋＋＋

（7）注意：黄色环不能判断为阳性，是尿酸盐所致。

（三）方法学评价

以往采用硝普钠试管或粉剂检查法，现多被简易快速的干化学试带法取代。此法主要对丙酮及乙酰乙酸起反应，也可用酶法定量或进一步用气相色谱法分析。

（四）参考值

定性实验：阴性。

（五）临床意义

1. 糖尿病酮症酸中毒　由于糖利用减少，分解脂肪产生酮体，使酮体增加引起酮症。应与其他疾病（低血糖、心脑疾病乳酸中毒或高血糖高渗透性糖尿病昏迷）相区别。酮症酸中毒时尿酮体均呈阳性，而其他疾病时尿酮体一般不增高，但应注意糖尿病酮症者肾功能严重损伤而肾阈值增高时，尿酮体亦可减少，甚至完全消失。

2. 非糖尿病性酮症　感染性疾病如肺炎、伤寒、败血症、结核等发热期，严重腹泻、呕吐、饥饿、禁食过久、全身麻酸后等均可出现酮尿，此种情况相当常见。妊娠期妇女常因妊娠反应、呕吐、进食少，易发生酮症致酮尿。

3. 中毒　如氯仿、乙醚麻醉后、磷中毒等。

4. 服用双胍类降糖药　苯乙双胍等药物有抑制细胞呼吸的作用，可出现血糖下降，但酮尿阳性的现象。

五、尿胆色素定性检查

尿中胆色素包括胆红素（bilirubin）、尿胆原（urobilinogen）及尿胆素（urobilin），俗称尿三胆。由于送检的多为新鲜尿，尿胆原尚未氧化成尿胆素，临床上多查前两者，俗称尿二胆。

（一）尿胆红素定性检查（哈氏浓缩法）

1. 原理　用 $BaSO_4$ 吸附尿液中的胆红素并浓缩，胆红素与 $FeCl_3$ 反应，被氧化为胆绿素而显绿色。

2. 试剂　如下所述。

（1）0.41mol/L 氯化钡溶液：氯化钡（$BaCl_2 \cdot 2H_2O$）10.0g，溶于100mL 蒸馏水中。

（2）Fouchet 试剂：100g/L 的 $FeCl_3$ 溶液 10mL，250g/L 三氯乙酸溶液 90mL，混合后备用。

3. 方法　如下所述。

（1）取尿：5mL 于中试管。

（2）加液：$BaCl_2$ 溶液 2.5mL（尿量的一半）。

（3）混匀。

（4）离心：在 3 000r/min 下离心 3～5min。

（5）弃液：弃上清液留下管底沉淀。

（6）氧化：在沉淀上滴加福氏试剂 2～3 滴。

（7）观察：沉淀是否变色。

（8）判断：见表 1－9。

表 1－9　胆红素定性实验结果判断

反应现象	结果判断	报告方式
长时间不显颜色	阴性	－
逐渐出现淡绿色	弱阳性	+
逐渐出现绿色	阳性	+ +
立即出现蓝绿色	强阳性	+ + +

（9）注意：①尿与 $BaCl_2$ 的比例。②尿中 SO_4^{2-}，PO_4^{3-} 不足，沉淀可减少。③氧化剂用量应适当，过多可使胆红素被氧化为胆绿素，再进一步氧化为胆黄素。④受检者使用阿司匹林等药物可出现假阳性。⑤标本需新鲜，否则胆红素易分解。

（二）尿胆原定性检查（改良欧立法）

1. 原理　尿胆原在酸性条件下与对二甲氨基苯甲醛反应，生成樱红色化合物。

2. 试剂　Ehrlich 试剂：对二甲氨基苯甲醛 2.0g，溶于 80mL 蒸馏水，再缓慢加入浓盐酸 20mL，混匀后储存于棕色瓶中备用。

3. 方法　如下所述。

（1）处理：去除尿中的胆红素。

（2）取尿：取 1mL 去除胆红素的尿液。

（3）加液：欧氏试剂 0.1mL。

（4）混匀。

（5）静置 10min。

（6）观察：在白色背景下，从管口向管底观察结果。

（7）判断：见表1－10。

表1－10　尿胆原定性实验结果判断

反应现象	结果判断	报告方式
不变色	阴性	－
放置10min后呈微红色	弱阳性	＋
放置10min后呈樱红色	阳性	＋＋
立即出现深红色	强阳性	＋＋＋

（8）注意：①新鲜尿：否则尿胆原氧化为尿胆素，出现假阴性，只有两者均阴性方可否定。②干扰物呈红色不溶于氯仿，可鉴别。

（三）尿胆红素定性检查

胆红素是红细胞破坏后的代谢产物，可分为未经肝处理的未结合胆红素和经肝与葡萄糖醛酸结合形成的结合胆红素。未结合胆红素不溶于水，在血中与蛋白质结合不能通过肾小球滤膜。结合胆红素分子量小，溶解度高，可通过肾小球滤膜，由尿排出。由于正常人血中结合胆红素含量很低，滤过量极少，因此尿中检不出胆红素，如血中结合胆红素增加，可通过肾小球滤膜使尿中结合胆红素量增加，尿胆红素实验呈阳性反应。

1. 方法学评价　尿内胆红素检查方法有氧化法与重氮法两种。氧化法是用氧化剂将胆红素氧化为胆绿素，呈绿色为阳性。Smith碘法操作最简单，但敏感性低，Harrison法操作稍繁，但敏感性高。以2，4－二氯苯胺重氮盐偶联反应的干化学试剂带法操作简单，且可用于尿自动化分析仪，灵敏度为7～14μmol/L，目前多用其做定性筛选实验。如果反应颜色不典型，应进一步分析鉴别。在尿液pH值较低时，某些物质或其代谢产生（如吡啶和依托度酸）可引起假阳性反应，或不典型颜色。1.42mmol/L维生素C可引起假阴性反应。

2. 参考值　定性实验：阴性。

（四）尿胆原及尿胆素定性检查

尿胆原经空气氧化及光线照射后转变成黄色的尿胆素（粪胆素）。

1. 方法学评价　尿胆原检测已成尿试带的组成之一，用于疾病的尿筛选检查。尿胆原的测定采用Ehrilich醛反应，即尿胆原与对－二甲氨基苯甲醛反应后呈樱红色，既可用于定性检查也可用于定量检查。尿胆素的测定采用Schleisinger法，即将尿液中尿胆原氧化后加饱和的乙酸锌溶液，可观察到绿色荧光。在尿胆原为阴性时应用尿胆素检查进一步证实。检查尿胆原或尿胆素时均应除去胆红素，以免胆红素的色泽干扰。

2. 参考值　①尿胆原定性实验：阴性或弱阳性（1∶20稀释后阴性）；②尿胆素定性实验：阴性。

3. 临床意义　利用尿胆红素、尿胆原和血胆红素等检查可协助鉴别黄疸病因（表1－11）。

表1－11　不同类型黄疸的鉴别诊断

标本	指标	正常人	溶血性黄疸	肝细胞性黄疸	梗阻性黄疸
血清	总胆红素	正常	增高	增高	增高
	未结合胆红素	正常	增高	增高	正常/增高
	结合胆红素	正常	增高/正常	增高	增高
尿液	颜色	浅黄	深黄	深黄	深黄
	尿胆原	1∶20阴性	强阳性	阳性	阴性
	尿胆素	阴性	阳性	阳性	阴性
	尿胆红素	阴性	阴性	阳性	阳性
粪便	颜色	黄褐	深色	黄褐或变浅	变浅或白陶土色
	粪胆素	正常	增高	减低/正常	减低/消失

（1）溶血性黄疸：当体内有大量红细胞破坏时未结合胆红素增加，使血中胆红素含量增高，由于未结合胆红素不能通过肾脏滤过，故尿胆红素实验呈阴性。当其排入肠道后转变为粪胆原，因而肠道吸收粪胆原及由尿中排出尿胆原的量均亦相应增加，尿胆原实验呈明显阳性。溶血性黄疸可见于各种溶血性疾病、大面积烧伤等。

（2）肝细胞性黄疸：肝细胞损伤时其对胆红素的摄取、结合、排除功能均可能受损。由于肝细胞摄取血浆中未结合胆红素能力下降，使其在血中的浓度升高，生成的结合胆红素又可能由于肝细胞肿胀、毛细胆管受压，在肿胀与坏死的肝细胞间弥散，经血窦进入血循环，导致血中结合胆红素升高。因其可溶于水并经肾排出，使尿胆红素实验呈阳性。此外，经肠道吸收的粪胆原也因肝细胞受损不能转变为胆红素，而以尿胆原形式由尿中排出，故肝细胞黄疸时尿胆红素与尿胆原测试明显呈阳性。在急性病毒性肝炎时，尿胆红素阳性可早于临床黄疸。其他原因引起的肝细胞黄疸，如药物、毒物引起的中毒性肝炎也可出现类似的结果。

（3）梗阻性黄疸：胆汁淤积使肝胆管内压增高，导致毛细胆管破裂，结合胆红素不能排入肠道而逆流入血由尿中排出，尿胆红素测试呈阳性。由于胆汁排入肠道受阻，尿胆原亦减少。可见于各种原因引起的肝内、外完全或不完全梗阻，如胆石症、胆管癌、胰头癌等。

六、乳糜尿定性检查

经肠道吸收的脂肪皂化后成乳糜液，由于种种原因致淋巴引流不畅而未能进入血循环，逆流至泌尿系统淋巴管中，可致淋巴管内压升高、曲张、破裂，乳糜液流入尿中，使尿液呈不同程度的乳白色，严重者似乳状称乳糜尿。如在乳糜尿中混有血液时称为血性乳糜尿。尿中乳糜的程度与患者摄入脂肪量、淋巴管破裂程度及运动强度有关。乳糜尿中主要含卵磷脂、胆固醇、脂酸盐及少量纤维蛋白原、清蛋白等。如并发泌尿道感染，可出现乳糜脓尿。

1. 原理　乳糜尿含有大量脂肪颗粒，形成乳糜状混浊尿。脂肪可溶于乙醚中，脂肪小滴可通过染色识别。

2. 试剂　如下所述。

（1）乙醚（AR）。

（2）苏丹Ⅲ乙酸乙醇染色液：5% 乙醇 10mL，冰乙酸 90mL，苏丹Ⅲ粉末 1 药匙。先将乙醇与冰乙酸混合，再倾入苏丹Ⅲ粉末，使之充分溶解。

（3）猩红染色液：先配 70% 乙醇和丙酮 1 ∶ 1 溶液，后将猩红加入至饱和为止。

3. 样本　新鲜尿液。

4. 方法　如下所述。

（1）溶解脂肪：取尿液 5 ~ 10mL，加入乙醚 2 ~ 3mL，用力振摇，使脂肪溶于乙醚。

（2）静置离心：静置数分钟后，2 000r/min 离心 5min。

（3）涂片染色：吸取乙醚与尿液界面层涂片，加苏丹Ⅲ乙酸乙醇染色液 1 滴。

（4）结果观察低倍镜下观察是否有红色脂肪小滴（必要时可高倍镜观察）。

（5）稀释：如为阳性，按 1 ∶ 20 稀释后再同上操作。

5. 注意　如下所述。

（1）乳糜含量和患者摄入脂肪量、运动的强度和淋巴管破裂程度等因素有关。乳糜尿的浊度和颜色取决于乳糜量，乳糜尿可呈乳白色、乳酪样或色泽较浑浊。

（2）乳糜尿须与脓尿、大量盐类的混浊尿和脂肪尿相区别。

（3）在丝虫病时，常可在尿沉渣中找到微丝蚴。

6. 方法学评价　乳糜尿由脂肪微粒组成，外观呈白色。尿液中加入乙醚充分振荡后，与原尿相比，如乳浊程度明显减轻则可确诊，因所含脂肪性成分被乙醚溶解。乳糜尿与脓尿或严重的结晶尿的鉴别要点为：后二者离心沉淀后上清液呈澄清状，沉渣显微镜检查可见多数白细胞或无定形磷酸盐结晶（加热、加酸后溶解），而乳糜尿离心沉淀后外观不变。丝虫病引起乳糜尿者，偶在尿液沉渣中查到微丝蚴，在乳糜尿中加入苏丹Ⅲ染液置显微镜下观察，见大小不等的橘红色球形小体则为阳性。

7. 临床意义　如下所述。

（1）淋巴管阻塞，常见于丝虫病。丝虫在淋巴系统中引起炎症反复发作，大量纤维组织增生，使腹部淋巴管或胸导管广泛阻塞。由于肾的淋巴管最脆弱，故易于肾盂及输尿管处破裂，出现乳糜尿。如为丝虫病引起的，可在尿沉渣中于显微镜下见到微丝蚴。先天淋巴管畸形、腹骨结核、肿瘤压迫等也可以出现乳糜尿。

（2）胸腹创伤、手术伤及腹腔淋巴管或胸导管炎症也可出现乳糜尿，但少见。

（3）过度疲劳、妊娠及分娩后、糖尿病脂血症、肾盂肾炎、包虫病、疟疾等也偶见乳糜尿。

七、尿液 HCG 检查

人绒毛膜促性腺激素（human chorionic gonadotropin，HCG）是妇女受精卵移动到子宫腔内着床后形成胚胎，由胎盘滋养层细胞分泌产生，具有促性腺发育功能的一种糖蛋白激素。HCG 的主要功能就是刺激黄体，使雌激素和黄体酮持续分泌，以促进子宫蜕膜的形成，使胎盘生长成熟。HCG 由一条 α 多肽链，一条 β 多肽链组成。HCG 的 α 链与其他激素，如黄体生成素（LH）、促卵泡生成素（FSH）及促甲状腺素（TSH）的 α 链相似，而 β 多肽链基本是 HCG 所特有的，故用 β－HCG 的抗体来测定 HCG 有较高的特异性。HCG 主要存在于孕妇的血液、尿液、羊水、初乳和胎儿体内。当妊娠 1～2.5 周时，孕妇血清和尿中的 HCG 水平即可迅速升高，孕第 8 周达到高峰，至孕期第 4 个月始降至中等水平，并一直维持到妊娠末期。尿液 HCG 检查主要用于早期妊娠的诊断和滋养层细胞肿瘤的诊断和疗效观察。

（一）胶乳凝集抑制实验

1. 原理　将尿液与抗 HCG 血清混合，经过一段时间反应后，加入被 HCG 致敏的胶乳悬液。当尿中有 HCG 时，HCG 先与抗血清结合，不引起胶乳的凝集反应，仍呈均匀的乳状。反之，当尿中无 HCG 时，抗血清中的抗体与胶乳抗原发生反应，出现凝集。

2. 试剂　抗 HCG 血清，HCG 胶乳抗原。

3. 方法　如下所述。

（1）加尿：在玻片上滴加尿液 1 滴。

（2）加抗血清：滴加抗血清 1 滴。

（3）混匀：与尿液充分混匀。

（4）静置：1min。

（5）加胶乳抗原：滴加 1 滴充分混匀的胶乳抗原。

（6）混匀：摇动 3min。

（7）观察：在强光下观察有无肉眼可见的颗粒状凝集。

（8）对照：阴性对照、阳性对照。

（9）判断：阴性对照：凝集。阳性对照：不凝集。标本凝集为阴性，不凝集为阳性。

（10）注意：①标本新鲜、透明，浑浊尿应离心后取上清尿液检查。②抗原、抗体应是同一批号。③加液顺序不能错。④加液量一致。⑤试剂于 2～8℃保存，不能冷冻。

（二）胶体金实验

1. 原理　免疫胶体金法是将羊抗人 HCG 抗血清（多抗）、羊抗鼠 IgG 分别固定在特制的纤维素试带上并呈两条线上下排列，羊抗鼠 IgG 线在试带的上方为阴性对照，羊抗人 HCG 多抗在下方为测定。试带条中含均匀分布的胶体金标记鼠抗人 β－HCG 单克隆抗体和无关的金标记鼠 IgG。检测时将试带浸入被检尿液中（液面低于固定的两条抗体线）后迅速取出。尿液沿试带上行，尿中的 β－HCG 在上行过程中与胶体金标记单克隆抗体结合，待行至羊抗人 HCG 抗体检测线时，形成金标记的 β－HCG 单抗－尿 HCG－羊抗人 HCG 抗体的双抗体夹心式复合物，而在试带上呈红色区带，为 HCG 阳性反应，试带上无关的金标记鼠 IgG 随尿液继续上行至羊抗鼠 IgG 处时与之形成紫红色的金标记的抗原抗体复合物为阴性对照。判断结果时，含 HCG 的尿液试带可显示上、下两条紫红色线条，阴性标本则只显出上边一条紫红色线（图 1－1）。

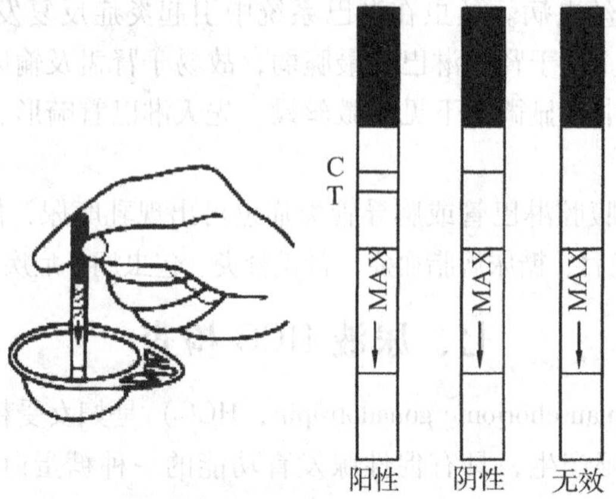

图 1－1　免疫胶体金法测定尿 HCG 示意图

2. 方法（或按说明书）　如下所述。

（1）浸尿：将试纸浸入尿液 5s。

（2）取出：取出后平放。

（3）观察：5min 内观察结果。

3. 结果判断　如下所述。

（1）上下两条红线——阳性。

（2）仅上面一条红线——阴性。

（3）仅下面一条红线——失效。

（4）上下均无红线——失效。

（三）测定方法及评价

1. 胶乳凝集抑制实验（latex agglutination inhibition test，LAIT）和血凝抑制实验（hemag－glutination inhibition test，HAIT）　1960 年 Wide 及 Gemzell 开始采用胶乳凝集抑制实验技术测定尿中的 HCG，即将尿液与抗 HCG 血清混合后，加入已吸附抗原的胶乳，如尿液中含。HCG 较多，则胶乳先与抗 HCG 血清结合，当不再有多余的抗 HCG 血清与胶乳产生凝集而呈均匀的乳胶状时，为阳性。相反，不含 HCG 的尿液，不与抗血清作用，当加入吸附抗原的胶乳后，抗血清可与胶乳抗原反应，出现明显的特异性凝集颗粒，即为阴性。也可利用血细胞的血凝抑制实验检查 HCG，其原理与胶乳法一致，只是载体由胶乳改成羊红细胞。这两种实验方便简单，灵敏度为100～500mU/mL，适合大批标本检查，但因特异性差，不能定量，已逐渐被单克隆抗体法取代。

2. 放射免疫实验（RIA）　利用放射标记的 HCG 与被检测尿中的 HCG 竞争性地结合抗 HCG 抗体，当被检尿中 HCG 增加时，结合物的放射性减低，与不同含量标准品对比可测尿中 HCG 的含量。RIA 使定量检测成为可能。由于 RIA 需一定设备，实验手续烦琐，且有核素污染问题，不适用于临床常规应用。

3. 酶联免疫吸附实验（ELISA）　该方法已广泛应用于临床，基本原理是运用夹心免疫酶分析技术，即采用 HCG 单克隆抗体包被于固相表面，样品中的 HCG 都将与支持物表面的抗体相结合。结合物与样品一起孵育后，冲洗，然后加入特异性酶标抗 β－HCG 亚基的单克隆抗体，最后加入酶作用的基质，即产生颜色。该法可目测，灵敏度为 20～50μU/mL，采用抗 β－HCG 单克隆抗体二点酶免疫法进行定量，灵敏度可达 2～10μU/mL。目前，免疫酶法进一步发展为更简便、适于患者自检的一步法，即免疫酶渗透实验。

4. 单克隆抗体胶体金实验　该方法快速简便、特异性强、灵敏度高（10～25IU/L），可半定量，在受精 7～10 天即可作出诊断。临床已广泛应用。试带中所用试剂为胶体金。胶体金是氯化金与还原剂反应形成的一种胶体颗粒。试带呈红色是由于胶体金颗粒大小呈红色到紫红色变化。

（四）参考值

定性实验：阴性。

（五）临床意义

HCG 的检查对早期妊娠诊断有重要意义，对与妊娠相关疾病、滋养细胞肿瘤等疾病的诊断、鉴别和病程观察有一定价值。

1. 诊断早期妊娠 孕后 35 ~ 50 天，HCG 可升至大于 2 500IU/L。孕后 60 ~ 70 天，可达 8 000 ~ 320 000IU/L。

2. 异常妊娠与胎盘功能的判断 ①异位妊娠：如宫外孕时，本实验只有 60% 的阳性检出率，在子宫出血 3 天后，HCG 仍可为阳性，故 HCG 检查可作为异位妊娠与其他急腹症的鉴别。HCG 常为 312 ~ 625 IU/L。②流产诊断与治疗：不完全流产如子宫内尚有胎盘组织残存，HCG 检查仍可呈阳性；完全流产或死胎时 HCG 由阳性转阴性，因此可作为保胎或吸宫治疗的参考依据。③先兆流产：如尿中 HCG 仍维持高水平多不会发生流产。如 HCG 在2 500IU/L 以下，并逐渐下降；则有流产或死胎的可能，当降至 600IU/L 则难免流产。在保胎治疗中，如 HCG 仍继续下降说明保胎无效，如 HCG 不断上升，说明保胎成功。

3. 滋养细胞肿瘤诊断与治疗监测 如下所述。

（1）葡萄胎、恶性葡萄胎、绒毛膜上皮癌及睾丸畸胎瘤等患者尿液中 HCG 显著升高，可达 10 万到数百万单位，可用稀释实验诊断。如妊娠 12 周以前 1 ∶ 500 稀释尿液呈阳性，妊娠 12 周以后 1 ∶ 200 稀释尿液呈阳性，对葡萄胎诊断有价值。1 ∶ 500 稀释尿液呈阳性对绒毛膜癌也有诊断价值，如男性尿中 HCG 升高，要考虑睾丸肿瘤如精原细胞癌、畸形及异位 HCG 瘤等。

（2）滋养层细胞肿瘤患者术后 3 周，尿液中 HCG 应小于 50IU/L，术后 8 ~ 12 周应呈阴性，如 HCG 不下降或不转阴性，提示可能有残留病变。

八、尿的其他检验

（一）血红蛋白尿检查

正常人血浆中含有 50mg/L 游离 Hb，尿中无游离 Hb。当有血管内溶血，血中游离 Hb 急剧上升，超过触珠蛋白的结合能力（正常情况下最大结合力为 1.5g/L 血浆）即可排入尿中，可通过尿游离 Hb 的实验（尿隐血实验）检出。

1. 方法学评价 血红蛋白尿检测采用的是与粪便隐血检查相同的化学法，如邻甲苯胺法、氨基比林法等，这两种方法除与 Hb 反应外，也与完整的红细胞反应（敏感度为红细胞达 5 ~ 10μl），故要注意尿沉渣中红细胞对结果的影响，现已被试带法取代。此外，尿路感染时某些细菌产生过氧化物酶可致假阳性，大剂量的维生素 C 或其他还原物质可导致假阴性。目前新发展起来的 Hb 单克隆抗体免疫检测法能克服以上缺点。

2. 参考值 定性实验：阴性。

3. 临床意义 如下所述。

（1）隐血阳性可见于各种引起血管内溶血的疾病，如 6 – 磷酸葡萄糖脱氢酶缺乏患者在食蚕豆或用药物伯氨喹、磺胺、非那西丁时引起的溶血。

（2）血型不合引起急性溶血、阵发性冷性或睡眠性血红蛋白尿症。

（3）重度烧伤、毒蕈中毒、毒蛇咬伤。

（4）自身免疫性溶血性贫血、系统性红斑狼疮等。

（二）肌红蛋白尿检查

肌红蛋白（Mb）是横纹肌、心肌细胞内的一种含亚铁血红素的蛋白质，其结构及特性与血红蛋白相似，但仅有一条肽链，分子量为 1.6 万 ~ 1.7 万。当有肌肉损伤时，肌红蛋白释放进入血循环，因分子量较小，易通过肾小球滤过，排入尿中。

1. 方法学评价　如下所述。

（1）化学法：因 Mb 分子中含血红素基团，也具有类似过氧化物酶样活性，故以往经常采用与血红蛋白相同的化学法检查。临床上已有多种隐血检查试剂及干化学试带，因此检查起来方便，灵敏度也较高。临床上常用来作为过筛实验。

（2）分光光度法：Mb 的氧化物在 578nm 处有吸收光谱；而 Hb 在 568nm 处有吸收光谱，借此可将二者区别，但不够敏感。

（3）单克隆抗体免疫法：最为敏感、特异的方法，既可作为确证实验又可进行尿液中 Mb 定量分析。尤其对急性心肌梗死的肌红蛋白尿液检查具有重要的临床价值。

2. 参考值　定性实验：阴性。

3. 临床意义　肌红蛋白尿多发生于有肌肉损伤时，例如：①阵发性肌红蛋白尿：肌肉痛性痉挛发作后 72h，尿中出现 Mb；②创伤：挤压综合征、子弹伤、烧伤、电击伤、手术创伤等；③组织局部缺血，如心肌梗死早期、动脉阻塞缺血；④砷化氢、一氧化碳中毒、巴比妥中毒、肌糖原积累等；⑤原发性（遗传性）肌疾病，如皮肤肌炎。

（三）本周蛋白尿检查

本周蛋白尿（Bence - Jones proteinuria，BJP）实质为免疫球蛋白轻链或其聚合体从尿中排出，特性为将尿液在 pH4.5 ~ 5.5，56℃条件下加热出现白色混浊及凝固，100℃煮沸后混浊消失或明显减退，再冷却时又可重新凝固，又称凝溶蛋白。免疫球蛋白的轻链单体分子量为 2.3 万，二聚体分子量为 4.6 万。蛋白电泳时可在 α_2 至 γ - 球蛋白区带间的某个部位出现 M 区带，大多位于 γ 区带及 β - γ 区带之间。用已知抗 κ 和抗 λ 抗血清可进一步将其分型。BJP 可通过肾小球滤过膜滤出，若量超过近曲小管所能吸收的极限，则从尿中排出，在尿中排出率多于清蛋白。肾小管对 BJP 具有重吸收及异化作用，当 BJP 通过肾排泄时，可抑制肾小管对其他蛋白成分的重吸收，并可损害近曲、远曲小管，导致肾功能障碍及形成蛋白尿，同时有清蛋白及其他蛋白成分排出。

1. 方法学评价　加热凝固法一般需尿中 BJP 大于 0.3g/L，有时甚至高达 2g/L，且必须在合适的 pH 值下才能检出。如尿中存在其他蛋白如清蛋白、球蛋白时，加酸后可出现沉淀，煮沸时沉淀不再溶解，影响判断结果。当 BJP 浓度过高时加热至沸腾，沉淀也可不再溶解。目前多用对甲苯磺酸法过筛，灵敏度高。如尿中存在清蛋白不沉淀，球蛋白大于 5g/L 可出现假阳性。乙酸纤维膜或聚丙烯酰胺凝胶电泳对 BJP 的阳性检出率可达 97%，但如尿中含量较低，则需预先浓缩。

2. 临床意义　35% ~65% 多发性骨髓瘤的病例尿液中可出现 BJP，且多为 λ 型。早期 BJP 可呈间歇性排出，半数病例每日大于 4g，最多达 90g。在血性腹腔积液或其他体液中也可查出。约 15% 的巨球蛋白血症患者也可出现 BJP 尿。重链病中 μ 链病也可有 BJP 尿。此外，淀粉样变性恶性淋巴瘤、慢淋白血病、转移癌、慢性肾炎、肾盂肾炎、肾癌等患者尿中也偶见 BJP，其机制还不清楚，可能与尿中存在免疫球蛋白碎片有关。动态观察 BJP 有助于了解是否伴有肾功能不全。BJP 产生水平常可反映产生 BJP 的单克隆细胞数，因此测定 BJP 对观察骨髓瘤病程和判断化疗效果等都有一定意义。

（四）尿液 β_2 - 微球蛋白检查

血清 β_2 - 微球蛋白（β_2M）平均浓度为 1.8mg/L，β_2M 可自由通过肾小球滤过膜，在肾小管被重吸收，故尿中仅含滤量的 1%。可采用酶免疫或放射免疫法测定。

1. 参考值　血：β_2M $<$ 3mg/L，尿：β_2M $<$ 0.2mg/L。

2. 临床意义　如下所述。

（1）血或尿液中的 β_2M 可用于肾小球与肾小管损伤的鉴别：当肾小管损伤时，如急性肾小管炎症、坏死、药物及毒物（如庆大霉素、汞、镉、铬、金制剂等）引起肾小管损害，使得肾小管重吸收不良，尿中排出 β_2M 增高。肾小球病变早期，虽然肾小球通透性增加，β_2M 大量滤过，但因肾小管重吸收功能尚好，故血或尿中 β_2M 均不增高。肾小球病变晚期，滤过功能降低，血中 β_2M 可明显增加。

（2）单纯性膀胱炎时尿中的 β_2M 正常。

（3）肾移植后如有排异反应，影响肾小管功能，尿中 β_2M 含量增加。

（4）自身免疫病如红斑狼疮活动期，造血系统恶性肿瘤如慢性淋巴细胞性白血病时，因 β_2M 合成加快，血清 β_2M 增加，尿中 β_2M 含量也可增高。

（五）尿含铁血黄素定性检查

人体内约有25%的储存铁，以铁蛋白和含铁血黄素两种形式存在。尿含铁血黄素（urine hemosiderin）是一种暗黄色不稳定的铁蛋白质聚合物，呈颗粒状。当发生血管内溶血时，大部分血红蛋白随尿排出产生血红蛋白尿，其中一小部分游离血红蛋白被肾小管上皮细胞吸收并分解为含铁血黄素，当细胞脱落时随尿排出。

1. 测定方法及评价　当尿中有含铁血黄素时，其中的高铁离子（Fe^{3+}）与亚铁氰化钾作用，在酸性环境中，生成蓝色的亚铁氰化铁沉淀称 Prussian 蓝反应；而含铁血黄素的低铁离子（Fe^{2+}）在酸性环境中被高铁氰化钾氧化成 Fe^{3+} 参加反应。本法阳性是诊断血管内溶血的有用指标，但尿含铁血黄素定性检查阴性也不能完全排除血管内溶血，因为只有含铁血黄素颗粒直径在 1μm 以上时，才能在显微镜下观察出来。

2. 质量控制　如下所述。

（1）留清晨第一次尿，将全部尿液自然沉淀，再取沉淀物离心，提高阳性检出率。

（2）所用盛尿容器，检验用试管、玻片、试剂均应防止铁剂污染，否则会出现假阳性。

（3）每次实验应做阴性对照：如亚铁氰化钾与盐酸混合即显深蓝色，表示试剂已被污染。

（4）要保持盐酸的浓度，实验时盐酸过少，易出现假阴性。

3. 参考值　定性实验：阴性。

4. 临床意义　急、慢性血管内溶血、阵发性睡眠性血红蛋白尿症可引起含铁血黄素尿。在溶血初期，由于血红蛋白尚未被肾小管上皮细胞吸收，未形成含铁血黄素排出，虽然有血红蛋白尿，但该实验可呈阴性，而隐血实验可呈阳性。但有时血红蛋白含量少，隐血实验呈阴性，但本实验呈阳性。

（六）尿液亚硝酸盐定性检查

当尿中有病原微生物增殖，并且尿液在膀胱中存留足够长时间的情况下，某些含有硝酸盐还原酶的感染病原菌可将尿中的硝酸盐（nitrate）还原为亚硝酸盐（nitrite，NIT）。最常见的细菌有：大肠杆菌属、克雷白杆菌属、变形杆菌、假单孢菌属等。此外，产气杆菌、铜绿假单胞菌、某些厌氧菌以及真菌也富含硝酸盐还原酶。因此，亚硝酸盐定性实验可作为泌尿系统感染的筛选指标之一。

1. 测定方法及评价　NIT 测定基本上都是利用 Griss 原理，即 NIT 先与对氨基苯磺酸或氨基苯磺酰胺反应形成重氮盐，再与 α－萘胺结合形成红色偶氮化合物。

（1）湿化学法：即将混合药物的干粉直接与尿液作用，观察颜色的变化。此法使用方便，检测快速。

（2）干化学法：目前临床广泛使用的多联干化学试带是根据 Griss 原理设计开发的，主要用于检测尿路因大肠杆菌感染产生的亚硝酸盐。使用含白细胞测定模块的多联干化学试带对泌尿系统感染的诊断筛查更有意义。NIT 反应敏感度为 0.3～0.6mg/L。此法也可用于仪器检测。

由于 Griss 反应取决于以下 3 个条件：感染的病原微生物的种类，尿液滞留时间，硝酸盐的存在。因此，NIT 测定对泌尿系统感染的阳性检出率并非 100%。

2. 参考值　定性实验：阴性。

3. 质量控制　如下所述。

（1）防止假阳性干扰：当标本被非感染性细菌污染时会呈假阳性。因此应用新鲜标本测定。

（2）控制假阴性：①最好使用晨尿，以便尿液在膀胱内有足够的存留时间使细菌完成还原作用。②患者服用利尿剂后，由于排尿次数增多会使结果呈假阴性。大剂量维生素 C 可抑制 Griss 反应而呈假阴性。③硝基呋喃可降低实验的敏感度，使用抗生素后可抑制细菌活动使反应转为阴性。④其他：高比重尿使反应的敏感度降低，当 NIT 含量小于 1mg/L 时结果会呈阴性。另外若饮食中摄入蔬菜、水果过少，也会呈阴性。

（3）结果分析：本实验只针对具有硝酸盐还原酶的病原体，因此在分析结果时应结合镜检报告。仅有 NIT 阴性不能排除泌尿系统感染，反之 NIT 阳性也未必一定有泌尿系统感染，应进一步进行细菌学检查。

4. 临床意义　该指标可作为泌尿系统感染的过筛实验，但 NIT 阴性不能排除感染。

（七）尿卟啉定性检查

卟啉是构成血红蛋白、肌红蛋白及细胞色素等的重要成分，是血红素合成的中间体。正常人血和尿中含有很少量的卟啉类化合物。卟啉病患者卟啉代谢紊乱，其产物大量由尿和粪便排出。尿液中排出过多的卟啉即卟啉尿（porphyrinuria）。可用乙酸乙酯提取尿中卟啉，再转入盐酸溶液，盐酸溶液中卟啉在紫外线照射下显红色荧光。本法最低检出量为 200μg/L 尿。也可用溶剂抽提后，用分光光度法、薄层层析法、高效液相层析法等做定量测定。正常人阴性，阳性见于卟啉病。卟啉病是由于人体内一些酶缺陷，在血红蛋白合成过程中产生过多的卟啉或其前体的疾病。本病常为遗传性，后天性多因肝炎、肝硬化、化学药物和铅中毒引起。

（八）尿苯丙酮酸定性检查

苯丙酮酸是苯丙氨酸的代谢产物。苯丙酮酸尿（phenylketonuria，PKU）是氨基酸尿的一种，为常染色体隐性遗传疾病。发病机制是由于肝脏中缺乏 L－苯丙氨酸羟化酶，苯丙氨酸不能转化为酪氨酸，只能转变为苯丙酮酸，大量苯丙酮酸不能被肾小管重吸收而排入尿中。尿苯丙酮酸定性检查（三氯化铁实验）是尿液中的苯丙酮酸与三价铁离子作用产生蓝绿色反应。该法较敏感，操作简单，试剂便宜容易获得，缺点是尿中的干扰物质较多，与三氯化铁有显色反应，应注意观察。干扰显色而导致假阴性的是磷酸盐，可先用沉淀剂将磷酸盐转变成磷酸铵镁沉淀除去，如对羟基苯酮酸、胆红素、尿黑酸、丙酮酸、乙酰乙酸、对氨基水杨酸、氨基比林等。正常人阴性，苯丙酮酸尿患儿，出生后 5～15 天即可出现阳性，当排出量大于 0.5g/24h 时才能查出。

（于　浩）

第四节　尿液沉渣检查

一、尿液沉渣显微镜检查

（一）制片

（1）取尿：取刻度离心管，倒入混合后的新鲜尿液 10mL。

（2）离心：1 500r/min 离心 5min。

（3）弃液：吸去上清液，留下 0.2mL 尿沉渣。

（4）混匀。

（5）涂片：用滴管吸取混匀尿沉渣 1 滴，滴在载玻片上，用盖玻片覆盖；或滴入专用的尿沉渣计数板中。

（二）镜检

先用低倍镜（10×）观察管型、上皮细胞及结晶，再转到高倍镜（40×）观察红细胞、白细胞，分别观察 20 个低倍镜视野和 10 个高倍镜视野，以观察到的最低值和最高值报告或平均值报告。

（三）注意

1. 鉴别管型　应注意管型与假管型（如结晶团、细胞团、类圆柱体、黏液丝）的鉴别。

2. 注意鉴别 RBC 与酵母菌等。

尿液显微镜检查是用显微镜对尿液中的有形成分进行鉴别观察，识别尿液中细胞、管型、结晶、细菌、寄生虫等各种病理成分，辅助诊断泌尿系统疾病定位、鉴别诊断及预后判断的重要常规实验项目。在一般性状检查或化学实验中不能发现的变化，常可通过尿液显微镜检查发现。如尿蛋白检查为阴性者，镜检却可见少量红细胞，这说明在判断尿沉渣结果时，必须与物理、化学检查结果相互参照，并结合临床资料等进行综合分析判断。

二、细胞

（一）红细胞

正常人尿中排出红细胞较少，如每个视野见到 1 ~ 2 个红细胞时应考虑为异常，若每个高倍视野均可见到 3 个以上红细胞，则诊断为镜下血尿。新鲜尿中红细胞形态对鉴别肾小球源性和非肾小球源性血尿有重要价值，因此除注意尿中红细胞数量外还要注意其形态。

1. 形态 用相差显微镜观察，可将血尿分成 3 种。

（1）均一红细胞血尿：红细胞外形大小正常，在少数情况下也可见到因丢失血红蛋白使细胞外形轻微改变而形成棘细胞。总之，均一红细胞血尿中红细胞形态较一致，整个尿标本中不超过两种以上的红细胞形态类型。

（2）变形红细胞血尿：红细胞大小不等，呈两种以上的多形性变化，常见以下形态：胞质从胞膜向外突出呈相对致密小泡，胞膜破裂，部分胞质丢失；胞质呈颗粒状，沿细胞膜内侧间断沉着；有皱缩的红细胞及大型红细胞，胞质沿边缘沉着；细胞的一侧向外展，类似葫芦状或发芽状；胞质内有散在的相对致密物，成细颗粒状；胞质向四周集中形似炸面包圈样，以及破碎的红细胞等。

（3）混合性血尿：为上述两种血尿的混合，依据其中哪一类红细胞超过 50% 又可分为以变形红细胞为主和以均一红细胞为主两种。肾小球源性血尿多为变形红细胞血尿，或以其为主的混合性血尿，可通过相差显微镜诊断，与肾活检的诊断符合率达 96.7%。非肾小球疾病的血尿，则多为均一性血尿，与肾活检诊断符合率达 92.6%。如果进一步用扫描电镜观察血尿标本，可观察到红细胞表面的细微变化，如红细胞有帽状、碗状、荷叶状、花环状等，即使红细胞有轻微的形态变化也可查出。

注意：不要把酵母菌误认为红细胞。

2. 临床意义 正常人特别是青少年在剧烈运动、急行军、冷水浴、久站或重体力劳动后可出现暂时性镜下血尿，这种一过性血尿属正常生理性变化范围。女性患者还应注意月经污染问题，应通过动态观察加以区别。引起血尿的疾病很多，可以归纳为 3 类原因。

（1）泌尿系统自身的疾病：泌尿系统各部位的炎症、肿瘤、结核、结石、创伤、肾移植排异、先天性畸形等均可引起不同程度的血尿，如急、慢性肾小球肾炎、肾盂肾炎、泌尿系统感染、肾结石、肾结核等，都是引起血尿的常见原因。

（2）全身其他系统的疾病：主要见于各种原因引起的出血性疾病，如特发性血小板减少性紫癜、血友病、DIC、再生障碍性贫血和白血病并发血小板减少时，某些免疫性疾病如系统性红斑狼疮等也可发生血尿。

（3）泌尿系统附近器官的疾病：如前列腺炎、精囊炎、盆腔炎等患者尿中也偶尔见到红细胞。

（二）白细胞

除在肾移植术后发生排异及淋巴细胞白血病时可在尿中见到淋巴细胞外，尿中白细胞一般主要是中性分叶核粒细胞。尿中的白细胞来自血液，健康成人尿中排出的白细胞和上皮细胞不超过 200 万/24h。因此在正常尿中可偶然见到 1 ~ 2 个白细胞/HPF，如果每个高倍视野见到 5 个以上白细胞为增多。

1. 形态 白细胞体积比红细胞大，呈圆球形，在中性、弱酸性或碱性尿中均见不到细胞核，通过染色可清楚地看到核结构。炎症时白细胞发生变异或已被破坏外形变得不规则，结构不清，称为脓细胞。急性肾盂肾炎时，在低渗条件下有时可见到中性粒细胞内颗粒呈布朗分子运动，由于光折射，在油镜下可见灰蓝色发光现象，因其运动似星状闪光，故称为闪光细胞（glitter cell）。

2. 临床意义　如下所述。

（1）泌尿系统有炎症时均可见到尿中白细胞增多，尤其在细菌感染时，如急、慢性肾盂肾炎、膀胱炎、尿道炎、前列腺炎、肾结核等。

（2）女性阴道炎或宫颈炎、附件炎时可因分泌物进入尿中，而见白细胞增多，常伴有大量扁平的上皮细胞。

（3）肾移植后如发生排异反应，尿中可出现大量淋巴及单核细胞，肾盂肾炎时也偶见到。

（4）尿液白细胞中单核细胞增多，可见于药物性急性间质性肾炎及新月形肾小球肾炎。急性肾小管坏死时单核细胞减少或消失。

（5）尿中出现大量嗜酸性粒细胞时称为嗜酸性粒细胞尿，可见于某些急性间质性肾炎患者。药物导致的变态反应，或在尿道炎等泌尿系统其他部位的非特异性炎症时，也可出现嗜酸性粒细胞尿。

（三）上皮细胞

尿中所见上皮细胞由肾小管、肾盂、输尿管、膀胱、尿道等处脱落掉入尿液。肾小管上皮细胞为立方上皮细胞，在肾实质损伤时可出现于尿液中。肾盂、输尿管、膀胱等处均覆盖移行上皮细胞。尿道为假复层柱状上皮细胞，近尿道外为复层扁平鳞状上皮细胞。在这些部位有病变时，尿中相应的上皮细胞会增多。男性尿中偶尔见到前列腺细胞。

1. 鳞状上皮细胞（squamous epithelium）　正常尿中可见少量鳞状上皮细胞，这种细胞大而扁平，胞质宽阔呈多角形，含有小而明显的圆形或椭圆形的核。女性尿中可成片出现，无临床意义，如同时伴有大量白细胞应怀疑有泌尿生殖系统炎症，如膀胱炎、尿道炎等。在肾盂肾炎时也增多，肾盂、输尿管结石时也可见到。

2. 移行上皮细胞（transitional epithelium）　正常时少见，有多种形态，如呈尾状称尾状上皮细胞，含有一个圆形或椭圆的核，胞质多而核小。在肾盂、输尿管或膀胱颈部炎症时可成片脱落，但形态随脱落部位而稍有区别。

3. 肾小管上皮细胞（renal tubular epithelium）　来自肾小管，是中性粒细胞的略约 1.5 倍，含一个较大的圆形胞核，核膜很厚，因此细胞核突出易见，在尿中易变形呈不规则的钝角状。胞质中有小空泡，颗粒或脂肪小滴，这种细胞在正常人尿中极为少见，在急性肾小管肾炎时可见到。急性肾小管坏死的多尿期可大量出现。肾移植后如出现排异反应亦可见成片脱落的肾小管上皮细胞。在慢性肾炎、肾梗死、充血性梗阻及血红蛋白沉着时，肾小管上皮细胞质中如出现脂肪颗粒或含铁血黄素颗粒，甚至将胞核覆盖者称为复粒细胞。

（四）吞噬细胞

吞噬细胞比白细胞大 2～3 倍，为含吞噬物的中性粒细胞，可见于泌尿道急性炎症，如急性肾盂肾炎、膀胱炎、尿道炎等，且常伴有白细胞增多。

（五）肿瘤细胞

泌尿系统的肿瘤细胞脱落可随尿排出，用瑞－吉或巴氏染色进行识别辨认。

三、管型

管型（casts）为尿沉渣中有重要意义的成分，它的出现往往提示有肾实质性损害。它是尿液中的蛋白质和细胞颗粒成分在肾小管、集合管内凝固形成的圆柱状结构物。管型的形成必须有蛋白尿，形成基质物为 Tamm－Horsfall 糖蛋白。在病理情况下，由于肾小球基底膜的通透性增加，大量蛋白质由肾小球进入肾小管，在肾远曲小管和集合管内浓缩（水分吸收）酸化（酸性物增加），在肾小管腔内凝集、沉淀，形成管型。

管型形成的必要条件是：①原尿中含有一定量的蛋白质（原尿中的清蛋白和肾小管分泌的 T－H 蛋白）；②肾小管有使尿液浓缩酸化的能力，同时尿流缓慢及局部性尿液积滞，肾单位中形成的管型在重新排尿时随尿排出；③具有可供交替使用的肾单位。尿液通过炎症损伤部位时，有白细胞、红细胞、上皮细胞等脱落，这些细胞黏附在处于凝结过程的蛋白质上形成细胞管型。如附着的细胞退化变性，崩解成细胞碎屑，则形成粗或细颗粒管型。在急性血管内溶血时大量游离血红蛋白从肾小球滤过，在肾小管内形成血红蛋白管型。如肾小管上皮细胞出现脂肪变性，可形成脂肪管型，进一步变性可形成蜡样管型。

根据管型内含物的不同可分为透明、颗粒、细胞（红细胞、白细胞、上皮细胞）、血红蛋白、脂肪、蜡样等管型。还应注意细菌、真菌、结晶体及血小板等特殊管型。

（一）透明管型

透明管型（hyaline casts）主要由 T-H 蛋白构成。这种管型呈规则的圆柱体状，无色、半透明、两端钝圆、质地薄，但也有少许的颗粒及少量的细胞黏附在管型外或包含于其中。透明管型一般较狭窄而短，但也有形态较大者，多呈直形或稍弯曲状。观察透明管型应将显微镜视野调暗，否则易漏检。在剧烈运动、发热、麻醉、心功能不全时，肾受到刺激后尿中可出现透明管型。大量出现见于急、慢性肾小球肾炎、肾病、肾盂肾炎、肾瘀血、恶性高血压、肾动脉硬化等疾病。急性肾炎时透明管型常与其他管型并存于尿中，慢性间质性肾炎患者尿中可持续大量出现。

（二）细胞管型

细胞管型（cellular casts）为含有细胞成分的管型，其中细胞成分超过管型的 1/3 体积。按细胞类别可分为红细胞管型、白细胞管型和上皮细胞管型。

1. 红细胞管型　指管型中以红细胞为主超过 1/3 体积，通常管型内的红细胞已被破坏。尿中见到红细胞管型，提示肾单位内有出血，可见于肾小球或肾小管出血。常见于溶血性输血反应、急性肾小管坏死、肾出血、肾移植术后产生排异反应。在系统性红斑狼疮、肾梗死、肾静脉血栓形成等情况时红细胞管型也可能是唯一的表现。

2. 白细胞管型　指管型内以白细胞为主超过 1/3 体积，管型中白细胞多为退化变性坏死的白细胞。此种管型出现表示有化脓性炎症，常见于急性肾盂肾炎、间质性肾炎等，亦可见于红斑狼疮肾炎、肾病综合征及肾小球肾炎等。

3. 肾小管上皮细胞管型　指管型内以肾小管上皮细胞为主超过 1/3 体积。所含细胞比白细胞略大，常见叠瓦状排列，根据细胞核的形状可与白细胞进行区别。此管型出现提示肾小管受累，肾小管上皮细胞剥离变性。常见于急性肾小管坏死、急性肾炎、肾淀粉样变性、间质性肾炎及重金属、药物中毒等。

4. 复合管型　指两种以上细胞同时存在的混合管型，如果识别困难，可统称为细胞管型。主要见于活动性肾小球肾炎、缺血性肾小球坏死及肾梗阻等。

有时管型中的细胞成分难以区别，可笼统称为细胞管型，必要时可借助化学染色来区别。在 DIC 时，尿液中可出现血小板管型，可用相差显微镜或经抗血小板膜糖蛋白的 McAb 加以区别。

（三）颗粒管型

颗粒管型（granular casts）内含大小不同的颗粒物，其量超过 1/3 体积时称为颗粒管型。颗粒来自崩解变性的细胞残渣，也可由血浆蛋白及其他物质直接聚集于 T-H 蛋白基质中形成。其外形常较透明管型短且宽，呈淡黄褐色或棕黑色，还可根据颗粒的大小分成粗、细颗粒管型。可见于肾实质性病变，提示肾单位内淤滞，如急、慢性肾小球肾炎、肾病、肾动脉硬化等。药物中毒损伤肾小管及肾移植术发生排异反应时亦可见到。

（四）宽幅管型

宽幅管型（broad casts）又称肾功能不全管型（renal failure casts），宽度可为一般管型的 2～6 倍，也有较长者。宽幅管型形似蜡样管型但较薄，可由损坏的肾小管上皮细胞碎屑在内径宽大的集合管内凝聚而成，或因尿液长期淤积使肾小管扩张，形成粗大管型，可见于肾功能不全患者尿中。急性肾功能不全者在多尿早期可大量出现这种类型的管型，随着肾功能的改善逐渐减少消失。宽幅管型出现于慢性肾炎晚期尿毒症时，常表示预后不良。

（五）脂肪管型

脂肪管型（fatty casts）内可见大小不等，折光性很强的脂肪滴，亦可见含有脂肪滴的肾小管上皮细胞，可用脂肪染色鉴别。脂肪管型为肾小管损伤后上皮细胞脂肪变性所致，可见于慢性肾炎，尤其多见于肾病综合征。

（六）蜡样管型

蜡样管型（waxy casts）为浅灰色或淡黄色、折光性强、质地厚、有切迹的管型，一般略有弯曲或断裂成平齐状。在肾单位慢性损害，长期少尿或无尿的情况下，由颗粒管型或细胞管型等长期滞留肾小管中演变而来，是细胞崩解的最后产物，也可由发生淀粉样变性的上皮细胞溶解后逐渐形成。它的出现提示肾小管的严重病变，预后差。可见于慢性肾小球肾炎晚期、肾功能不全及肾淀粉样变性时，亦可在肾小管炎症和变性、肾移植慢性排异反应时见到。

（七）其他管型

1. 细菌管型　指管型中含有大量细菌。在普通光学显微镜下呈颗粒管型，可借助相差及干涉显微镜仔细识别，常见于肾脓毒性疾病。

2. 真菌管型　指管型中含有大量真菌。可见于真菌感染时，但辨认困难，常需用细菌学及特殊染色等手段识别。发现此类管型，可早期诊断原发性及播散性真菌感染，对抗真菌药物的监测有一定作用。

3. 结晶管型　指管型透明基质中含尿酸盐或草酸盐等结晶。临床意义类似相应的结晶尿。如管型中含小圆形草酸钙结晶时易被误认为是红细胞管型，应注意仔细观察，也可用细胞化学染色来区别。

4. 血小板管型　在弥散性血管内凝血患者尿中可见血小板管型。

5. 胆红素管型　管型中充满金黄色的非晶性的胆红素颗粒称为胆红素管型。

6. 空泡变性管型　肾病综合征并发重症糖尿病的患者尿中，可见到泡沫状的空泡变性管型。

（八）类管型、黏液丝及与管型相似的物质

1. 类管型　类圆柱体形态，与管型相似，但一端尖细扭曲或弯曲呈螺旋状。常与透明管型并存，可在急性肾炎患者尿液中见到，与肾血循环障碍或肾受刺激时有关。

2. 黏液丝　为长线条形，边缘不清，末端尖细卷曲，可见于正常尿中，如大量存在常表示尿道受刺激或有炎症反应。

3. 其他　包括非晶形尿酸盐或磷酸盐团、细胞团，其他异物如棉、毛、麻的纤维、毛发及玻片上的纹痕等，均应与管型鉴别。

四、结晶

尿液中出现结晶（crystal）称晶体尿（crystalluria），除包括草酸钙、磷酸钙、磷酸镁铵、尿酸及尿酸盐等结晶外，还包括磺胺及其他药物析出的结晶。尿液中是否析出结晶，取决于这些物质在尿液中的溶解度、pH、温度及胶体状况等因素。当各种促进与抑制结晶析出的因子和使尿液状态维持稳定动态平衡的因素失衡时，可见结晶析出。尿结晶可分成代谢性、病理性两大类。代谢性结晶多来自饮食，一般无重要临床意义。

（一）尿内常见的结晶

1. 磷酸盐类结晶（phosphatic crystal）　包括无定形磷酸盐、磷酸镁铵、磷酸钙等。常在碱性或近中性尿液中见到，可在尿液表面形成薄膜。三联磷酸盐结晶无色透明闪亮，呈屋顶形或棱柱形，有时呈羊齿草叶形，加乙酸可溶解，一般在正常代谢中产生。如果长期在尿液中见到大量的磷酸钙结晶，应与临床资料结合考虑是否患有甲状旁腺功能亢进、肾小管性酸中毒，或因长期卧床骨质脱钙等。感染引起结石时，尿中常出现磷酸镁铵的结晶。

2. 草酸钙结晶（calcium oxalate crystal）　为八面体，无色方形闪烁发光，有两条对角线互相交叉，

有时呈菱形。不常见的形态为哑铃形或饼形，应与红细胞区别。结晶溶于盐酸但不溶于乙酸，属正常代谢成分，但又是尿路结石主要成分之一。如草酸盐排出增多，患者临床表现尿路刺激症状（尿痛、尿频、尿急）或有肾绞痛并发血尿，应注意有患尿路结石症的可能，患者尿中偶尔可见到排出的结晶团。

3. 尿酸结晶（uric acid crystal） 肉眼可见类似红细砂粒，常沉积在尿液容器底层。在显微镜下可见呈黄色或暗棕红色的菱形、三棱形、长方形、斜方形的结晶体，可溶于氢氧化钠溶液。尿酸为机体核蛋白中嘌呤代谢的终产物，常以尿酸或尿酸铵、尿酸钙、尿酸钠的盐类形式随尿排出体外，正常情况下如多食含高嘌呤的动物内脏可使尿中尿酸增加，但在急性痛风症、小儿急性发热、慢性间质性肾炎、白血病时，因细胞核大量分解，可排出大量尿酸盐。在肾小管对尿酸的重吸收发生障碍时也可见到高尿酸盐尿。

4. 尿酸铵结晶（ammonium urate crystal） 黄褐色不透明，常呈刺球形或树根状，为尿酸与游离铵结合的产物。尿酸铵结晶可在酸性、中性、碱性尿中见到，正常人尤其是小儿（新生儿、乳儿）尿中易见。尿液放置时间过长后见到此结晶多无意义，如果出现在新鲜尿中应考虑可能存在膀胱的细菌感染。

（二）其他病理性结晶

1. 胱氨酸结晶 为无色、六边形、边缘清晰、折光性强的薄片状结晶，由蛋白分解形成，在尿沉淀物中少见。其特点是不溶于乙酸而溶于盐酸，能迅速溶解于氨水中，再加乙酸后结晶可重新出现。胱氨酸结晶可于先天性胱氨酸代谢异常时大量出现。

2. 亮氨酸与酪氨酸结晶 尿液中出现的亮氨酸与酪氨酸结晶，为蛋白质分解产生。亮氨酸结晶为淡黄色小球形油滴状，折光性强，并有辐射及同心纹，特性为不溶于盐酸而溶于乙酸。酪氨酸结晶为略带黑色的细针状结晶，常成束成团，可溶于氢氧化钠而不溶于乙酸。这两种结晶不见于正常尿中，可见于有大量的组织坏死的疾病如急性重型肝炎、急性磷中毒患者尿中，在糖尿病性昏迷、白血病或伤寒等患者尿液中也可能出现。

3. 胆固醇结晶 在尿沉淀物中很少见胆固醇结晶，如有则多在尿液表面成薄片状。胆固醇结晶形态为缺角的长方形或方形，无色透明，可溶于氯仿、乙醚。胆固醇结晶常在乳糜尿中看到，偶见于脓尿中。

4. 胆红素结晶 镜下观察外形为黄红色成束针状或小块状结晶，由于氧化有时可呈非结晶体色素颗粒，加硝酸后因被氧化成胆绿素而成绿色，可溶解于氢氧化钠或氯仿中。可见于黄疸、急性重型肝炎、肝癌及磷中毒等患者的尿中。

（三）药物结晶

随着化学治疗的发展，尿中可见药物结晶（drugs crystal）日益增多。

1. 放射造影剂 使用放射造影剂（如碘造影剂、尿路造影剂等）时患者如并发静脉损伤，可在尿中发现束状、球状、多形性结晶。尿比重可明显升高。结晶溶于氢氧化钠溶液，但不溶于乙醚、氯仿等有机溶剂。

2. 磺胺类药物结晶 某些磺胺类药物在体内乙酰化率较高，易在酸性尿中析出结晶引起血尿、肾损伤，甚至尿闭。磺胺嘧啶结晶为棕黄色不对称的麦秆束状或球状。磺胺甲基异嗯唑结晶为无色透明、长方形（或正方形）的六面体，似厚玻璃块，厚度大，边缘有折光阴影，散在或集束成“+”“×”形等排列。

3. 解热镇痛药 退热药如阿司匹林、磺基水杨酸也可在尿中出现双折射性斜方形或放射性结晶，应加以注意。

此外由于新药日益增多，也有一些可能在尿中出现结晶，但尚未被人识别。因此对尿中出现异常结晶应多加研究，以识别其性质及来源。

五、其他成分

（一）脂肪球

肾上皮细胞、白细胞发生脂肪变性，尿中可见发亮的大小不等的小滴（不足以形成乳糜尿），可被苏丹Ⅲ染色，多见于肾病综合征。

（二）细菌

正常人的尿液自形成到储存在膀胱中，这一阶段是没有细菌的，实验中检出的少量细菌，主要来自外生殖器。尿液是一种很好的培养基，放置后有利于细菌的生长繁殖，在夏季更为明显。因此尿液的细菌检查如不用无菌手段采取新鲜尿液，并立即进行检查是没有临床意义的。

（三）真菌

糖尿病患者、女性尿及碱性尿中有时可见酵母样真菌。一般无色，大小为 2.5～5μm 的椭圆或圆柱形，有时有芽生孢子而群集。念珠真菌还可见到假菌丝。

（四）寄生虫

阴道毛滴虫多见于女性尿中，也可偶见于男性尿中，一般为感染所致。无色、大小为 10～30μm，呈纺锤状，有鞭毛，在夏季新鲜尿中可见运动活泼，如失去活力且形体较小者，应与白细胞进行鉴别。

（五）精子

多见于男性遗精后及前列腺炎患者的尿中，也见于性交后的两性尿中。

（于　浩）

第二章

粪便检验

第一节　一般性状检查

一、颜色

可根据观察所见报告，如黄色、褐色、灰白色、绿色、红色、柏油样等。

正常粪便因粪胆素而呈棕黄色，但可因饮食、药物或病理原因影响而改变粪便颜色。灰白色见于钡餐后、服硅酸铝、阻塞性黄疸、胆汁减少或缺乏。绿色见于食用含叶绿素的蔬菜后及含胆绿素时。红色见于下消化道出血、食用西红柿、西瓜等。柏油样便见于上消化道出血等。酱色常见于阿米巴痢疾，食用大量咖啡、巧克力等。米泔水样见于霍乱、副霍乱等。

二、性状

可报告为软、硬、糊状、泡沫样、稀汁样、血水样、血样、黏液血样、黏液脓样、有不消化食物等。

正常时为有形软便。

1. 球形硬便　便秘时可见。
2. 黏液稀便　见于肠壁受刺激或发炎时，如肠炎、痢疾和急性血吸虫病等。
3. 黏液脓性血便　多见于细菌性痢疾。
4. 酱色黏液便（可带脓）　多见于阿米巴痢疾。
5. 稀汁样便　可见于急性肠胃炎，大量时见于伪膜性肠炎及隐孢子虫感染等。
6. 米泔样便并有大量肠黏膜脱落　见于霍乱、副霍乱等。
7. 扁平带状便　可能因直肠或肛门狭窄所致。

三、寄生虫虫体

蛔虫、蛲虫、绦虫节片等较大虫体，肉眼即可分辨。钩虫虫体常需将粪便冲洗过筛后方可看到。服驱虫剂后排便时应检查有无虫体。驱绦虫后应仔细寻找有无虫头。

（于　浩）

第二节　粪便显微镜检查

一、直接涂片镜检

（1）洁净玻片上加等渗盐水1～2滴，选择粪便的不正常部分，或挑取不同部位的粪便做直接涂片检查。

（2）制成涂片后，应覆以盖片。涂片的厚度以透过玻片隐约可辨认本书上的字迹为宜。

（3）在涂片中如发现疑似包囊，则在该涂片上于盖玻片边缘近处加1滴碘液或其他染色液，在高倍下仔细鉴别，如仍不能确定时，可另取粪便做浓缩法检查。

（4）虫卵的报告方式：未找到者注明“未找到虫卵”，找到一种报告一种，找到几种报告几种，并在该虫卵后面注明数量若干，以低倍视野或高倍视野计算，建议逐步实施定量化报告。

（5）应注意将植物纤维及其细胞与寄生虫、人体细胞相鉴别，并应注意有无肌纤维、结缔组织、弹力纤维、淀粉颗粒、脂肪小滴球等。若大量出现，则提示消化不良或胰腺外分泌功能不全。

（6）细胞中应该注意红细胞、白细胞、嗜酸性粒细胞（直接涂片干后用瑞氏染色）、上皮细胞、巨噬细胞等。

（7）脂肪：粪便脂肪由结合脂肪酸、游离脂肪酸和中性脂肪组成。经苏丹Ⅲ染液（将1～2g苏丹Ⅲ溶于100mL 70%乙醇溶液）直接染色后镜检，脂肪呈较大的橘红色或红色球状颗粒，或呈小的橘红色颗粒。若显微镜下脂肪球个数>60/HP表明为脂肪泻。

（8）夏科-雷登（Charcot-Leyden）结晶：为无色或浅黄色两端尖而透明具有折光性的菱形结晶，大小不一。常见于肠道溃疡，尤以阿米巴感染粪便中最易检出。过敏性腹泻及钩虫病患者粪便亦常可见到。

（9）细菌约占粪便净重的1/3，正常菌群主要是大肠杆菌、厌氧菌和肠球菌，约占80%；而过路菌（如产气杆菌、变形杆菌、绿脓杆菌等）不超过10%；芽孢菌（如梭状菌）和酵母样菌为常住菌，但总量不超过10%。

正常菌群消失或比例失调可因大量应用抗生素所致，除涂片染色找细菌外，应采用不同培养基培养鉴定。

二、直接涂片镜检细胞的临床意义

1. 白细胞　正常粪便中不见或偶见。小肠炎症时，白细胞数量较少（<15个/HP），均匀混合于粪便中，且细胞已被部分消化难以辨认。结肠炎症如细菌性痢疾时，白细胞大量出现，可见白细胞呈灰白色，细胞质中充满细小颗粒，核不清楚，呈分叶状，细胞肿大，边缘已不完整或已破碎，出现成堆的脓细胞。若滴加冰乙酸，细胞质和核清晰可见。过敏性肠炎、肠道寄生虫病（阿米巴痢疾或钩虫病）时还可见较多的嗜酸性粒细胞，同时常伴有夏科-雷登结晶。

2. 红细胞　正常粪便中无红细胞。上消化道出血时，红细胞多因胃液及肠液而破坏，可通过隐血试验予以证实。下消化道炎症（如细菌性痢疾、阿米巴痢疾、溃疡性结肠炎）、外伤、肿瘤及其他出血性疾病时，可见到多少不等的红细胞。在阿米巴痢疾的粪便中以红细胞为主，成堆存在，并有破碎现象。在细菌性痢疾时红细胞少于白细胞，常分散存在，形态多正常。

3. 巨噬细胞　细胞较中性粒细胞大，核形态多不规则，细胞质常有伪足状突起，内常吞噬有颗粒或细胞碎屑等异物。粪便中出现提示为急性细菌性痢疾，也可见于急性出血性肠炎或偶见于溃疡性结肠炎。

4. 肠黏膜上皮细胞　整个小肠和大肠黏膜的上皮细胞均为柱状上皮细胞。在生理情况下，少量脱落的上皮细胞大多被破坏，故正常粪便中不易发现。当肠道发生炎症，如霍乱、副霍乱、坏死性肠炎等时，上皮细胞增多。假膜性肠炎时，粪便的黏膜块中可见到数量较多的肠黏膜柱状上皮细胞，多与白细胞共同存在。

5. 肿瘤细胞 乙状结肠癌、直肠癌患者的血性粪便涂片染色，可见到成堆的癌细胞，但形态多不典型，不足以为证。

三、虫卵及原虫直接检查法

粪便检查是诊断寄生虫病常用的病原学检测方法。要取得准确的结果，粪便必须新鲜，送检时间一般不宜超过24h。如检查肠内原虫滋养体，最好立即检查，或暂时保存在35～37℃条件下待查。盛粪便的容器须洁净、干燥，并防止污染；粪便不可混入尿液及其他体液等，以免影响检查结果。

（一）直接涂片法

适用于检查蠕虫卵、原虫的包囊和滋养体。方法简便，对临床可疑患者可连续数天采样检查，提高检出率，但结果阴性并不排除有寄生虫感染。

1. 试剂 如下所述。

（1）生理盐水：称取氯化钠8.5g，溶于1 000mL蒸馏水中。

（2）碘液：有多种配方，较实用的介绍下列两种。

1）Lugol碘液：碘化钾10g，碘5g，蒸馏水100mL。先用25～50mL水溶解碘化钾，再加入碘，待溶解后，加水稀释至100mL，此时，再加入碘少许即难溶解，有助于溶液长期稳定，棕色瓶贮存，置于暗处可稳定6个月以上。工作液为贮存液按1 ∶ 5水稀释，贮存于棕色滴瓶，供日常应用，每1～2周更新1次。

2）D'Autoni碘液：碘化钾1.0g，碘1.5g，蒸馏水100mL。配制操作同Lugol碘液。

2. 操作 如下所述。

（1）用蜡笔或其他记号笔，在玻片的左缘写下标本号。

（2）置1滴等渗盐水于玻片左半侧的中央，置1滴碘液于玻片右半侧的中央。

（3）用木棍或火柴挑起粪便约2mg，火柴头大小，加入等渗盐水滴中，并加入相似量粪便到碘液滴中。混合粪便与液滴以形成悬液。

（4）用盖玻片盖住液滴：操作时应首先持好盖玻片，使之与玻片成一角度，然后接触液滴边缘，并轻轻放下盖玻片到玻片上，以避免气泡产生。

（5）用低倍镜检查，如需要鉴定，在高倍镜下，以上下或横向移动方式检查。使全部盖玻片范围都能被检查到。当见到生物体或可疑物时，调至高倍镜以观察其更细微的形态。

3. 附注 如下所述。

（1）用2mg粪便制备的理想涂片应是均一的，既不要过厚以致粪渣遮住虫体，也不要过薄而存在空白区域。

（2）涂片的厚度以透过玻片隐约可辨认本书上的字迹为宜。

（3）应注意虫卵与粪便中的异物鉴别：虫卵都具有一定形状和大小；卵壳表面光滑整齐，具固定的色泽；卵内含卵细胞或幼虫。对可疑虫卵或罕见虫卵应请上级技师复核，或送参考实验室确认。

（4）气温越接近体温，滋养体的活动越明显。秋冬季检查原虫滋养体，为保持原虫的活力，应先将载玻片及生理盐水略加温，必要时可用保温台保持温度。应尽可能在15min内检查完毕。

（5）近年已有不少资料表明，人芽囊原虫（blastocystis hominis，曾称为人体酵母样菌，人体球囊菌）为人类肠道的致病性或机会致病性寄生原虫，如有查见应予报告，且注明镜下数量，以供临床积累资料，进一步评估其致病性。

（二）厚涂片透明法——加藤法（WHO推荐法）

适用于各种蠕虫卵的检查。

1. 器材 如下所述。

（1）不锈钢、塑料或纸平板：不同国家生产的平板的规格不同。厚1mm，孔径9mm的平板可通过

50mg 粪便；厚1.5mm，孔径6mm 的平板可通过41.7mg 粪便；厚0.5mm，孔径为6.5mm 的平板可通过20mg 粪便。在实验室内，平板的大小、厚度及孔径大小都应标准化，应坚持使用同一规格的平板以保证操作的可重复性及有关流行与感染强度方面资料的可比性。

（2）亲水性玻璃纸条：厚40～50μm，大小25mm×30mm 或25mm×35mm。

2. 试剂　如下所述。

（1）甘油－孔雀绿溶液：3%孔雀绿水溶液1mL，甘油100mL 和蒸馏水100mL，彻底混匀。

（2）甘油－亚甲蓝溶液：3%亚甲蓝水溶液1mL，甘油100mL 和蒸馏水100mL，彻底混匀。

3. 操作　如下所述。

（1）置少量粪便标本在报纸或小纸片上，用滤网在粪便标本上加压，使部分粪便标本通过滤网积聚于网上。

（2）以刮片横刮滤网以收集筛过的粪便标本。

（3）在载玻片中央部位放置带孔平板，用刮片使孔内填满粪便标本，并用刮片边缘横刮板面以去除孔边过多的粪便（刮片和滤网用后可弃去，如经仔细清洗，也可再使用）。

（4）小心取下平板，使粪便标本成矮小圆柱状留在玻片上。

（5）以在甘油－孔雀绿或甘油－亚甲蓝溶液中浸过的玻璃纸条覆盖粪便。粪便标本较干时，玻璃纸条必须很湿；如为软便，则玻璃纸条水分可略少（如玻璃纸条表面有过多的甘油，可用卫生纸擦去）。在干燥的气候条件下，过多的甘油只能延缓而不能防止粪便标本的干燥。

（6）翻转玻片，在另一张玻片或在表面平滑、坚硬的物体上，朝向玻璃纸条挤压粪便标本，以使标本在玻片与玻璃纸条间均匀散开。澄清后，应能透过涂片读出本书上的字迹。

（7）轻轻从侧面滑动并移下上层玻片，避免与玻璃纸条分离或使之掀起。将玻片置于实验台上，玻璃纸条面朝上。此时，甘油使粪便标本清晰，水分随之蒸发。

（8）除检查钩虫卵外，标本玻片应置室温一至数小时，使标本清晰。为加速清晰及检查过程，也可将标本玻片置于40℃温箱置于或直射阳光下数分钟。

（9）本法制片中的蛔虫及鞭虫卵可在相当长时间内保存，钩虫卵在制片后30～60min 就不能看到，血吸虫卵可保存数月。

（10）应以上下或横向移动方式检查涂片，并报告所发现的每种虫卵的计数。然后乘以适宜的数值得出每克粪便中虫卵的数目。如使用50mg 平板，乘以20；使用41.7mg 平板，乘以24；使用20mg 平板，乘以50。

4. 附注　如下所述。

（1）玻璃纸条准备：将玻璃纸浸于甘油－孔雀绿溶液或甘油－亚甲蓝溶液中至少24h。

（2）使用此法需掌握粪膜的合适厚度和透明的时间，如粪膜厚透明时间短，虫卵难以发现；如透明时间过长则虫卵变形，也不易辨认。如检查钩虫卵时，透明时间宜在30min 以内。

四、虫卵及包囊浓聚法

（一）沉淀法

原虫包囊和蠕虫卵的比密大，可沉积于水底，有助于提高检出率。但比密小的钩虫卵和某些原虫包囊则效果较差。

1. 重力沉淀法（自然沉淀法）　如下所述。

（1）操作

1）取粪便20～30g，置小搪瓷杯中，加适量水调成混悬液。

2）通过40～60 目/英寸铜丝筛或2 层纱布滤入500mL 的锥形量杯中，再加清水冲洗筛网上的残渣，尽量使黏附在粪渣上的虫卵能被冲入量杯。

3）再加满水，静置25～30min（如收集原虫包囊则需静置6～8h）。

4）缓慢倾去上清液，重新加满水，以后每隔15～20min 换水1 次（查原虫包囊换水间隔为6h 换1

次），如此反复数次，至上清液清澈为止。

5）最后倾去上清液，取沉渣用显微镜检查。

（2）附注

1）本法主要用于蠕虫卵检查，蠕虫卵比密大于水，可沉于水底，使虫卵浓集。加之，经水洗后，视野清晰，易于检查。有些虫卵如钩虫卵，比密较轻，应用此法效果不佳。

2）本法缺点为费时，操作烦琐。

2. 离心沉淀法　本法省时，省力，适用于临床检验。

（1）取粪便0.5～1.0g，放入小杯内加清水调匀。

（2）用双层纱布或铜丝筛滤去粗渣。

（3）将粪液置离心管中，以1 500～2 000r/min，离心2min，倾去上液，再加水调匀后离心沉淀，如此反复沉淀2～3次，直至上液澄清为止。

（4）最后倾去上清液，取沉渣用显微镜检查。

3. 甲醛－乙酸乙酯沉淀法（WHO推荐方法）　如下所述。

（1）试剂

1）10%甲醛。

2）生理盐水。

3）Lugol碘液。

4）乙酸乙酯试剂。

（2）操作

1）用小木棍将1.0～1.5g粪便加到含10mL甲醛液的离心管内，并搅动形成悬液。

2）将悬液通过铜丝筛或2层湿纱布直接过滤到另一离心管或小烧杯中，然后弃掉纱布。

3）补足10%甲醛到10mL。

4）加入3.0mL乙酸乙酯，塞上橡皮塞，混匀后，剧烈振荡10s。

5）除去橡皮塞，将离心管放人离心机，以1 500r/min离心2～3min。

6）取出离心管，内容物分为4层：最顶层是乙酸乙酯，黏附于管壁的脂性碎片层，甲醛层和沉淀物层。

7）以木棍做螺旋运动，轻轻地搅动脂性碎片层后，将上面3层液体1次吸出，再将试管倒置至少5s使管内液体流出。

8）用一次性玻璃吸管混匀沉淀物（有时需加1滴生理盐水），取1滴悬液制片检查，也可作碘液制片。

9）先以低倍镜检查。如需鉴别，用高倍镜作检查，观察整个盖玻片范围。

（3）附注

1）本法不仅浓集效果好，而且不损伤包囊和虫卵的形态，易于观察和鉴定。

2）对于含脂肪较多的粪便，本法效果优于硫酸锌浮聚法。但对布氏嗜碘阿米巴包囊，蓝氏贾第鞭毛虫包囊及微小膜壳绦虫卵等的检查效果较差。

（二）浮聚法

利用比密较大的液体，使原虫包囊或蠕虫卵上浮，集中于液体表面。

1. 饱和盐水浮聚法　此法用以检查钩虫卵效果最好，也可用于检查其他线虫卵和微小膜壳绦虫卵。但不适于检查吸虫卵和原虫包囊。

（1）试剂：饱和盐水配制：将食盐400g徐徐加入盛有1 000mL沸水的容器内，不断搅动，直至食盐不再溶解为止，冷却后，取上清液使用。

（2）操作

1）取拇指（蚕豆）大小粪便1块，放于大号青霉素瓶或小烧杯内，先加入少量饱和盐水，用玻棒将粪便充分混合。

2）加入饱和盐水至液面略高于瓶口，以不溢出为止。用洁净载玻片覆盖瓶口，静置15min后，平执载玻片向上提拿，翻转后镜检。

2. 硫酸锌离心浮聚法　此法适用于检查原虫包囊、球虫卵囊、线虫卵和微小膜壳绦虫卵。

（1）试剂：33%硫酸锌溶液：称硫酸锌330g，加水670mL，混匀，溶解。

（2）操作

1）取粪便约1g，加10～15倍的水，充分搅碎，按离心沉淀法过滤，反复离心3～4次（500g离心10min），至上液澄清为止。

2）最后倒去上清液，在沉渣中加入硫酸锌溶液，调匀后再加硫酸锌溶液至距管口约1cm处，以1 500r/min离心2min。

3）用金属环取表面的粪液置于载玻片上，加碘液1滴（查包囊），镜检。取标本时，用金属环轻轻接触液面即可，切勿搅动。离心后应立即取标本镜检，如放置时间超过1h以上，会因包囊或虫卵变形而影响观察效果。

常见蠕虫卵和原虫包囊的比密见表2－1。

表2－1　蠕虫卵和原虫包囊的比密

未受精蛔虫卵	1.210～1.230
肝片形吸虫卵	1.200
日本血吸虫卵	1.200
姜片吸虫卵	1.190
迈氏唇鞭毛虫包囊	1.180
华支睾吸虫卵	1.170～1.190
鞭虫卵	1.150
带绦虫卵	1.140
毛圆线虫卵	1.115～1.130
受精蛔虫卵	1.110～1.130
蛲虫卵	1.105～1.115
结肠内阿米巴包囊	1.070
微小内蜒阿米巴包囊	1.065～1.070
溶组织内阿米巴包囊	1.060～1.070
钩虫卵	1.055～1.080
微小膜壳绦虫卵	1.050
蓝氏贾第鞭毛虫包囊	1.040～1.060

五、寄生虫幼虫孵育法

本法适用于血吸虫病的病原检查。

（一）常规孵化法

1. 操作　如下所述。

（1）取新鲜标本约30g，放入广口容器内，加入少量清水，用长柄搅拌器将粪调匀成糊状。

（2）通过铜丝筛或2层纱布滤去粪渣，将滤液放入500mL锥形量杯或三角烧瓶内。

（3）加清水至容器口，静置20～30min，倾去上清液，将沉渣移入三角烧瓶内，加清水至接近瓶口，静置15min。

（4）如此操作共3次，待上层液体澄清即可，勿超过2h。

（5）也可用自动换水装置小心地洗至上液澄清，不冲去沉淀。

（6）放人25～30℃温箱或温室中，孵化2～6h，观察有无作一定方向运动的毛蚴。

（7）次晨复查，出具报告。

（8）孵化阴性应吸取沉渣涂片，注意有无寄生虫卵。

报告方式："毛蚴沉孵阳性"或"毛蚴沉孵阴性"。

2. 附注　如下所述。

（1）自来水中如含氯或氨浓度较高者应将水预先煮沸，或用大缸预先将水储存以去氯。也可在水中加硫代硫酸钠（120kg 水中加 50g/L 硫代硫酸钠 6mL）以除去水中的氯或氨。

（2）农村如使用河水者，应防止水中杂虫混入，对所换的水应先煮沸，冷却后使用。

（3）如水质混浊，可先用明矾澄清（100kg 水约用明矾 3g）。

（4）毛蚴孵出时间与温度有密切关系，>30℃仅需1～3h，25～30℃需4～6h，而<25℃应过夜观察。如室温过高，为防止毛蚴逸出过早，可用10g/L盐水换洗，但最后换水孵化时，必须用淡水，不可含盐。

（二）尼龙袋集卵孵化法

1. 操作　如下所述。

（1）先将120目/英寸（孔径略大于血吸虫卵）的尼龙袋套于260目/英寸（孔径略小于血吸虫卵）的尼龙袋内（两袋的底部均不黏合，分别用金属夹夹住）。

（2）取粪便30g，放入搪瓷杯内加水捣碎调匀，经60目/英寸铜丝筛滤入内层尼龙袋。

（3）然后将两个尼龙袋一起在清水桶内缓慢上下提动洗滤袋内粪液，或在自来水下缓慢冲洗，至袋内流出清水为止。

（4）将120目/英寸尼龙袋提出，弃去袋内粪渣，取下260目/英寸尼龙袋下端金属夹，将袋内粪渣全部洗入三角量杯内，静置15min。

（5）倒去上清液，吸沉渣镜检。

（6）将沉渣倒入三角烧瓶内作血吸虫毛蚴孵化。

2. 附注　本法有费时短、虫卵丢失少，并可避免在自然沉淀过程中孵出的毛蚴被倒掉等优点，但需专用尼龙袋。

六、隐孢子虫卵囊染色检查法

目前，隐孢子虫卵囊染色检查最佳的方法为金胺－酚改良抗酸染色法，其次为金胺－酚染色法和改良抗酸染色法。对于新鲜粪便或经10%福尔马林固定保存（4℃ 1个月内）的含卵囊粪便都可用下列方法染色，不经染色难以识别。

（一）金胺－酚染色法

1. 试剂　金胺－酚染色液：①第一液1g/L金胺－酚染色液，金胺0.1g，酚5.0g，蒸馏水100mL；②第二液3%盐酸乙醇，盐酸3mL，95%乙醇100mL；③第三液5g/L高锰酸钾溶液，高锰酸钾0.5g，蒸馏水100mL。

2. 操作　如下所述。

（1）制备粪便标本薄涂片，空气中干燥后，在甲醇中固定2～3min。

（2）滴加第一液于晾干的粪膜上，10～15min后水洗。

（3）滴加第二液，1min后水洗。

（4）滴加第三液，1min后水洗，待干。

（5）置荧光显微镜检查。

（6）低倍荧光镜下，可见卵囊为一圆形小亮点，发出乳白色荧光。高倍镜下卵囊呈乳白色或略带绿色，卵囊壁为一薄层，多数卵囊周围深染，中央淡染，呈环状，核深染结构偏位，有些卵囊全部为深染。但有些标本可出现非特异的荧光颗粒，应注意鉴别。

（二）改良抗酸染色法

1. 试剂　改良抗酸染色液：第一液酚复红染色液：碱性复红 4g，95% 乙醇 20mL，酚 8mL，蒸馏水 100mL；第二液 10% 硫酸溶液：纯硫酸 10mL，蒸馏水 90mL（边搅拌边将硫酸徐徐倾入水中）。第二液可用 5% 硫酸或 3% 盐酸乙醇；第三液 2g/L 孔雀绿溶液：取 20g/L 孔雀绿原液 1mL，与蒸馏水 9mL 混匀。

2. 操作　如下所述。

（1）制备粪便标本薄涂片，空气中干燥后，在甲醇中固定 2～3min。

（2）滴加第一液于晾干的粪膜上，1.5～10.0min 后水洗。

（3）滴加第二液，1～10min 后水洗。

（4）滴加第三液，1min 后水洗，待干。

（5）置显微镜下观察。

（6）经染色后，卵囊呈玫瑰红色，圆形或椭圆形，背景为绿色。

3. 附注　如下所述。

（1）如染色（1.5min）和脱色（2min）时间短，卵囊内子孢子边界不明显；如染色时间长（5～10min）脱色时间需相应延长，子孢子边界明显。卵囊内子孢子均染为玫瑰红色，子孢子呈月牙形，共 4 个。其他非特异颗粒则染成蓝黑色，容易与卵囊区分。

（2）不具备荧光镜的实验室，亦可用本方法先染色，然后在光镜低、高倍下过筛检查。如发现小红点再用油镜观察，可提高检出速度和准确性。

（于　浩）

第三节　粪便隐血试验

上消化道有少量出血时，红细胞被消化而分解破坏，由于显微镜下不能发现，故称为隐血。

一、免疫学检测法

（一）原理

粪便隐血的免疫检测法是一个高灵敏度的免疫测定法，已有胶乳凝集试验、EIA 法、胶体金法、免疫层析法、免疫－化学并用法等，此外还有半自动、全自动的仪器。该法采用抗人血红蛋白的单克隆抗体和多克隆抗体，特异地针对粪便样品中的人血红蛋白。因此，本试验不受动物血红蛋白的干扰，试验前不需禁食肉类。

（二）操作

根据不同试剂盒的说明书操作。

（三）附注

1. 敏感性和特异性　如下所述。

（1）敏感性：样品中血红蛋白浓度超过 0.2μg/mL，就可得到阳性结果。

（2）特异性：粪便隐血免疫一步检验法对人血红蛋白特异性很强，样品中鸡、牛、马、猪、羊等动物血液血红蛋白含量在 500μg/mL 以下时，不出现假阳性结果。

2. 试验局限性　如下所述。

（1）本法可以帮助医生早期发现胃肠道因病变的出血，然而，由于家族性息肉或直肠癌可能不出血，或出血在粪便中分布不均匀，或粪便处理不当（高温、潮湿、放置过久等）都可造成阴性结果。

（2）本法对正常人检验有时也会得到阳性结果，这是由于某种刺激胃肠道的药物造成粪便隐血所致。

（3）本检验法只能作为筛查或辅助诊断用，不能替代胃镜、直肠镜、内镜和 X 线检查。

（4）上消化道出血者本法阳性率低于化学法。

（四）临床意义

（1）消化道出血时，如溃疡病、恶性肿瘤、肠结核、伤寒、钩虫病等，本试验可为阳性。一般而言，上消化道出血时化学法比免疫法阳性率高；下消化道出血时免疫法比化学法灵敏度高。

（2）消化道恶性肿瘤时，一般粪便隐血可持续阳性，溃疡病时呈间断性阳性。本法对消化道恶性肿瘤的早期检出率 30% ~40%，进行期约为 60% ~70%，如果连续检查 2 天，阳性率可提高10% ~15%。

（3）作为大批量肠癌筛查仍以匹拉米洞为主。愈创木脂化学法更符合价廉、方便。

二、试带法

国内外生产以匹拉米洞、四甲基联苯胺为显色基质的隐血试验试带，使用方便，患者也可自留标本检测。

三、邻联甲苯胺法

（一）原理

血红蛋白中的亚铁血红素有类似过氧化物酶的活性，能催化 H_2O_2 作为电子受体使邻联甲苯胺氧化成邻甲偶氮苯而显蓝色。

（二）试剂

（1）10g/L 邻联甲苯胺（o - tolidine）溶液　取邻联甲苯胺 1g，溶于冰乙酸及无水乙醇各 50mL 的混合液中，置棕色瓶中，保存于 4℃冰箱中，可用 8 ~12 周，若变为深褐色，应重新配制。

（2）3% 过氧化氢液。

（三）操作

（1）用竹签挑取少量粪便，涂在消毒棉签上或白瓷板上。

（2）滴加 10g/L 邻联甲苯胺冰乙酸溶液 2 ~3 滴于粪便上。

（3）滴加 3% 过氧化氢 2 ~3 滴。

（4）立即观察结果，在 2min 内显蓝色为阳性。

（四）结果判断

（1）阴性：加入试剂 2min 后仍不显色。

（2）阳性(+)：加入试剂 10s 后，由浅蓝色渐变蓝色。

　　(2 +)：加入试剂后初显浅蓝褐色，逐渐呈明显蓝褐色。

　　(3 +)：加入试剂后立即呈现蓝褐色。

　　(4 +)：加入试剂后立即呈现蓝黑褐色。

（五）附注

（1）o - tolidine [3，3’ - Dimethyl - （1，1’ - biphenyl）4，4’ - Diamine，$C_{14}H_{16}N_2$，MW212.3]，中文名称邻联甲苯胺，亦称邻甲联苯胺。另有，o - toluidine（2 - Aminotoluene，C_7H_9N，MW107.2），中文名称邻甲苯胺，可用于血糖测定，两者应予区别。

（2）粪便标本必须及时检查，以免灵敏度降低。

（3）3% 过氧化氢易变质失效，应进行阳性对照试验，将过氧化氢滴在血片上可产生大量泡沫。

（4）强调实验前三天内禁食动物血、肉、肝脏及富含叶绿素食物、铁剂、中药，以免假阳性反应。齿龈出血、鼻出血、月经血等均可导致阳性反应。

（5）用具应加热处理，如试管、玻片、滴管等，以破坏污染的过氧化物酶。

（6）也可选用中等敏感的愈创木脂（gum guaiacum）法，但必须选购质量优良的愈创木脂，配制成 20g/L 愈创木脂乙醇溶液，或用匹拉米酮溶液代替 10g/L 邻联甲苯胺乙醇溶液，操作同上。

（于　浩）

第三章

体液检验

第一节　脑脊液检查

一、标本处理

（1）标本收集后应立即送检，一般不能超过1h。将CSF分别收集于三个无菌试管（或小瓶）中，每管1～2mL：第一管做细菌培养，必须留于无菌小试管中；第二管做化学或免疫学检查；第三管做一般性状检查和显微镜检查。

（2）收到标本后应立即检验：久置可致细胞破坏，影响细胞计数及分类检查；葡萄糖含量降低；病原菌破坏或溶解。

（3）细胞计数管应避免标本凝固，遇高蛋白标本时，可用EDTA盐抗凝。

二、一般性状检查

主要观察颜色与透明度，可记录为水样透明（白细胞200/μl或红细胞400/μl可致轻微混浊）、白雾状混浊、微黄混浊、绿黄混浊、灰白混浊等。脓性标本应立即直接涂片进行革兰染色检查细菌，并应及时接种相应培养基。

1. 红色　如标本为血性，为区别蛛网膜下隙出血或穿刺性损伤，应注意以下情况。

（1）将血性脑脊液试管离心沉淀（1 500r/min），如上层液体呈黄色，隐血试验阳性，多为蛛网膜下隙出血，且出血的时间已超过4h，约90%患者为12h内发生出血。如上层液体澄清无色，红细胞均沉管底，多为穿刺损伤或因病变所致的新鲜出血。

（2）红细胞皱缩，不仅见于陈旧性出血，在穿刺外伤引起出血时也可见到。因脑脊液渗透压较血浆高所致。

2. 黄色　除陈旧性出血外，在脑脊髓肿瘤所致脑脊液滞留时，也可呈黄色。黄疸患者（血清胆红素171～257μmol/L）的脑脊液也可呈黄色。但前者呈黄色透明的胶冻状。脑脊液蛋白≥1.50g/L，红细胞>100×10^9个/L也可呈黄色。橘黄色见于血液降解及进食大量胡萝卜素。

3. 米汤样　由于白（脓）细胞增多，可见于各种化脓性细菌引起的脑膜炎。

4. 绿色　可见于绿脓假单胞菌、肺炎链球菌、甲型链球菌引起的脑膜炎、高胆红素血症和脓性脑脊液。

5. 褐或黑色　见于侵犯脑膜的中枢神经系统黑色素瘤。

三、蛋白定性试验

1. 原理　脑脊液中球蛋白与苯酚结合，可形成不溶性蛋白盐而下沉，产生白色浑浊或沉淀，即潘氏（Pandy）试验。

2. 试剂　5%酚溶液：取纯酚25mL，加蒸馏水至500mL，用力振摇，置37℃温箱内1～2天，待完全溶解后，置棕色瓶内室温保存。

3. 操作　取试剂 2～3mL，置于小试管内，用毛细滴管滴入脑脊液 1～2 滴，衬以黑背景，立即观察结果。

4. 结果判断　如下所述。

（1）阴性：清晰透明，不显雾状。

（2）极弱阳性（±）：微呈白雾状，在黑色背景下，才能看到。

（3）阳性(+)：灰白色云雾状。

(2+)：白色浑浊。

(3+)：白色浓絮状沉淀。

(4+)：白色凝块。

5. 临床意义　正常时多为阴性或极弱阳性。有脑组织和脑脊髓膜疾患时常呈阳性反应，如化脓性脑脊髓膜炎、结核性脑脊髓膜炎、梅毒性中枢神经系统疾病、脊髓灰质炎、流行性脑炎等。脑出血时多呈强阳性反应，如外伤性血液混入脑脊液中，亦可呈阳性反应。

四、有形成分检查

（一）细胞总数

1. 器材及试剂　如下所述。

（1）细胞计数板。

（2）红细胞稀释液（与血液红细胞计数稀释液相同）。

2. 操作　如下所述。

（1）对澄清的脑脊液可混匀后用滴管直接滴入计数池，计数 10 个大方格内红、白细胞数，其总和即为每微升的细胞数。再换算成每升脑脊液中的细胞数。如细胞较多，可计数一大格内的细胞 ×10，即得每微升脑脊液中细胞总数。如用“升”表示，则再乘以 10^6。

（2）混浊或带血的脑脊液可用血红蛋白吸管吸取混匀的脑脊液 20μl，加入含红细胞稀释液 0. 38mL 的小试管内，混匀后滴入计数池内，用低倍镜计数 4 个大方格中的细胞总数，乘以 50，即为每微升脑脊液的细胞总数。

（二）白细胞计数

1. 非血性标本　小试管内放入冰乙酸 1～2 滴，转动试管，使内壁沾有冰乙酸后倾去之，然后滴加混匀的脑脊液 3～4 滴，数分钟后，混匀充入计数池，按细胞总数操作中的红、白细胞计数法计数。

2. 血性标本　将混匀的脑脊液用 1% 乙酸溶液稀释后进行计数。为剔除因出血而来的白细胞数，用下式进行校正。

脑脊液白细胞校正数 = 脑脊液白细胞测定值 - 出血增加的白细胞数

出血增加的白细胞数 = 外周血白细胞数 × 脑脊液红细胞数/外周血红细胞数

3. 参考区间　正常人脑脊液中无红细胞，仅有少量白细胞。白细胞计数：成人（0～8）$\times 10^6$/L；儿童（0～15）$\times 10^6$/L；新生儿：（0～30）$\times 10^6$/L。以淋巴细胞及大单核细胞为主，两者之比约为 7∶3，偶见内皮细胞。

4. 附注　如下所述。

（1）计数应及时进行，以免脑脊液凝固，使结果不准确。

（2）细胞计数时，应注意新型隐球菌与白细胞的区别。前者不溶于乙酸，加优质墨汁后可见不着色的荚膜。

（3）计数池用后，应用 75% 乙醇消毒 60min。忌用酚消毒，因会损伤计数池的刻度。

（三）细胞分类

1. 直接分类法　白细胞计数后，将低倍镜换为高倍镜，直接在高倍镜下根据细胞核的形态分别计数单个核细胞（包括淋巴细胞及单核细胞）和多核细胞，应数100个白细胞，并以百分率表示。若白细胞少于100个应直接写出单核、多核细胞的具体数字。

2. 染色分类法　如直接分类不易区分细胞时，可将脑脊液离心沉淀，取沉淀物2滴，加正常血清1滴，推片制成均匀薄膜，置室温或37℃温箱内待干，进行瑞氏染色后用油镜分类。如见有不能分类的细胞，应请示上级主管，并另行描述报告，如脑膜白血病或肿瘤细胞等。

3. 参考区间　脑脊液白细胞分类计数中，淋巴细胞成人40%～80%，新生儿5%～35%；单核细胞成人15%～45%，新生儿50%～90%；中性粒细胞成人0～6%，新生儿0～8%。

4. 临床意义　如下所述。

（1）中枢神经系统病变的脑脊液，细胞数可增多，其增多的程度及细胞的种类与病变的性质有关。

（2）中枢神经系统病毒感染、结核性或霉菌性脑脊髓膜炎时，细胞数可中度增加，常以淋巴细胞为主。

（3）细菌感染时（化脓性脑脊髓膜炎），细胞数显著增加，以中性粒细胞为主。

（4）脑寄生虫病时，可见较多的嗜酸性粒细胞。

（5）脑室或蛛网膜下隙出血时，脑脊液内可见多数红细胞。

五、细菌直接涂片检查

（一）革兰染色

临床怀疑流行性脑脊髓膜炎或化脓性脑脊髓膜炎时，应作细菌学涂片检查，未治疗细菌性脑脊髓膜炎患者革兰染色阳性率可达60%～80%。操作如下。

（1）将脑脊液立即以2 000r/min离心15min，取沉淀物涂片2张。

（2）涂片应在室温中，或置37℃温箱中干燥，切勿以火焰烤干。

（3）已干燥涂片经火焰固定后，一张涂片用0.5%～1%亚甲蓝染色30s，另一张作革兰染色。

（4）注意细胞内外的细菌形态，报告时应予以描述。

（二）抗酸染色

临床怀疑为结核性脑脊髓膜炎时，应作抗酸染色。单张涂片抗酸染色阳性率较低，但如将检查涂片增至4张，阳性率可达80%以上。

（三）湿片浓缩检查

可查见原虫，蠕虫感染等。

六、真菌检查——新型隐球菌检查

（1）取脑脊液，以2 000r/min离心15min，以沉淀物作涂片，加优质经过滤的细墨汁1滴，混合，加盖玻片检查。

（2）先用低倍镜检查，如发现在黑色背景中有圆形透光小点，中间有一细胞大小的圆形物质，即转用高倍镜仔细观察结构，新型隐球菌直径5～20μm，可见明显的厚荚膜，并有出芽的球形孢子。

（3）每次镜检应用空白墨水滴作为对照，以防墨汁污染。

（4）新型隐球菌患者约有50%阳性率。

报告方式：墨汁涂片找到“隐球菌属”。

七、脑脊液分光分析法检查

1. 原理　当红细胞混入脑脊液后，经过一定时间，红细胞破坏，可释放出血红蛋白，以氧合血红蛋白、高铁血红蛋白（MetHb）或胆红素等色素形式存在。它们的最大吸收峰值有差异，可用分光光度法鉴别。

2. 器材　可用波长能自动扫描的各类型分光光度计或国产721型分光光度计等。

3. 操作 如下所述。

（1）取得脑脊液后，立即以 3 000r/min 离心 5min。

（2）上清液在分光光度计上自动描记，波长选择 220 ~ 700nm。用蒸馏水调空白，然后按吸收曲线形态和吸光度数值加以分析，如病理标本致脑脊液色泽过深者，可用生理盐水稀释 3 ~5 倍后再扫描。

（3）如没有连续自动描记的分光光度计时，则可分别在 415nm、460nm、540nm、575nm、630nm 波长读取吸光度。

4、结果判断 如下所述。

（1）正常脑脊液，仅可见 280nm 处的蛋白吸收峰，而无其他吸收峰出现。

（2）如在 415nm、460nm、540nm、575nm、630nm 有色素吸收峰为阳性。

（3）HbO_2 为主时，最大吸收峰在 415nm；出现少量 MetHb 后，最大吸收峰向 406nm 移动，同时 630nm 处出现 MetHb 另一特异吸收峰；若脑脊液中以 MetHb 为主时，最大吸收峰移至 406nm。

5. 附注 如下所述。

（1）临床上采取脑脊液标本时，应按先后两管收集法立即送检。这样将先后两管脑脊液的分光分析结果进行比较，将有助于损伤血性与病理血性脑脊液的鉴别。

（2）穿刺损伤的血性脑脊液标本如未及时检验，则可因红细胞在试管内破坏后释出血红蛋白，造成假阳性。

6. 临床意义 如下所述。

（1）新鲜出血时，氧合血红蛋白出现最早，经 2 ~3 天达最高值，以后逐渐减低。而胆红素则在 2 ~3天后开始出现，并逐渐增高。如在蛛网膜下隙出血的脑脊液中，发病 2h 内即可发现氧合血红蛋白，3 ~4 天后出现胆红素吸收峰，其量逐渐增加，而氧合血红蛋白则有减少的倾向，至第 3 周，逐渐吸收消失。

（2）脑脊液中氧合血红蛋白的出现，可作为新鲜出血或再出血的指标；高铁血红蛋白的出现，为出血量增多或出血时间延长的标志；胆红素的出现可说明为陈旧性出血。

（于 浩）

第二节 精液检查

一、标本收集

（1）在 3 个月内检查 2 次至数次，二次之间间隔应 >7 天，但不超过 3 周。

（2）采样前至少禁欲 3 天，但不超过 7 天。

（3）采样后 1h 内送到检验科。

（4）用清洁干燥广口塑料或玻璃小瓶收集精液，不宜采用避孕套内的精液。某些塑料容器具有杀精子作用，但是否合适应事先做试验。

（5）应将射精精液全部送验。

（6）传送时温度应在 20 ~40℃。

（7）容器必须注明患者姓名和（或）识别号（标本号或条码），标本采集日期和时间。

（8）和所有体液一样，精液也必须按照潜在生物危害物质处理，因为精液内可能含有肝炎病毒、人类免疫缺陷（病毒）和疱疹病毒等。

二、一般性状检查

一般性状检查包括记录精液量、颜色、透明度、黏稠度和是否液化。

1. 外观 正常精液呈灰白色或乳白色，不透明。棕色或红色提示出血。黄色可能服用某种药物。精子浓度低时精液略显透明。

正常精液是一种均匀黏稠的液体，射精后立即凝固，30min 后开始液化。若液化时间超过 60min 考虑为异常，应记录这种情况。正常精液可含有不液化的胶冻状颗粒。

2. 量　用刻度量筒或移液管测定。正常一次全部射精精液量约 2～5mL。精液量过多或过少是不育的原因之一。

3. 黏稠度　在精液全部液化后，用 Pasteur 滴管吸入精液，然后让精液依靠重力滴落，并观察拉丝长度。正常精液呈水样，形成不连续小滴。黏稠度异常时，形成丝状或线状液滴（长度大于 2cm）。也可使用玻璃棒或注射器测定黏稠度。

4. 酸碱度　用精密试带检查。正常人 pH 为 7.2～8.0，平均 7.8。

三、精子存活率

精子存活率（motility）用活精子比例来反映。

1. 伊红染色法　如下所述。

（1）试剂：5g/L 伊红 Y 染色液：伊红 Y 0.5g，加生理盐水至 100mL。

（2）操作

1）在载玻片上加新鲜精液和伊红溶液各 1 滴，混匀后，加上盖玻片，30s 后在高倍镜下观察，活精子不着色，死精子染成红色。

2）计数 200 个精子，计算未着色（活精子）的百分率。

2. 伊红－苯胺黑染色法　如下所述。

（1）试剂

1）10g/L 伊红 Y 染色液：伊红 1g，加蒸馏水至 100mL。

2）100g/L 苯胺黑染色液：苯胺黑 10g，加蒸馏水至 100mL。

（2）操作

1）取小试管，加新鲜精液和伊红溶液各 1 滴，混匀。

2）30s 后，加苯胺黑溶液 3 滴，混匀。

3）30s 后，在载玻片上，加精液－伊红－苯胺黑混合液 1 滴，制成涂片，待干。

4）油镜下观察，活精子为白色，死精子染成红色，背景呈黑色，计数 200 个精子，计算未着色活精子的百分率。

3. 精子低渗膨胀试验（HOS）　如下所述。

（1）试剂：膨胀液：枸橼酸钠 0.735g，果糖 1.351g，加蒸馏水至 100mL。分装，－20℃冷冻保存，使用前解冻，并充分混匀。

（2）操作

1）取小试管，加 1mL 膨胀液，37℃预温 5min。

2）加 0.1mL 液化精液，轻轻搅匀，在 37℃孵育至少 30min。

3）在相差显微镜下观察精子，膨胀精子为尾部形状发生变化的精子，即活精子（图3－1）。计数 200 个精子，计算膨胀精子的百分率。

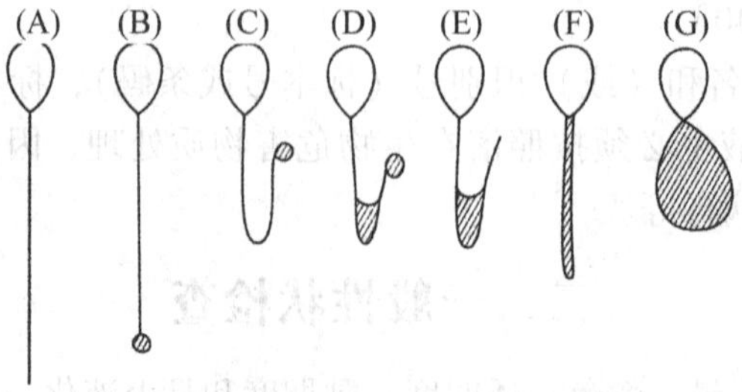

图 3－1　低渗情况人类精子典型变化图

A. 无变化；B～G. 尾部变化的不同类型，画线部分代表尾部膨胀区

4. 参考区间　在排精 30 ~ 60min 内，约有 70% 以上精子应为活动精子。精子低渗膨胀试验应有 60% 以上精子出现尾部膨胀。

5. 附注　如下所述。

（1）如室温低于 10℃时，应将标本先放入 37℃温育 5 ~ 10min 后镜检。

（2）某些标本试验前就有尾部卷曲的精子，在 HOS 试验前，计算未处理标本中尾部卷曲精子的百分数，实际 HOS 试验结果百分率就等于测定值减去未处理标本中尾部卷曲精子百分率。

（3）HOS 也是精子尾部膜功能试验。

四、精子活力

WHO 推荐一种无须复杂设备而能进行简单精子活力（activity）分级的方法。

1. 操作　取 10μl 标本涂片，连续观察至少 5 个视野，对 200 个精子进行分级，首先计数 a 级和 b 级精子，随后在同一视野内计数 c 级和 d 级精子。

2. 结果判断　根据下述标准把精子活力分为 a、b、c、d 四级。

a 级：快速前向运动：37℃时速度≥25μm/s，或 20℃速度≥20μm/s（25μm 大约相当于精子 5 个头部的长度，或半个尾部的长度）。

b 级：慢速或呆滞的前向运动。

c 级：非前向运动（<5μm/s）。

d 级：不动。

3. 参考区间　正常精液采集后 60min 内，a 级 + b 级精子达 50% 以上。

五、精子计数

1. 试剂　精子稀释液：碳酸氢钠 5g，40% 甲醛溶液 1mL，蒸馏水 100mL，待完全溶解过滤后使用。

2. 操作　如下所述。

（1）于小试管内加精子稀释液 0. 38mL，吸液化精液 20μl，加入稀释液内摇匀。

（2）充分摇匀后，滴入改良 Neubauer 血细胞计数池内，静置 1 ~ 2min，待精子下沉后，以精子头部作为基准进行计数。

（3）如每个中央中方格内精子少于 10 个，应计数所有 25 个中方格内的精子数。

（4）如每个中央中方格内精子在 10 ~ 40 个，应计数 10 个中方格内的精子数。

（5）如每个中央中方格内精子多于 40 个，应计数 5 个中方格内的精子数。

3. 结果判断　$$精子数 = \frac{计数结果}{计数中方格数} \times 25 \times \frac{1}{计数池高度} \times 20 \times 10^3/mL$$

$$= \frac{计数结果}{计数中方格数} \times \frac{1}{计数池高度} \times 5 \times 10^5/mL$$

4. 参考区间　正常男性≥20×10^6/mL。

5. 附注　如下所述。

（1）收集精液前避免性生活 3 ~ 7 天。收集精液标本后应在 1h 内检验，冬季应注意保温。

（2）出现一次异常结果，应隔 1 周后复查，反复查 2 ~ 3 次方能得出比较正确的结果。

（3）如低倍镜、高倍镜检查均无精子，应将精液离心沉淀后再涂片检查，如两次均无精子，报告“无精子”。

六、精子形态观察

1. 试剂　改良巴氏染色液、Shorr 染色液、Diff - Quik 快速染色液：商品化染色液一般质量均佳，但实验室也可自行配制。

2. 操作　如下所述。

（1）在载玻片上滴1滴精液，5～20μl，采用压拉涂片法或推片法制片。

（2）待干后，巴氏染色法用等量95%乙醇和乙醚混合液固定5～15min；Shorr染色法用75%乙醇固定1min；Diff－Quik快速染色法用甲醇固定15s。

（3）作改良巴氏、Shorr或Diff－Quik染色，然后在油镜下观察。

（4）精子头部顶体染成淡蓝色，顶体后区域染成深蓝色，中段染成淡红色，尾部染成蓝色或淡红色，细胞质小滴位于头部后面或中段周围，巴氏染色染成绿色。

3. 结果判断　评估精子正常形态时应采用严格标准，只有头、颈、中段和尾部都正常的精子才正常。精子头的形状必须是椭圆形，巴氏染色精子头部长4.0～5.0μm，宽2.5～3.5μm，长宽之比应在1.50～1.75，顶体的界限清晰，约占头部的40%～70%。中段细，宽度<1μm，约为头部长度的1.5倍，且在轴线上紧贴头部，细胞质小滴应小于正常头部大小的一半。尾部应是直的、均一的，比中段细，非卷曲，其长约为45μm。

所有形态学处于临界状态的精子均列为异常。异常精子可有：①头部缺陷：大头、小头、锥形头、梨形头、圆头、无定形头、有空泡头、顶体过小头、双头等；②颈段和中段缺陷：颈部弯曲、中段非对称地接在头部、粗的或不规则中段、异常细的中段等；③尾部缺陷：短尾、多尾、发卡形尾、尾部断裂、尾部弯曲、尾部宽度不规则、尾部卷曲等。

4. 参考区间　正常人精液中正常形态者≥30%（异常精子应少于20%，如超过20%为不正常）。WHO参考范围见表3－1。

七、精子凝集

精子凝集是活动精子以各种方式，如头对头，尾对尾或头对尾等彼此粘在一起。以分级方式报告，从“－”（没有凝集）～“++”（所有可动的精子凝集到一起）。凝集的存在，提示可能为免疫因素引起不育。

八、非精子细胞

精液含有的非精子细胞成分，称为“圆细胞”，这些细胞包括泌尿生殖道上皮细胞、前列腺细胞、生精细胞和白细胞。正常人精液中：圆细胞$<5\times10^6$/mL。

正常精液中白细胞，主要是中性粒细胞，数量不应超过1×10^6/mL。过多提示感染，为白细胞精子症。

九、其他成分

精液中可以有结晶体、卵磷脂小体、淀粉样体、脂滴、脱落上皮细胞等。

十、参考区间

见表3－1。

表3－1　WHO精液检查参考区间

检查项目	1987年	1992年	1999年	2010年
射精量（mL）	≥2	≥2	≥2	1.5（1.4～1.7）
pH	7.2～8.0	7.2～8.0	≥7.2	≥7.2
精子计数（10^6/mL）	≥20	≥20	≥20	15（12～16）
总精子数/射精（10^6/次）	≥40	≥40	≥40	39（33～36）
精子形态（%正常）	≥50	≥30	≥15*（严格正常标准）	4（3～4）
精子存活率（%）精子活力	≥75	≥75	≥50	58（55～63）

注：如低体积精子数目的精液样本的pH低于7.0，可能存在生殖道梗阻或先天性双侧输精管缺如。同时也可能是导致精囊发育不良的一个表现。

十一、临床意义

（1）正常精液呈灰白色，久未排精者可呈淡黄色；离体30min后，完全液化。根据精液检查结果，临床上常用于诊断男子不育症及观察输精管结扎术后的效果。

（2）正常精子活力一般在a级≥25%。如活力a级<25%；a级+b级<50%可成为男性不育的原因。

（3）精索静脉曲张症患者精液中常出现形态不正常的精子。

（4）血液中有毒性代谢产物、接触铅等污染物、应用大剂量放射线及细胞毒药物等可使精子形态异常。

（于　浩）

第三节　前列腺液检查

一、标本收集

临床医师做前列腺按摩术后，采集标本于清洁玻片上，立即送检。

二、检查内容

记录液体颜色、是否混有血液、有无脓块等。湿片镜检，高倍镜下观察白细胞、红细胞、卵磷脂小体，其次为上皮细胞、精子、淀粉样体等。革兰染色后检查细菌。

三、报告方式

1. 卵磷脂小体　报告在高倍视野中分布数量。
2. 白细胞、红细胞　报告方式与尿液相同。
3. 精子、上皮细胞　如找到应报告。

四、参考区间

正常人卵磷脂小体为多量或满视野；白细胞<10个/HP；红细胞<5个/HP。

五、临床意义

前列腺炎时，白细胞增多，可找到细菌，卵磷脂小体常减少。前列腺癌时，可有血性液体，镜检见多量红细胞，细胞学检查可见癌细胞。前列腺患滴虫感染者亦可找到滴虫。

（于　浩）

第四节　阴道分泌物检查

阴道分泌物是女性生殖系统分泌的液体，其中主要是由阴道分泌的液体。

一、清洁度

取阴道分泌物，用生理盐水涂片，高倍镜检查，根据所含白细胞（或脓细胞）、上皮细胞、杆菌、球菌的多少，分成Ⅰ～Ⅳ度，判定结果见表3-2。

表 3-2 阴道涂片清洁度判定表

清洁度	杆菌	球菌	上皮细胞	脓细胞或白细胞个数
Ⅰ	多	-	满视野	0~5个/高倍视野
Ⅱ	中	少	1/2视野	5~15个/高倍视野
Ⅲ	少	多	少	15~30个/高倍视野
Ⅳ	-	大量	-	>30个/高倍视野

临床意义：清洁度在Ⅰ~Ⅱ度内视为正常，Ⅲ、Ⅳ度为异常，多数为阴道炎，可发现阴道霉菌、阴道滴虫等病原体。

单纯不清洁度增高而不见滴虫、霉菌者，可见于细菌性阴道炎。

二、滴虫检查

阴道滴虫呈梨形，比白细胞大2倍，顶端有鞭毛4根，在25~42℃温度下可活动。因此，在寒冷天，标本要采取保温措施。滴虫活动的最适pH为5.5~6.0。

三、真菌检查

在湿片高倍镜下见卵圆形孢子，革兰染色油镜下可见革兰阳性孢子或假菌丝与出芽细胞相连接，成链状及分枝状。找到阴道霉菌是霉菌性阴道炎的诊断项目。

四、线索细胞及胺试验

是加德纳菌、动弯杆菌属（mobiluncus）等阴道病的实验室诊断依据。

1. 线索细胞（clue cell） 为阴道鳞状上皮细胞黏附大量加德纳菌及其他短小杆菌后形成。生理盐水涂片高倍镜下可见该细胞边缘呈锯齿状，细胞已有溶解，核模糊不清，其上覆盖有大量加德纳菌及厌氧菌，使其表面毛糙，出现斑点和大量的细小颗粒。涂片革兰染色后，显示黏附于脱落上皮细胞内的细菌为革兰阴性或染色不定的球杆菌，其中，柯氏动弯杆菌（M. curtisii）是一短小的（平均约1.5μm）革兰染色不定菌，羞怯动弯杆菌（M. mulieris）是一长的（平均约3.0μm）革兰染色阴性菌，阴道加德纳菌（Gardnerella vaginalis）是一种微需氧的、多形性的革兰染色不定杆菌。线索细胞是诊断细菌性阴道病的重要指标。

2. pH pH试纸法检查。细菌性阴道病pH>4.5。

3. 胺试验 阴道分泌物加2.5mol/L KOH溶液时出现鱼腥样气味。细菌性阴道病呈阳性。

（于 浩）

第五节 痰液检查

痰液是肺泡、支气管和气管的分泌物。痰液检查对某些呼吸系统疾病如肺结核、肺吸虫、肺肿瘤、支气管哮喘、支气管扩张及慢性支气管炎等的诊断、疗效观察和预后判断有一定价值。

一、标本收集

痰液标本收集法因检验目的不同而异，但所用容器须加盖，痰液勿污染容器外（用不吸水容器盛留）。

（1）痰液的一般检查：应收集新鲜痰，患者起床后刷牙，漱口（用3% H_2O_2 及清水漱3次），用力咳出气管深处真正呼吸道分泌物，而勿混入唾液及鼻咽分泌物。

（2）细胞学检查：用上午9点至10点深咳的痰液及时送检（清晨第一口痰在呼吸道停留时久，细胞变性结构不清），应尽量送含血的病理性痰液。

（3）浓缩法：找抗酸杆菌应留24h痰（量不少于5mL），细菌检验应避免口腔、鼻咽分泌物污染。

（4）幼儿痰液收集困难时，可用消毒棉拭子刺激喉部引起咳嗽反射，用棉拭子采取标本。

（5）观察每日痰排出量和分层时，须将痰放入广口瓶内。

（6）检验完毕后的标本及容器应煮沸30～40min消毒，痰纸盒可烧毁，不能煮沸的容器可用5%苯酚或2%来苏儿溶液消毒后才能用水冲洗。

二、检查方法

（一）一般性状检查

1. 痰量　正常人无痰或仅有少量泡沫痰。在呼吸系统疾病时，痰量可增多，超过50～100mL。大量增加见于支气管扩张、肺结核、肺内有慢性炎症、肺空洞性病变。肺脓肿或脓胸的支气管溃破时，痰液呈脓性改变。

2. 颜色　有白色、黄色、铁锈色、绿色、黑色等。

3. 性状　黏液性、黏液脓性、脓性、浆液性、血性痰、泡沫痰等。

4. 血液　记录血丝、血块、血痰混合（注意颜色鲜红或暗红）。

5. 有无异常物质　将痰置于培养皿内，衬以黑色背景，用两只竹签挑动，使其展开成薄层后，观察有无支气管管型、库什曼（Curschmann）螺旋体、栓子、肺结石、肺组织坏死的碎片或干酪块等。

6. 临床意义　通常呈无色或灰白色。化脓感染时，可呈黄绿色；明显绿色见于绿脓杆菌感染；大叶性肺炎时可呈铁锈色；阿米巴肺脓肿时呈咖啡色；呼吸系统有病变时痰可呈黏液性、浆液性、脓性、黏液脓性、浆液脓性、血性等。

（二）显微镜检查

选择脓样、干酪样或带脓样血液部分，取1小块置玻片上，直接与生理盐水混合，涂成薄片，加盖片后轻压之，用低倍镜及高倍镜检查。注意有无红细胞、白细胞、上皮细胞、弹力纤维、库什曼螺旋体、夏科－雷登结晶、胆红素结晶、硫黄样颗粒（放线菌块）、真菌孢子、心力衰竭细胞、载炭细胞、癌细胞等。

（三）寄生虫检查

痰中可能查见肺吸虫卵、溶组织内阿米巴滋养体、棘球蚴的原头蚴、粪类圆线虫幼虫、蛔蚴、钩蚴、尘螨等；卡氏肺孢子虫的包囊也可出现于痰中，但检出率很低。

1. 肺吸虫卵检查　可先用直接涂片法检查，如为阴性，改为浓集法集卵，以提高检出率。

直接涂片法：在洁净载玻片上先加1～2滴生理盐水，挑取痰液少许。最好选带铁锈色的痰，涂成痰膜，加盖片镜检。如未发现肺吸虫卵，但见有夏科－雷登结晶，提示可能是肺吸虫患者，多次涂片检查为阴性者，可改用浓集法。

浓集法：收集24h痰液，置于玻璃杯中，加入等量10% NaOH溶液，用玻棒搅匀后，放入37℃温箱内，数小时后痰液消化成稀液状。分装于数个离心管内，以1 500r/min离心5～10min，弃去上清液，取沉渣数滴涂片检查。

2. 溶组织内阿米巴大滋养体检查　取新鲜痰液作涂片。天冷时应注意镜台上载玻片保温。高倍镜观察，如为阿米巴滋养体，可见其伸出伪足并作定向运动。

3. 其他　蠕虫幼虫及螨类等宜用浓集法检查。

（四）嗜酸性粒细胞检查

取痰液做直接涂片，干燥后用瑞氏或伊红－亚甲蓝染色液染色，油镜下计数100个白细胞，报告嗜酸性粒细胞百分数。

（五）细菌检查

取痰液涂成薄片，干燥后行革兰染色，查找肺炎链球菌、螺旋体、梭形杆菌、霉菌等；用抗酸染色找抗酸杆菌。

（六）其他检查

分泌型 IgA、乳酸脱氢酶、唾液酸等。正常人痰中分泌型 IgA 为（2.03 ± 0.21）g/L，在慢性支气管炎急性发作时可降低，治疗后可回升。

慢性支气管炎患者痰中乳酸脱氢酶、唾液酸比正常人高 1.5 倍或更多，治疗后明显减少，因此可反映临床疗效。

（于　浩）

第四章

临床血液常规检验

第一节　血液标本的采集与处理

一、标本采集与运送

（一）采集的指征

一般患者出现以下一种体征时可作为采血的重要指征：

（1）发热（≥38℃）或低温（≤36℃）、寒战、白细胞增多（计数大于 10.0×10^9/L，特别有“核左移”时）。

（2）皮肤黏膜出血、昏迷、多器官衰竭、血压降低。

（3）C 反应蛋白升高及呼吸加快。

（4）血液病患者出现粒细胞减少、血小板减少等。

或同时具备上述几种体征时而临床可疑菌血症应采集血液培养。新生儿可疑菌血症，应该同时做尿液和脑脊液培养。对入院危重感染患者应在未进行抗生素治疗之前，在体温上升之前采集，血标本最好采集 2～3 套；若不能满足，应选择含有中和剂（中性树脂或活性炭）的血培养瓶。

（二）标本采集方法

1. 消毒　采集部位的皮肤需用体积分数 2% 碘酊和体积分数 70% 酒精严格消毒，尤其在婴儿和新生儿血液的采集。严格执行以下三步法：①体积分数 70% 酒精擦拭静脉待穿刺部位 30s 以上。②体积分数 2% 碘酊作用 30s 或 10% 碘附 60s，从穿刺点向外画圈消毒，至消毒区域直径达 3cm 以上。③体积分数 70% 酒精脱碘。对碘过敏的患者，用体积分数 70% 酒精消毒 60s，酒精挥发干燥后采血。培养瓶消毒程序：①体积分数 70% 酒精擦拭血培养瓶橡皮塞，作用 60s。②用无菌纱布或无菌棉签清除橡皮塞子表面残余酒精。

2. 采血量　血液量成人 10mL，儿童 2～5mL，婴儿和新生儿 1～2mL，一般同时进行需氧和厌氧培养。血液和营养肉汤比例为（1 ∶ 10）～（1 ∶ 5）。如果血液迅速注入足量的培养瓶内，不需要抗凝剂。需要抗凝剂时，聚茴香脑磺酸钠（sodium polyanethol sulfonate，SPS）是首选，它尚有抗补体、抗中性粒细胞吞噬作用，也可中和部分抗生素，可提高培养阳性率。也可用柠檬酸盐、肝素抗凝。

（三）标本运送

采血后应该立即送检，如不能立即送检，需室温保存或置 35～37℃孵箱中，切勿冷藏。自动化连续监测系统虽有允许延迟上机监测微生物生长的原理，还是应该尽量减少延迟上机时间。

二、标本处理

（一）标本验收

血液采集前核对患者的姓名、性别、病区和床位，采集后粘贴患者的标签送检；实验室接收时应核对上述患者的信息，使用培养瓶的种类是否符合要求等。

（二）血培养瓶处置

血培养瓶应立即置35～37℃温箱或自动培养箱内孵育。

（三）接种培养

如果有细菌生长，全自动血培养仪自动报警；手工血培养或双相血培养瓶根据血细胞层上有絮状沉积物、均匀或表面下浑浊、溶血、肉汤凝集、培养基表面形成薄膜、产生气体、肉汤中有白色颗粒等判断可能细菌生长。怀疑细菌生长，应涂片并根据涂片的结果接种合适的培养基上。

1. 培养基的选择

（1）常见细菌的培养基的选择：见表4－1。

表4－1　根据革兰染色结果对于常见细菌推荐接种培养基

染色特点	5%～10%CO_2孵育			厌氧孵育	
	血平板	巧克力平板	中国蓝或麦康凯或EMB平板	血平板	PEA或CAN平板
革兰阳性					
球菌	√			√	√
杆菌	√			√	√
革兰阴性					
球菌	√	√		√	√
杆菌	√	√	√	√	√

注：所有培养基至少孵育48h；EMB：伊红亚甲蓝琼脂；PEA：苯乙基醇琼脂；CAN：多黏菌素E－萘啶酸琼脂；√：选择培养基。

（2）特殊细菌推荐接种培养基

1）分枝杆菌：从血液中分离培养分枝杆菌需特殊培养基。裂解离心、BACTEC 12B或13A，Bact/Alert MP培养基均可用于分离培养分枝杆菌。将裂解离心管中的沉淀物接种至7H11培养基中，如果记录了采集的血标本量，裂解离心法可进行菌落计数定量分析。BACTEC 12B培养基会抑制某些鸟分枝杆菌复合体的生长，BACTEC 13A培养基专门用于分离血液中的分枝杆菌，接种的血量为5mL，它避免了处理裂解离心血培养物时所遇到的潜在危险。

2）布鲁菌属：通常将血液接种至含有双相培养基的卡斯塔涅达培养瓶（Castaneda bottles）中进行培养。固相培养基采用胰酶消化大豆琼脂，胰蛋白胨琼脂或布鲁菌琼脂，琼脂的终浓度为2.5%。液相培养基采用不含琼脂的相同培养基基础，当培养瓶内琼脂凝固后，再以无菌手续将液相培养基基础倾入瓶内即可。卡斯塔涅达培养瓶内CO_2浓度应为5%～10%，35～37℃孵育，每48h观察有无细菌生长。无菌生长，将培养瓶倾斜，使肉汤流过琼脂表面。

3）营养变异链球菌：该种细菌的生长需要补充巯醇复合物和维生素B_6。人血培养基中含有足够的营养成分使营养变异链球菌生长。然而传代培养时，培养基中需要补充盐酸－2－磷酸吡哆醛（0.001%）或L－半胱氨酸（0.05%～0.10%）或二者皆有，否则营养变异链球菌不能生长。也可将血培养物转种至血平板上，然后交叉划线接种金黄色葡萄球菌，在金黄色葡萄球菌菌落周围有营养变异链球菌卫星样菌落。

4）真菌：多种方法可提高血液中真菌的检出率，包括使用需氧血培养瓶、双相培养基、裂解离心技术和特殊营养的肉汤培养基（如脑心浸液肉汤等）。裂解离心技术是一种分离真菌的有效方法，特别是对于营养要求苛刻的双相真菌。实际上，大多数需氧血培养瓶，孵育5～7d，可提供充足的营养使白色假丝酵母菌生长良好。然而对于非白色假丝酵母菌、光滑球拟假丝酵母菌、新型隐球菌、荚膜组织胞质菌和其他双相真菌，使用裂解离心技术可获得最高的检出率，通常采用霉菌抑制琼脂平板（inhibitory mold agar），脑心浸液琼脂平板和巧克力琼脂平板与Isolator管结合使用。

2. 接种方法　怀疑细菌生长，用无菌注射器抽取培养液，涂片行革兰染色和抗酸染色，并根据涂片的结果接种合适的培养基。接种方法：用无菌注射器抽取培养液直接滴加在培养基上，四区划线，置5% ~10% CO_2 孵育和厌氧环境孵育，也可将涂片有细菌生长的菌液直接做药敏试验。

3. 培养方法　由于婴幼儿采血量较少，不推荐做厌氧培养，成人患者需同时做需氧和厌氧培养。

（杜　娟）

第二节　血红蛋白测定

一、氰化高铁血红蛋白（HiCN）测定法

（一）原理

血红蛋白（除硫化血红蛋白外）中的亚铁离子（Fe^{2+}）被高铁氰化钾氧化成高铁离子（Fe^{3+}），血红蛋白转化成高铁血红蛋白。高铁血红蛋白与氰离子（CN^-）结合，生成稳定的氰化高铁血红蛋白（hemiglobin cyanide，HiCN）。氰化高铁血红蛋白在波长540nm 处有一个较宽的吸收峰，它在540nm 处的吸光度同它在溶液中的浓度成正比。常规测定可从 HiCN 参考液制作的标准曲线上读取结果。

（二）试剂

HiCN 试剂：

氰化钾（KCN）：0.050g

高铁氰化钾［$K_3Fe(CN)_6$］：0.200g

无水磷酸二氢钾（KH_2PO_4）：0.140g

非离子表面活性剂［Triton X-100，Saponic218 等］：0.5 ~1.0mL

上述成分分别溶于蒸馏水中，混合，再加蒸馏水至1 000mL，混匀。试剂为淡黄色透明溶液，pH 在7.0 ~7.4。血红蛋白应在5min 内完全转化为高铁血红蛋白。

（三）操作

1. 标准曲线制备　将市售氰化高铁血红蛋白（HiCN）参考液稀释为四种浓度（200g/L，100g/L，50g/L，25g/L），然后以 HiCN 试剂调零，分别测定各自在540nm 处的吸光度。以血红蛋白浓度（g/L）为横坐标，其对应的吸光度为纵坐标，在坐标纸上描点，绘制标准曲线。

2. 常规检测血红蛋白　先将20μl 血用5.0mL HiCN 试剂稀释，混匀，静置5min 后，测定待检标本在540nm 下的吸光度，查标准曲线求得血红蛋白含量。

（四）附注

（1）血红蛋白测定方法很多，但无论采用何种方法，都必须溯源至 HiCN 的结果。

（2）试剂应贮存在棕色硼硅有塞玻璃瓶中，不能贮存于塑料瓶中，否则会使 CN^- 丢失，造成测定结果偏低。

（3）试剂应置于4 ~10℃保存，不能放0℃以下保存，因为结冰可引起试剂失效。

（4）试剂应保持新鲜，至少一个月配制一次。

（5）氰化钾是剧毒品，配试剂时要严格按剧毒品管理程序操作。

（6）高脂血症或标本中存在大量脂质可产生混浊，可引起红蛋白假性升高。白细胞数 $>20\times10^9/L$，血小板计数 $>700\times10^9/L$ 及异常球蛋白增高也可出现混浊，均可使血红蛋白假性升高。煤气中毒或大量吸烟引起血液内碳氧血红蛋白增多，也可使测定值增高。若因白细胞数过多引起的混浊，可离心后取上清液比色；若因球蛋白异常增高（如肝硬化患者）引起的混浊，可向比色液中加入少许固体氯化钠（约0.25g）或碳酸钾（约0.1g），混匀后可使溶液澄清。

（7）测定后的 HiCN 比色液不能与酸性溶液混合（目前大都用流动比色，共用1 个废液瓶，尤须注

意），因为氰化钾遇酸可产生剧毒的氢氰酸气体。

（8）为防止氰化钾污染环境，比色测定后的废液集中于广口瓶中处理。废液处理：①首先以水稀释废液（1∶1），再按每升上述稀释废液加次氯酸钠（安替福民）35mL，充分混匀后敞开容器口放置15h以上，使CN^-氧化成CO_2和N_2挥发，或水解成CO_3^{2-}和NH_4^+，再排入下水道。②如果没有安替福民，可用“84”消毒液40mL代替，除毒效果基本相同。③碱性硫酸亚铁除毒：硫酸亚铁和KCN在碱性溶液中反应，生成无毒的亚铁氰化钾，取硫酸亚铁（$FeSO_4 \cdot 7H_2O$）50g，氢氧化钠50g，加水至1 000mL，搅匀制成悬液。每升HiCN废液，加上述碱性硫酸亚铁悬液40mL，不时搅匀，置3h后排入下水道。但除毒效果不如前两种方法好。

（9）HiCN参考液的纯度检查

1）波长450～750nm的吸收光谱曲线形态应符合文献所述，即峰值在540nm，谷值在504nm。

2）A_{540nm}/A_{504nm}的吸光度比值应为1.59～1.63。

3）用HiCN试剂作空白，波长710～80nm处，比色杯光径1.000cm时，吸光度应小于0.002。

二、十二烷基硫酸钠血红蛋白（SLS－Hb）测定法

由于HiCN试剂含剧毒的氰化钾会污染环境，对环境保护不利。为此，各国均相继研发不含KCN的测定血红蛋白方法，如SLS－Hb现已应用于血细胞分析仪上，但其标准应溯源到HiCN量值。

（一）原理

除SHb外，血液中各种血红蛋白均可与十二烷基硫酸钠（sodium lauryl sulfate，SLS）作用，生成SLS－Hb棕色化合物，SLS－Hb波峰在538nm，波谷在500nm。本法可用HiCN法标定的新鲜血，再制备本法的标准曲线。

（二）试剂

（1）60g/L十二烷基硫酸钠的磷酸盐缓冲液：称取60g十二烷基硫酸钠溶解于33.3mmol/L磷酸盐缓冲液（pH值为7.2）中，加TritonX－100 70mL于溶液中混匀，再加磷酸盐缓冲液至1 000mL，混匀。

（2）SLS应用液：将上述60g/L SLS原液用蒸馏水稀释100倍，SLS最终浓度为2.08mmol/L。

（三）操作

（1）准确吸取SLS应用液5.0mL置于试管中，加入待测血20μl，充分混匀。5min后置540nm下以蒸馏水调零，读取待测管吸光度，查标准曲线即得SLS－Hb结果。

（2）标准曲线绘制：取不同浓度血红蛋白的全血标本，分别用HiCN法定值。再以这批已定值的全血标本，用SLS－Hb测定，获得相应的吸光度，绘制出标准曲线。

（四）参考区间

男：131～172g/L*

女：113～151g/L*

新生儿：180～190g/L**

婴儿：110～120g/L**

儿童：120～140g/L**

*摘自丛玉隆，金大鸣，王鸿利，等．中国人群成人静脉血血细胞分析参考范围调查．中华医学杂志，2003，83（14）：1201－1205.

**摘自胡亚美，江载芳．诸福棠实用儿科学（下册）．第7版．北京：人民卫生出版社，2003，2685.

（五）附注

（1）注意选用CP级以上的优质十二烷基硫酸钠［$CH_3(CH_2)_3SO_4Na$，MW 288.38］。本法配方溶血力很强，因此不能用同一管测定液同时测定血红蛋白和白细胞计数。

（2）如无 TritonX－100 可用国产乳化剂 OP 或其他非离子表面活性剂替代。

（3）其他环保的血红蛋白测定方法还很多，如碱羟血红蛋白等。

（六）临床意义

生理性增加：新生儿、高原地区居住者。

生理性减少：主要见于婴幼儿、老年人及妊娠中晚期等。

病理性增加：真性红细胞增多症、代偿性红细胞增多症，如先天性青紫性心脏病、慢性肺部疾病、脱水。

生理性减少：各种贫血、白血病、产后、手术后、大量失血。

在各种贫血时，由于红细胞内血红蛋白含量不同，红细胞和血红蛋白减少程度可不一致。血红蛋白测定可以用于了解贫血的程度。如需要了解贫血的类型，还需做红细胞计数和红细胞形态学检查及红细胞其他相关的指标测定。

（杜　娟）

第三节　红细胞检验

一、红细胞计数（red blood count，RBC）

1. 测定方法　血细胞计数仪法或显微镜计数法。

2. 标本准备　末梢血 20～100μl 或 EDTA－2K 盐抗凝静脉血 1mL，或紫帽真空管静脉采血，供全血细胞分析或 CBC 全项测定，也可用于涂片染色显微镜检查。

3. 参考范围　成年男性 $4.5\times10^{12}\sim5.5\times10^{12}$/L（$10^6$/μl），或 $4.3\times10^{12}\sim5.9\times10^{12}$/L（$10^6$/μl）；成年女性 $4.0\times10^{12}\sim5.0\times10^{12}$/L（$10^6$/μl），或 $3.8\times10^{12}\sim5.2\times10^{12}$/L（$10^6$/μl）。

4. 临床意义　主要用于贫血的形态学分类、红细胞增多症诊断、失水或血液黏度评价。

（1）增多

1）各种原因失水所致的血液浓缩：红细胞、血红蛋白和红细胞比容积均相对增加。

2）真性红细胞增多症：病因不明，红细胞和血红蛋白显著增多，血液黏度增高，网织细胞相对数不增多，红细胞形态正常或有轻度大小不匀。伴有白细胞和血小板计数增多。

3）缺氧代偿：如①新生儿（胎儿期代偿）。②高原生活，严重者可致高原病。③心脏疾病，如慢性充血性心力衰竭，尤以发绀型先天性心脏病（右向左分流）为甚。④慢性阻塞性肺疾病（COPD）、广泛的肺结核、肺纤维化症、Pickwickian 综合征（主要表现为肥胖、嗜睡、换气不足和红细胞增多）。⑤某些先天性或获得性血红蛋白异常症，如高铁血红蛋白症（MHb）、硫化血红蛋白症（SHb）、慢性一氧化碳中毒（COHb）等。

4）内分泌性：如 Cushing 综合征、男性化卵巢疾病如多囊卵巢综合征（PCOS）、嗜铬细胞瘤、肾上腺肿瘤等。

5）某些肿瘤：如肾癌、肾腺瘤、肾囊肿，肝、子宫、肺、胃、前列腺的良性肿瘤或恶性肿瘤。可能与血浆或肿瘤组织中的红细胞生成素（erythropoietin，EPO）增多有关。

6）其他：①神经性，如小脑肿瘤、电休克。②某些药物，如雄激素及其衍生物、肾上腺皮质激素使用等。③骨髓纤维化，早期增多，后期减少。

（2）减少：见于各种原因所致的贫血或血液稀释（如快速输液后、妊娠贫血等）。

血细胞计数仪法测定必须进行质量控制。如有冷凝集素存在，红细胞计数结果将显著降低，而 Hb 测定则不受影响；当 RBC 与 Hb 的对应关系相差悬殊时应疑及此。取制备的计数用红细胞稀释液 1 滴在显微镜下观察，见有红细胞凝集现象；此时可将红细胞稀释液置 37℃ 加温 15min 后再计数。如确证为冷凝集现象，应建议临床做冷凝集试验和肺炎支原体抗体检测。

二、血红蛋白（hemoglobin，Hb，HGB）

1. 测定方法　氰化高铁血红蛋白（HiCN）或十二烷基磺酸钠血红蛋白（SDS－Hb）光度法。不同方法溶血剂不同，必须专用，不可替代或混用；还必须定期用标准品定标，否则将产生较大的误差并影响相关参数的计算值。

2. 标本准备　末梢血或 EDTA－2K 抗凝静脉血，同 RBC；或紫帽真空管静脉采血。

3. 参考范围　成年男性 130～180g/L（13～18g/dl），成年女性 120～160g/L（12～16g/dl）。

4. 临床意义　用于贫血诊断和鉴别诊断、红细胞增多症诊断，失血、失水、溶血、血液黏度评价和某些致红细胞增多的肿瘤如肾、肝等肿瘤的发现线索。

（1）增多：失水所致的血液浓缩，缺氧代偿如新生儿（胎儿期代偿）、高原生活和高原病、慢性心肺疾病，急性和慢性心肺功能不全，尤以先天性发绀型心脏病为甚。某些肾、肝等肿瘤，真性细胞增多症等。参见 RBC 项。

（2）减少：各种原因的贫血或血液稀释。是贫血诊断的主要依据，对小细胞贫血早期的诊断较 RBC 和红细胞比容积（HCT）更为敏感。

贫血诊断标准（WHO），平原地区，HGB（g/L）：成年男性≤130、成年女性≤120、妊娠妇女≤110；6 个月至 5 岁≤110、6～14 岁≤120。

贫血临床分级 HGB（g/L）：轻度 120～90、中度 60～90、重度 30～60、极重度小于 30。

三、红细胞比容积（hematocrit，Hct，HCT）

1. 测定方法　用离心法测定者称为红细胞比积或比容，均为比容积的简称；因是离心力的压缩容积，又称红细胞压积（packed cell volume，PCV）。细胞计数仪法为单个红细胞体积的累加，故本书称为红细胞比容积，用占全血的百分数表示。名称虽有不同，但都是指红细胞占全血的比例（%）。

2. 标本准备　细胞计数仪法同 RBC；Wintrobe 法 EDTA－2K 抗凝静脉血 2mL 或紫帽真空管静脉采血。

3. 参考范围　成年男性 39%～50%（平均 45%），成年女性 35%～47%（平均 41%）。

4. 临床意义　主要用于失水和血液黏度评价、贫血的诊断和鉴别诊断。

（1）增多：失水所致的血液浓缩，缺氧代偿如新生儿（胎儿期代偿）、高原生活、慢性心肺疾病，急性和慢性心肺功能不全，尤以先天性发绀型心脏病为甚。某些肝、肾等肿瘤，真性红细胞增多症等。

（2）减少：各种原因的贫血或血液稀释。

四、红细胞指数（erythrocyte indices，EI）

1. 测定方法　根据 RBC，HGB，HCT 的计算值。计算公式：

平均红细胞体积（mean corpuscular volume，MCV）＝HCT/RBC，单位 fl。

平均红细胞血红蛋白量（mean corpuscular hemoglobin，MCH）＝HGB/RN，单位 pg。

平均红细胞血红蛋白浓度（MCH concentration，MCHC）＝MCH/MCV＝HGB/HCT，单位 pg/fl 或 g/L。用公式 MCH/MCV 时单位为 pg/fl；用公式 HGB（g/L）/HCT（%）时单位为 g/L。临床习惯用百分比（%）表示，因为简便直观；pg/fl 数×100（%）或 g/L 数×1/10（%）即是。

2. 参考范围　成年 MCV 80～100fl，MCH 26～34pg，MCHC 31%～35%。

3. 临床意义　或称红细胞平均值（mean erythrocyte values），主要用于贫血的形态学分类。贫血的病因学与红细胞的体积和形态密切相关。根据 MCV，MCH 和 MCHC 的贫血形态学分类和不同疾病红细胞指数改变见表 4－2 和表 4－3。

表 4-2 根据 MCV，MCH，MCHC 的贫血分类

形态学分类	大细胞性	正细胞性	单纯小细胞性	小细胞低色素性
MCV	增大	正常	减小	减小
MCH	增多	正常	减少	减少
MCHC	正常	正常	正常	减小

表 4-3 不同疾病红细胞指数改变

状态	MCV	MCH	MCHC
缺铁性贫血	↓	↓	↓
慢性炎症	↓	N ±	N ±
恶性贫血，维生素 B_{12}、叶酸缺乏	↓	N 或 > N	> N
遗传性球型红细胞症	N 或 ↓	↑	↑
溶血性或再生障碍性贫血	N ±	N ±	N ±
急性失血性贫血	N ±	N ±	N ±
真性红细胞增多症	N ±	N ±	N ±

注：↑表示增大或升高；↓表示减小或降低；N 表示正常；±表示在一定范围内波动。

五、红细胞体积分布宽度（red cells volume distribution width，RDW）

1. 测定方法　红细胞分布直方图的基底宽度，细胞仪自动计算，可用 MCV 的 SD 表示，但须结合 MCV 评价；故较常用 MCV 的变异系数（CV）值表示，即 MCV 的标准差（SD）与 MCV 的比率，是相对值。计算公式为：

RDW（CV%）$= SD_{MCV}/MCV$

2. 参考范围　正常成人 11% ~ 14.5%，或小于 15%。

3. 临床意义　反映红细胞体积的变异，RDW 小于 14.5% 表明红细胞体积为均一性，即大小均匀；大于 15% 反映红细胞体积为非均一性，即大小不匀。用于贫血的形态学分类。

RDW 作为 IDA 的早期诊断指标，比贮存铁各项指标的测定简便快捷，特别适合于日常的诊疗工作。当发现 HGB 和 MCV 正常，而有 RDW 增大时，即可对铁不足做出判断。此时应给予铁剂治疗以补足储备铁，使 RDW 恢复正常，避免发展为临床期贫血。

六、红细胞分布直方图

1. 测定方法　即红细胞体积频数分布图，血细胞计数仪在红细胞计数过程中，自动测定红细胞体积并自动绘制分布直方图。

2. 临床意义　反映 MCV 和 RDW 改变，用于贫血类型和治疗反应的判定，较用数字表示更为直观。分析红细胞参数时须结合红细胞体积分布直方图。

（1）单峰，正态分布，峰值为 80 ~ 100fl（MCV 正常）

1）基底较集中（RDW 正常），见于正常人或均一性正细胞性贫血，如慢性疾病、慢性肝病、非贫血性血红蛋白病、慢性白血病、化疗、遗传性球形红细胞增多症、失血等。

2）基底拉宽（RDW 增大），为非均一性正细胞性贫血，见于混合性贫血、铁或叶酸缺乏早期、血红蛋白病贫血、骨髓纤维化、铁粒幼细胞性贫血等。

（2）单峰，负偏态分布，峰值小于 80fl，甚或小于 60fl（MCV 减小）

1）基底比较集中（RDW 不大），为均一性小细胞性贫血，见于杂合子地中海贫血、慢性疾病。

2）基底特别向左拉宽（RDW 增大），提示小细胞性大小不匀，为非均一性小细胞性贫血，见于缺铁性贫血、维生素 B_6 缺乏性贫血、铁粒幼细胞性贫血、β 地中海贫血、HbH 病、红细胞碎片（见于微

血管病性溶血性贫血）。

（3）单峰，正偏态分布，峰值大于100fl（MCV增大）

1）基底比较集中（RDW不大），为均一性大细胞性贫血，见于再生障碍性贫血、白血病前期、非贫血性红细胞酶或膜缺陷。

2）基底分散特别向右拉宽（RDW增大），提示大细胞性大小不匀，为非均一性大细胞性贫血，见于恶性贫血、巨幼细胞性贫血、家族性维生素 B_{12} 吸收不良性贫血，也见于免疫性溶血性贫血、冷凝集素血症、慢性淋巴细胞白血病、红白血病。

（4）双峰，峰值分别小于80fl和大于100fl（双峰平均MCV可在正常范围）

1）基底向左右拉宽（RDW增大），MCV正常、偏大或偏小，为混合性贫血（铁缺乏和叶酸或维生素 B_{12} 同时缺乏的营养性贫血、孕产妇贫血等）的特征性分布。

2）缺铁性贫血和巨幼细胞性贫血有效治疗过程中也可出现双峰，新峰值接近于80～100fl。为新生正常态红细胞与原有贫血态红细胞混合存在的结果。

七、显微镜标本异常红细胞及其意义

血细胞形态检查包括细胞大小、均一性、染色性、异常形态、白细胞和血小板质和量、异常细胞，以及血液寄生虫。由于制片等因素正常可见有少量变异型细胞，如增多，排除人工假象则属于病理状态，有助于诊断。

1. 叶缘形红细胞（crenated cell，echinocyte）　红细胞边缘呈叶缘状或锯齿状为正常红细胞变异型。

2. 碎裂红细胞（helmet cell，schizocyte）　见于不稳定血红蛋白病、弥散性血管内凝血（DIC）、静脉内纤维蛋白沉积物、微血管病性溶血性贫血、心脏瓣膜病、严重灼伤、尿毒症、转移性恶性肿瘤、重症缺铁性贫血或失血、正常新生儿。

3. 棘状红细胞（acanthocyte）　见于先天性无β脂蛋白血症、终末期肝病、红细胞丙酮酸激酶缺陷症（PKD）、肾衰竭、个别病例使用肝素后。

4. 球形红细胞（spherocyte）　见于遗传性球形红细胞增多症、免疫性或其他原因的溶血状态。

5. 椭圆红细胞（elliptocyte，ovalocyte）　少量见于正常，增多见于椭圆形红细胞增多症、缺铁性贫血（IDA）、巨幼细胞性贫血、地中海贫血、HbS或HbC病、其他溶血性贫血。

6. 靶形红细胞（target cell，codocyte）　见于血红蛋白病（地中海贫血、HbS，HbC，HbD病）、铁缺乏、肝病、卵磷脂胆固醇酰基转移酶（LCAT）缺陷症。

7. 镰状红细胞（sickle cell，drepanocyte）　镰状红细胞病（HbS）及其变异型如镰状红细胞并发β地中海贫血（S/β）、并发HbD病（血红蛋白SD病）或并发HbC病（血红蛋白SC病）。

8. 口形红细胞（stomatocyte）　红细胞裂口如口唇样，见于遗传性口形红细胞增多症、酒精中毒、Rh全部缺乏症（一种罕见血型）。

9. 三角形红细胞（triangalocyte）　酒精中毒、罕见于HbC病、地中海贫血、非酒精性肝病、血栓性血小板减少性紫癜（TTP）、抗有丝分裂化疗。

10. 离心红细胞（ecentrocytes）　血红蛋白离心性不对称分布，见于红细胞6－磷酸葡萄糖脱氢酶缺陷症（G6PD）。

11. 咬痕红细胞（bite cell，degmocyte）　红细胞边缘有缺口如咬痕，见于Heinz'体溶血性贫血、苯偶氮吡啶、磺胺等药物和氧化剂引起的高铁血红蛋白（MetHb，MHb）症、不稳定血红蛋白病如Hb Koln，地中海贫血等。

12. 泪滴红细胞（tear drop cell，dacryocyte）　红细胞如泪滴状，见于骨髓增殖性疾病、全骨髓萎缩症、恶性贫血、地中海贫血。

13. 半影红细胞（himighosts）　Heinz'体溶血性贫血、氧化剂损伤的氧化性溶血性贫血。

14. 嗜碱性点彩细胞（basophilic stippling，punctate basophilia）　见于地中海贫血、不稳定血红蛋

白病、嘧啶－5'－核苷酸酶缺陷、铅中毒、溶血状态。

15. 铁粒细胞（siderocytes，pappenheimer bodies） 普鲁士蓝染色，见于某些溶血性贫血、脾切除后、某些巨幼细胞和铁粒幼细胞贫血。

16. 嗜多色性细胞（polychromatophil） 增多见于红细胞增多症、不稳定血红蛋白病、骨髓病、溶血状态或脾切除后。

17. 缗钱状红细胞（rouleaux of RBCs） 由于血浆免疫球蛋白增多引起，如多发性骨髓瘤、巨球蛋白血症、冷凝集素综合征等。

18. 有核红细胞 见于红血病、红白血病、骨髓纤维化、骨髓病、溶血状态、脾切除、巨幼细胞性贫血。

19. Howell－Jolly 体 为红细胞核片段，见于溶血性贫血、脾切除后、巨幼细胞性贫血。

20. Cabot 环 为红细胞核残留物或有认为是脂质变性，见于巨幼细胞性贫血。

八、贫血的诊断和鉴别诊断程序

贫血是常见症状，引起贫血的原因很多，鉴别诊断须结合病史包括饮食习惯、用药史，女性月经、妊娠及分娩史，慢性疾病史、家族史等；体格检查须注意肝、脾、淋巴结肿大和黄疸；实验室初步检查应包括全血细胞分析（CBC）、网织细胞计数（RET）、胆红素（BIL）、肝肾功能、尿常规、粪常规和隐血。按以下方法鉴别，对多数贫血可及时正确诊断。

（一）依据 HGB（Hb）水平确定贫血有无

1. 有贫血 男性 Hb $<$ 130g/L，女性 Hb $<$ 120g/L，孕妇 Hb $<$ 110g/L（平原地区）。

2. 无贫血 男性 Hb $\geq$ 135g/L，女性 Hb $\geq$ 125g/L。

3. 界限值 男性 Hb 130～135g/L、女性 Hb 120～125g/L，可能有铁不足，尤其是女性。应定期检验 CBC 或血清铁蛋白（FER）。

（二）确定贫血原因

根据 MCV 和 RDW 贫血形态学分类，结合白细胞和血小板计数及形态学变化，必要的临床资料（如肝、脾、淋巴结有无肿大等）及其他检验检查探讨病因。

1. 均一性细胞性贫血 MCV 小于 80fl，RDW 小于 14.5%，结合 RBC 分析。

（1）RBC 大于 $5\times10^6/\mu l$ β 地中海贫血：血涂片可见靶形红细胞、异形红细胞，红细胞渗透脆性降低、自溶血试验溶血增强，血清铁正常或升高；Hb 电泳 HbA_2 大于 3.5% 可确证。

（2）RBC/小于 $5\times10^6/\mu l$ 进行铁代谢试验

1）血清铁（SI）大于 55μg/dl，小于 150μg/dl；铁蛋白（FER）大于 12ng/mL，小于 50ng/mL β 地中海贫血可能，继续 1，（1）项检查，Hb 电泳确证。

2）SI 小于 55μg/dl，总铁结合力（TIBC）大于 400μg/dl，铁饱和度（IS）小于 25%，FER 小于 12ng/mL 为缺铁性贫血（IDA）早期或 β 地中海贫血。后者并发铁不足时 HbA_2 降低，须与 IDA 鉴别。铁剂试验治疗 1 个月后复查 Hb 电泳，如 HbA_2 大于 3.5% 可确证。

3）SI 大于 55μg/dl，TIBC 小于 400μg/dl，IS 小于 40%，FER 大于 12ng/mL 多为慢性疾病贫血（自身免疫性疾病、感染性疾病、恶性疾病或铁利用障碍等），结合基础疾病诊断，必要时进行骨髓穿刺铁染色和细胞学检查。

2. 非均一性小细胞性贫血 MCV 小于 80fl，RDW 大于 15%。

（1）最多见于 IDA：测定铁代谢试验 FER 小于 12ng/mL 或铁剂试验治疗有效，可确证。如不支持诊断，则须复查 CBC 和继续 2，（2）项检查。

（2）血涂片染色血细胞形态学检验

1）有破裂细胞和红细胞碎片

Ⅰ. 微血管病性溶血性贫血：弥散性血管内凝血（DIC），有基础疾病可资鉴别，尤其是腺癌、革兰阴性杆菌或阳性球菌败血症。血栓性血小板减少性紫癜（TTP），有多量破碎红细胞、血小板减少、短暂性神经系体征。溶血性尿毒综合征（HUS），结合临床化学检验诊断。

Ⅱ. 免疫性血管炎：如系统性红斑狼疮（SLE）及其他胶原血管炎、洛矶山斑点热等，结合免疫学和免疫组化学检验诊断。

Ⅲ. 其他：如心脏瓣膜病、惊厥或子痫、行军性血红蛋白尿、严重灼伤等，结合基础疾病诊断。

2）无破裂细胞和红细胞碎片

Ⅰ. 黑种人：红细胞镰状变试验或 Hb 电泳。

阳性，镰状红细胞/β 地中海贫血（S/β）。用 Hb 电泳确证。

阴性，诊断 IDA。铁代谢试验，FER 小于 12ng/mL，或铁剂试验治疗有效，可确证。

Ⅱ. 非黑人：诊断 IDA。铁代谢试验，FER 小于 12ng/mL 或铁剂试验治疗有效可确证。

3. 均一性正细胞性贫血　MCV 大于 80fl 而小于 100fl，RDW 小于 14.5%。

（1）网织细胞计数（RET）并计算网织细胞生成指数（RPI）

1）RPI 等于或大于 3 为高增生性贫血，见于急性溶血或失血。继续 3，（2）项检查。

2）RPI 小于 3 提示红细胞无效增生或低增生性（增生不良性）贫血，继续 3，（7）项检查。

（2）测定血清结合珠蛋白（HPG）、胆红素（BIL）、乳酸脱氢酶（LDH）和尿尿单元（UBG）

1）HPG 大于 25mg/dl 提示为失血性贫血：应进一步寻找出血原因和出血部位，如消化道出血或月经过多等。

2）HPG 小于 25mg/dl 提示溶血性贫血：血清 BIL 升高，一般 1.0～5.0mg/dl，主要为间接胆红素（IBIL）升高；LDH 同工酶 1，2 组分升高；中等以上溶血可见尿 UBG 升高。急性血管内溶血可见游离血红蛋白血症和血红蛋白尿症，慢性血管内溶血尿含铁血黄素可为阳性。骨髓呈高增生性，但一般无必要进行骨髓检查。

（3）末梢血涂片红细胞形态学检查：简单的血涂片染色显微镜检查，对多数血液学异常可做出比较正确的评价，对 IDA 和大细胞性贫血结合病史诊断的正确率可达 90% 以上。因此，不可以因为有血细胞分析仪而忽略血细胞形态学的检验和研究。

1）镰状红细胞增多：可为镰状红细胞病或特性，主要见于黑种人，纯合子 SS，或双杂合子 SC，SD，SO，S/β。用红细胞镰状变试验（纯合子镰变 100%，杂合子可达 50%）、Hb 电泳等确证。

2）结晶红细胞增多：红细胞内有方形结晶，可能为纯合子 HbC 病，少见。靠 Hb 电泳确证。

3）靶形红细胞增多：有三种可能性：①肝病：结合肝酶（AST，ALT，LDH，ALP，GGT）、人血白蛋白（ALB）和球蛋白（GLO）、血浆凝血酶原时间（PT）诊断。②HbC 特性或疾病：用 Hb 电泳确证。③地中海贫血：红细胞脆性降低、RET 增高。β 地中海贫血 Hb 电泳可见 HbA_2 增高（3.5% 以上）、HbF 增高或正常；α 地中海贫血可见 HbA_2 减低（2.5% 以下），HbF 减少。

4）球形红细胞增多：直接抗球蛋白试验（D－AG）：①遗传性球形红细胞增多症，根据 MCHC 通常在 34% 以上、RET 不增多，脾大、有黄疸史，渗透脆性增大和自溶血增强等可确证。②获得性球形红细胞增多症，无遗传性球形红细胞增多症证据，则可能为温反应性抗体或冷反应性抗体的自身免疫性溶血性贫血，继续 6，（2）项检查。

5）椭圆形红细胞增多：重复检验除外人工假象，如渗透脆性增加，可诊断遗传性椭圆形红细胞增多症。

6）棘状红细胞增多：①获得性棘状红细胞增多症，见于终末期肝病，查肝病生化组并发结合临床确证。②先天性棘状红细胞增多症，见于遗传性无 β 脂蛋白血症，查血 β 脂蛋白或低密度脂蛋白确证。

7）口形红细胞增多：重复检验以除外人工假象，结合阳性家族史、轻度贫血和黄疸，可诊断遗传性口形红细胞症。

8）破裂红细胞增多：见于微血管病性溶血性贫血、免疫性血管炎及心脏瓣膜病、行军性血红蛋白尿、严重灼伤等，参见 2，（2）项。

9）疟原虫：结合临床资料诊断疟疾。

非3，（3）项1）~9），则继续3，（4）项检查。

（4）D-AG试验

1）阳性：继续6，（2）项检查。

2）阴性

Ⅰ. 遗传性球形红细胞症：MCHC通常大于34%，红细胞渗透脆性增大。

Ⅱ. 获得性脾功能亢进症：结合病史、有脾大，超声波和CBC检查以诊断。

Ⅲ. 异常血红蛋白病：Hb电泳确证；如为否定结果，继续3，（5）~（7）项检查。

（5）红细胞酶异常：如丙酮酸激酶（PK）、6-磷酸葡萄糖脱氢酶（G6PD）等缺陷症，用酶学筛查和酶化学确证，参见溶血性贫血有关试验。在溶血危象时测定可能为假阴性结果应注意。

（6）叶酸和维生素B_{12}测定

1）叶酸、维生素B_{12}单独或共同缺乏，全血细胞减少、骨髓红细胞系高度增生、巨细胞变等，为巨幼细胞性贫血的特征。叶酸和维生素B_{12}治疗应有明显疗效，参见6，（1）项。

2）叶酸、维生素B_{12}水平不减低，可能并发

Ⅰ. 骨髓病性贫血：全骨髓萎缩或骨髓成分受白血病、骨转移癌、骨结核或组织胞质菌等病灶排挤所致。

Ⅱ. 骨髓增生不良：骨髓红细胞系低增生，前体细胞减少，为单纯红细胞再生障碍性贫血；全血细胞系低增生，非造血细胞增多，为再生障碍性贫血。

Ⅲ. 内分泌疾病：如黏液性水肿、慢性淋巴细胞性甲状腺炎（桥本病）、Addison病、垂体功能减退症等，骨髓有轻度低增生。结合临床及相关抗体和激素测定诊断。

（7）铁代谢和肾功能试验

1）血清铁（SI）小于55μg/dl，总铁结合力（TIBC）大于400 > μg/dl，铁饱和度（IS）小于25%，铁蛋白（FER）小于12ng/mL IDA早期（红细胞匀质期），可进行铁剂试验治疗以确证。

2）SI小于55μg/dl，TIBC小于400μg/dl，IS小于40%，FER大于12ng/mL提示为慢性疾病贫血如自身免疫性疾病、感染或肿瘤等，结合基础疾病和相关检验诊断。

3）SI大于150μg/dl，TIBC小于250μg/dl，IS大于25%，FER大于50ng/mL提示。铁利用障碍。①先天性：表现为铁粒幼细胞性贫血，骨髓铁染色可证明。②获得性：如铅、异烟肼、乙醇等中毒，结合作业史、血和尿铅测定或用药史、酗酒史等诊断。

4）SI大于55μg/dl而小于150μg/dl，FER大于12ng/mL而小于50ng/mL。提示β地中海贫血，电泳HbA_2大于3.5%可确证。

5）血清尿素氮（BUN）、肌肝（CRE）升高。提示肾性贫血，骨髓低增生。由于红细胞生成素（EPO）缺乏和自身中毒所致。

如无3，（7）项1）~5）情况，继续6，（1）项。

4. 非均一性正细胞性贫血　MCV大于80fl而小于100fl，RDW大于15%。可能为IDA或叶酸缺乏的早期，或混合性贫血、铁粒幼细胞性贫血。叶酸、铁代谢或骨髓细胞学检查有助于诊断。

（1）血清FER小于12ng/mL，红细胞叶酸小于200ng/mL：提示铁和叶酸缺乏性混合性贫血，红细胞分布直方图可能有双峰，试验治疗可确诊。

（2）血清FER大于12ng/mL，红细胞叶酸小于200ng/mL：提示早期叶酸缺乏，可进行叶酸试验治疗。

（3）血清FER大于50ng/mL，红细胞叶酸小于200ng/mL：提示铁利用障碍和叶酸缺乏的铁粒幼细胞性混合性贫血或叶酸缺乏性贫血，可试验治疗以确证。

（4）血清FER小于12ng/mL，红细胞叶酸大于200ng/mL：提示IDA早期，进行铁剂试验治疗确证。

（5）血清FER大于12ng/mL而小于50ng/mL，红细胞叶酸大于200ng/mL，此外还须结合以下情

况考虑诊断：黑种人，可能为HbS疾病（纯合子SS）或HbS性状（杂合子SC），可用红细胞镰状变试验或Hb电泳确证；非黑人，末梢血可见幼红细胞和幼粒细胞，提示骨髓纤维化，血涂片可见有核红细胞和幼稚白细胞，骨髓穿刺或活检可证明。如得否定结果，应多次复查CBC和寻找可能的其他原因。

（6）血清FER大于50ng/mL，红细胞叶酸大于200ng/mL：提示铁粒幼细胞性贫血，如骨髓铁染色，可见细胞内外铁和环核铁粒幼红细胞增多可诊断。

5. 均一性大细胞性贫血　MCV大于100fl，RDW小于14.5%。可能为骨髓增殖异常综合征（myelodysplastic syndrome，MDS）、慢性肝病、急性白血病、红细胞酶或膜缺陷或细胞毒化疗后。结合临床、血液学和骨髓细胞学检验鉴别诊断。

6. 非均一性大细胞性贫血　MCV大于100fl，RDW大于15%。

（1）维生素B_{12}和叶酸测定

1）血浆维生素B_{12}大于300pg/mL而小于1 000pg/mL，叶酸小于2ng/mL，红细胞叶酸小于200ng/mL提示叶酸缺乏性巨幼细胞性贫血，骨髓红细胞系高度增生，巨幼细胞变、中性粒细胞分叶过多，叶酸治疗有明显疗效。

2）血浆维生素B_{12}小于300pg/mL，叶酸大于2ng/mL，红细胞叶酸大于200ng/mL提示维生素B_{12}缺乏性巨幼细胞性贫血或恶性贫血。可有神经精神症状。可进行胃酸检验、维生素B_{12}吸收试验、抗内因子抗体、骨髓细胞学检验以鉴别和确证，或维生素B_{12}试验治疗。

3）血浆维生素B_{12}小于300pg/mL，红细胞叶酸小于200ng/mL提示叶酸和维生素B_{12}缺乏性巨幼细胞性贫血，骨髓高增生性，巨幼细胞变；叶酸和维生素B_{12}联合试验治疗，不可单独使用叶酸，因可加重维生素B_{12}缺乏和神经系症状。

非以上各项，继续6，（2）项检查。

（2）直接抗球蛋白试验（D－AG）

1）D－AG阳性

Ⅰ. 原发性温反应性抗体：为特发性温抗体型免疫性溶血性贫血。

Ⅱ. 继发性温反应性抗体：见于：①感染：如伤寒杆菌、巨细胞病毒（MCV）、乙型肝炎病毒（HBV）感染、传染性单核细胞增多症。②肿瘤：如恶性淋巴瘤、淋巴细胞白血病、多发性骨髓瘤。③结缔组织病：如SLE、类风湿性关节炎（RA）、结节性动脉周围炎（PN）等。④免疫缺陷综合征。

Ⅲ药物性温反应性抗体：结合青霉素、奎宁、奎尼丁、氯普吗嗪、异烟肼、磺胺、甲基多巴等使用史诊断。

2）D－AG阴性

Ⅰ. 抗补体阳性见于如下几种：①原发性冷凝集素综合征：特发性冷凝集素血症，原因不明，女性多见。②继发性冷凝集素综合征：感染，如支原体、传染性单核细胞增多症；肿瘤，如恶性淋巴瘤、慢性淋巴细胞白血病；结缔组织病，如SLE等。冷凝激素试验可确证。③原发性阵发性寒冷性血红蛋白尿症（PCH）。④继发性阵发性寒冷性血红蛋白尿症（PCH）。多由感染（麻疹、水痘、先天性梅毒等）引起。IgG型双相性溶血素（DL抗体），冷热溶血试验（Donath－Landsteiner test，D－LT）可确证。

Ⅱ. 抗补体阴性：有可能为试验误差，重复D－AG试验。

非以上各项，继续6，（3）项。

（3）骨髓穿刺或骨髓活检，重复查CBC，血液学专家会诊，监测。

（杜　娟）

第四节 白细胞检验

一、白细胞计数（white blood count，WBC）

1. 测定方法 血细胞仪法或显微镜法。

2. 标本准备 末梢血 20～100μl 或 EDTA－2K 抗凝静脉血 1mL 或紫帽真空管静脉采血，与 CBC 或 RBC 同用一份血。

3. 参考范围 见表 4－4。

表 4－4 白细胞计数参考范围（$G=10^9$，$k=10^3$）

年龄	参考范围	SI 单位	习用单位
成人	4～10	$\times10^9$/L 或 G/L	$\times10^3$ 或 k/μl
新生儿	13～34	$\times10^9$/L 或 G/L	$\times10^3$ 或 k/μl
1 月	6～19	$\times10^9$/L 或 G/L	$\times10^3$ 或 k/μl
6 月～2 岁	6～17	$\times10^9$/L 或 G/L	$\times10^3$ 或 k/μl
10 岁	5～11	$\times10^9$/L 或 G/L	$\times10^3$ 或 k/μl

白细胞计数的正常范围，在 20 世纪 50 年代及以前一直为 6 000～8 000/μl。在 20 世纪 60 年代，由于工作量增加，改用试管稀释计数法以致精密度降低，通常采用 5 000～9 000/μl 为参考范围。20 世纪 80 年代国内外采用细胞（粒子）计数仪法，参考范围进一步拉宽为4 000～10 000/μl。这只是一个正常人群的参考范围，而绝大多数正常人白细胞计数在6 000～8 000/μl 的范围内。在病理情况下如患者有发热、皮疹、上呼吸道症状、腹痛、软弱、出血倾向或其他症状，或影响白细胞的药物使用、放射线作业或暴露等情况，白细胞超过 9 000/μl 一般应视为增高，少于 5 000/μl 一般应视为减低；同时须结合白细胞分类百分数和绝对值、显微镜白细胞形态学检验等进行判断。

4. 临床意义 白细胞数和质的变化是反映机体侵袭、损伤、防御或免疫功能的重要指标之一，对疾病诊断扮演着十分重要的角色。主要用于感染性疾病的辅助诊断和鉴别诊断，血液造血系统疾病鉴别诊断和评价，抗代谢和细胞毒性药物治疗监测以及放射性损伤的监测。

（1）增多

1）生理性增多：见于：①饱餐后，特别是摄取富含蛋白质的食物。②情绪激动、体育锻炼或体力劳动后、高温或寒冷刺激等，主要与应激激素水平升高有关。③新生儿及婴幼儿期，出生时中性粒细胞明显增多，之后为淋巴细胞增多所取代，伴随免疫系统发育成熟过程，持续到学龄后。④月经期、妊娠和分娩，妊娠后期轻度增加，分娩期明显增加，与应激和出血有关。⑤下午较上午高。

2）病理性增多：见于：①感染尤以化脓菌感染为明显，不仅白细胞总数增多，同时有分类计数和白细胞形态改变，如中性粒细胞核像改变、细胞质的中毒性和退行性改变等。②中毒和毒素，内源性中毒如酮症酸中毒、尿毒症等和外源性中毒如生物毒素、化学品、一氧化碳等中毒，刺激粒细胞增多。③炎症、灼伤、组织坏死、创伤等，由于炎性产物、变性的蛋白和应激刺激粒细胞增生和释放，严重者可见未成熟粒细胞增多。④急性溶血、急性出血，刺激骨髓加速造血和中性粒细胞增生释放，网织红细胞、嗜多染性红细胞、有核红细胞等未成熟红细胞增多。⑤恶性肿瘤、恶病质、濒死时，特别是伴有肿瘤破溃、坏死，坏死毒素或骨转移刺激骨髓粒细胞释放。对老年无发热的白细胞增多，应警惕和注意查找潜在的肿瘤性疾病。⑥骨髓增生性疾病和白血病等。非白血病性白细胞增多为反应性增多，增多的细胞是良性细胞；白血病性白细胞增多是恶性增多，增多的细胞是肿瘤细胞。

（2）减少：见于某些杆菌或病毒感染、存在自身免疫抗体、造血功能障碍、巨幼细胞性贫血、骨髓病、急性非白血性白血病、恶性组织细胞病、脾功能亢进症等。

1）急性感染性疾病：白细胞减少可由于中性粒细胞减少或淋巴细胞减少所致，二者的意义不同，特别是对热性疾病的鉴别具有重要意义。急性细菌性感染病情严重时，由于骨髓功能受抑制，白细胞计数由升高转为减少，主要是中性粒细胞由增多转为减少所致，如重症肺炎、败血症等。重症热性疾病白细胞减少提示机体防御能力降低，中性粒细胞减少常伴有核左移和细胞退行性变，淋巴细胞绝对值减少提示细胞免疫功能受损，预后严重。

2）伤寒：发病初期白细胞可有增多，但迅速转为减少（发病2~3d后），主要为中性粒细胞减少，淋巴细胞相对增多，嗜酸细胞减少或消失。具有辅助诊断意义。

3）急性粟粒性结核：中性粒细胞减少，淋巴细胞相对增多；但嗜酸性细胞仍然存在，此点与肠伤寒不同。

4）布鲁菌病：又称波状热，主要为中性粒细胞减少，淋巴细胞相对增多，嗜酸细胞减少或消失，此特点与伤寒酷似。

5）流行性感冒：中性粒细胞减少，淋巴细胞相对增多，嗜酸细胞存在或经过良好者反见有增多。

6）麻疹、风疹、脊髓灰质炎、登革热，中性粒细胞减少，淋巴细胞相对增多。风疹可见粒细胞显著减少，浆细胞增多。

7）获得性免疫缺陷综合征（AIDS）、冠状病毒相关严重急性呼吸综合征（SARS）、白细胞减少是由于淋巴细胞减少所致。

8）寄生虫病：疟疾发作时、黑热病、恙虫病等。

9）其他：如脾功能亢进症、自身免疫性疾病、粒细胞减少症、粒细胞缺乏症、再生障碍性贫血、巨幼细胞性贫血，由于存在自身抗体、白细胞破坏过多、造血功能障碍或缺乏造血组织、缺乏造血原料。

10）放射线损伤：如慢性放射性物质接触或作业、镭、X线照射等。

二、白细胞分类计数（differential leucocyte count，DLC）

1. 测定方法　显微镜法或细胞计数仪法。细胞计数仪法根据白细胞核的体积分类，只用于过筛检查。

2. 标本准备　末梢血或EDTA－2K抗凝静脉血1mL，或紫帽真空管静脉采血，与CBC或WBC同用一份血。需用显微镜检查时，血片须在取血后4h内制作。

3. 参考范围

细胞仪法：

LYM（淋巴细胞）成人20%~40%，1月平均60%，10岁平均40%。

MID（中间细胞）成人3%~13%，1月平均8%，10岁平均7%。

GRA（中性粒细胞）成人50%~70%，1月平均30%，10岁平均50%。

EOS（嗜酸粒细胞）1%~5%。

BAS（嗜碱粒细胞）0~1%。

MON（单核细胞）3%~8%。

显微镜法：成人参考范围见表4－5，儿童参考范围见表4－6。

表4－5　成人白细胞分类计数参考范围

符号	名称	相对数/%	绝对数/（$\times10^9$/L）
N－St	嗜中性杆状核粒细胞	1~5	0.04~0.50
N－S	嗜中性分叶核粒细胞	50~70	2.0~7.0
EOS	嗜酸性粒细胞	0.5~5	0.02~0.50
LYM	淋巴细胞	20~40	0.80~4.00
MoN	单核细胞	3~8	0.12~0.80

表4-6 儿童白细胞分类计数参考范围（%）

年龄	N（S+S）	EOS	BAS	LYM	MON
1日龄	60~80	1~5	0~1	10~30	5~10
6~10日	30~45	1~5	0~1	35~50	10~15
2周龄	15~44	1~5	0~1	43~52	6~12
1~6个月	10~40	1~5	0~1	60~80	5~9
7~12个月	20~40	1~5	0~1	50~70	5~8
1~3岁	30~50	1~5	0~1	40~60	5~8
4~6岁	35~55	1~5	0~1	40~60	5~8
6~9岁	40~60	1~5	0~1	25~45	3~8
10岁上以			同成人		

血细胞计数仪DLC只是一种过筛检查，不能完全取代显微镜检查和人的经验；凡有以下任何一种情况，都应进行显微镜检查。

（1）血液学参数有显著异常者。

（2）白细胞直方图异常，MID细胞增多，或有警告标志者。

（3）严重感染、不明高热、明显贫血和/或出血倾向者。

（4）寄生虫（特别是华支睾吸虫、肺吸虫、血液寄生虫）病、过敏性疾病、嗜酸细胞浸润性疾病或严重感染嗜酸细胞有特别意义者。

（5）临床疑有血液病或血细胞形态具有诊断意义时。

（6）血液病治疗监测或临床认为有必要观察血细胞形态时。

4. 临床意义　主要用于血液造血系统疾病、感染性疾病、急性失血、急性中毒、过敏性和嗜酸细胞增多性疾病诊断、辅助诊断和筛查，非特异性防御功能和感染性疾病预后评价。

细胞仪DLC原理是经稀释的血液加入溶血剂使红细胞溶解，白细胞脱胞质，根据白细胞核体积进行分类。分布在35~90fl区域（L区，aL）的细胞主要为淋巴细胞，分布在160~450fl区域（G区，aG）的细胞主要为中性粒细胞，介于两者之间，即90~160fl区域（M区，aM）的细胞，称为中间细胞，主要包括单核细胞、嗜酸细胞、嗜碱细胞、原始细胞以及各种前体细胞。五分类是结合阻抗法、激光法和组化法将中间细胞进一步分为EOS，BAS和MON，当五分类有困难时仪器自动转为三分类；此时须结合显微镜检查确证血细胞有无异常改变。无论是三分类抑或是五分类，都不能完全代替显微镜检查和嗜酸细胞直接计数。

（1）白细胞分类计数的意义

1）中性粒细胞：具有吞噬和激活补体功能，能吞噬细菌和组织细胞碎片，释放弹性蛋白酶和多种细胞因子；激活的补体成分（C3a，C5a，C_{567}^{-}）具有粒细胞趋化作用。

Ⅰ. 增多：反应性增多见于：①感染症：如细菌、病毒、真菌、螺旋体、立克次体、寄生虫，特别是化脓性细菌全身性或严重局部感染如败血症、肺炎、脑膜炎、阑尾炎、急性肾盂炎或肾盂肾炎、丹毒、蜂窝组织炎等。②炎症：如腐蚀性或刺激性化学品损伤、急性胰腺炎、化学性腹膜炎；免疫性如风湿热、类风湿性关节炎、结节性动脉周围炎、脉管炎等。③急性中毒：如化学品或药物中毒，自身代谢性中毒如尿毒症、酮症酸中毒或乳酸性酸中毒。④急性失血：尤以内脏出血如肝、脾、宫外孕破裂出血；1~2h开始升高，2~5h达高峰。⑤组织损伤或坏死：如心、肺、肾、脑梗死，肌肉挫伤、大手术后。⑥排异反应。⑦恶性肿瘤：尤其并发感染、坏死或骨髓转移时。

肿瘤性增多。见于骨髓增生性疾病，如白血病，特别是慢性粒细胞白血病；骨髓增殖性疾病，如骨髓纤维化、真性红细胞增多症、原发性血小板增多症等。

Ⅱ. 减少：①感染症：某些病毒或杆菌感染如流感、伤寒、副伤寒、布鲁菌病，机体防御或免疫功能降低的严重感染。严重感染症白细胞由增多转为减少，提示机体防御能力衰竭，侵袭大于防御，尤其是伴有中性粒细胞核左移和细胞退行性变者，预后严重。②造血功能障碍：缺乏造血组织如再生障碍性贫血，缺乏造血原料如巨幼细胞性贫血。③骨髓病：非白血性白血病、恶性组织细胞病、肿瘤骨转移、苯中毒、辐射损伤等。④破坏过多：自身抗体如免疫性粒细胞减少症、脾功能亢进症等。⑤药物：多种抗肿瘤药物、氯霉素、头孢菌素类、磺胺类、奎诺酮类、万古霉素、氨基比林、非那西汀、保太松、硫氧嘧啶和甲巯咪唑类、氯丙嗪、奎宁等药物使用。⑥特发性粒细胞减少症、Felty 综合征。

2）嗜酸性粒细胞：与变态反应密切相关，受嗜酸性细胞趋化因子调节，吞噬免疫复合物和异体蛋白。

Ⅰ. 增多：①变态反应性疾病：如支气管哮喘、血管神经性水肿、花粉症、血清病、荨麻疹、药物变态反应等。②寄生虫病：如肠道蠕虫病，尤其是肠道外感染如华支睾吸虫病、血吸虫病、肺吸虫病、丝虫病、包囊虫病、旋毛虫病、内脏蠕虫蚴移行症等。③某些皮肤病：如湿疹、脓痂病、接触性皮炎、剥脱性皮炎、天疱疮、银屑病等。④肿瘤性疾病：如肿瘤转移坏死时、肺癌、恶性淋巴瘤、慢性粒细胞白血病、真性红细胞增多症等。⑤内分泌疾病：如垂体前叶功能减退症、肾上腺皮质功能减退症。⑥嗜酸性细胞浸润性疾病：如嗜酸性细胞增多综合征、伴有肺浸润的嗜酸细胞增多症如 Loffler 综合征、嗜酸细胞性肺炎、热带嗜酸细胞增多症，以及嗜酸细胞性心内膜炎、Churg - Strauss 综合征（变应性嗜酸细胞性肉芽肿血管炎）等。⑦某些感染性疾病：猩红热、麻疹的潜伏期、出疹性疾病。多种传染病的极期减少乃至消失，恢复期增多。在严重感染，由减少逐渐转变为增多，是疾病经过良好的指标。⑧某些结缔组织病：如皮肌炎、结节性动脉周围炎。⑨脾摘除、癫痫发作。⑩恶性贫血或巨幼细胞性贫血维生素 B_{12}、叶酸治疗有效时，可作为疗效判断指标。

Ⅱ. 减少：①急性传染病极期（猩红热除外）和严重感染，如伤寒、斑疹伤寒、肺炎、败血症、化脓性疾病等。在经过中嗜酸细胞出现是疾病好转的佐证。②急性粟粒性结核减少或消失，但慢性结核不消失。疟疾发作中。③各种急性应激如创伤、大手术后，皮质醇增多症或皮质激素治疗。④巨幼细胞性贫血、其他骨髓功能严重障碍。

3）嗜碱性粒细胞：表面有 IgE 的 Fc 受体，与 IgE 结合即被致敏，再受相应抗原攻击时发生颗粒释放反应，颗粒含有组胺、慢反应物、肝素、嗜酸细胞趋化因子、血小板活化因子。

Ⅰ. 增多：见于骨髓增殖性疾病如慢性粒细胞白血病、骨髓纤维化，也见于慢性溶血、脾切除术后、淋巴瘤、骨髓转移癌、铅中毒、变态反应等。

Ⅱ. 减少：未见有临床意义。

4）淋巴细胞：免疫细胞，合成和释放淋巴因子及免疫球蛋白，参与细胞免疫和体液免疫。

Ⅰ. 增多：①生理性增多：6 岁前儿童期伴随免疫功能成熟和获得性自动免疫建立过程。②感染：a. 病毒感染，如麻疹、风疹、水痘、流行性腮腺炎、传染性单核细胞增多症、传染性淋巴细胞增多症、病毒性肝炎、流行性出血热等。病毒感染可见胞体大、核不规则、胞质丰富或呈泡沫状的异型淋巴细胞。异型淋巴细胞增多有时也见于药物过敏、血液透析或体外循环等。b. 细菌感染，如百日咳、结核病、布鲁菌病。c. 螺旋体感染，如梅毒。③急性传染病恢复期。④自身免疫性疾病、器官移植排异反应前。⑤淋巴细胞白血病、淋巴瘤。

Ⅱ. 减少：①严重感染：如败血症、急性粟粒性结核等严重疾病，一般在疾病初期减少，恢复期增多。因而在疾病经过中淋巴细胞从减少到增多，提示预后良好。②淋巴组织广泛破坏的疾病：如淋巴肉芽肿、淋巴肉瘤、广泛的淋巴结核、癌高度淋巴结转移。③先天性或获得性免疫缺陷：如先天性免疫球蛋白缺乏症、获得性免疫缺陷，如 AIDS、放射性损伤、皮质醇或烷化剂治疗等。

5）单核细胞：吞噬细胞，具有吞噬细菌、清除坏死细胞和异物、活化粒细胞和向 T 细胞传递免疫信息功能。

Ⅰ. 增多：①某些病毒、立克次体感染，如麻疹、水痘、风疹、传染性单核细胞增多症、病毒性肝炎、斑疹伤寒。②慢性细菌、螺旋体或寄生虫感染，如结核病、麻风病、亚急性细菌性心内膜炎（SBE）、梅毒、疟疾、黑热病等。③急性传染病或急性感染恢复期。④恶性淋巴瘤、恶性组织细胞病、单核细胞白血病。

Ⅱ. 减少：未见有明确的临床诊断意义。①急性感染症初期（恢复期转为增高）。②粒细胞缺乏症、再生障碍性贫血、巨幼细胞性贫血、急性粟粒性结核、淋巴细胞白血病等。

6）浆细胞：正常一般不见浆细胞。反应性增多见于病毒、螺旋体等感染症骨髓受刺激时，如风疹。肿瘤性增多见于多发性骨髓瘤、浆细胞白血病。

（2）白细胞体积分布直方图的意义

1）正常分布：三分类法分 aL（淋巴细胞分布区域）、aM（中间细胞分布区域）、aG（颗粒细胞分布区域）三个区域，其面积以 aG 最大，aM 最小，aL 居中。某一面积增多或减少，或正常分布为单峰取代，均提示分类计数异常，都需要进行显微镜检查以确证之。

2）单峰分布：说明细胞的单一性，最多见于白血病或类白血病反应。

基底左移单峰，提示为单一的小细胞增多，见于急性或慢性淋巴细胞白血病、小（副）原始粒细胞白血病、淋巴细胞类白血病反应。

基底右移单峰，提示为单一大细胞增多，见于急性粒细胞或（和）单核细胞白血病。

基底拉宽，可能为慢性粒细胞白血病、类白血病反应或异型淋巴细胞显著增多。

（3）白细胞形态异常、核像及其意义

1）中性粒细胞核分叶过多为核右移，见于巨幼细胞性贫血、恶性贫血。

2）中性粒细胞杆状核和幼稚细胞增多，称为核左移，见于严重感染、急性出血、粒细胞白血病等。非白血病重度核左移血常规和临床表现类似白血病，称为类白血病反应。

3）中性粒细胞质有中毒颗粒、空泡形成，或同时有细胞核染色质浓缩，为细胞退行性变的表现，见于严重急性细菌性感染。

4）中性粒细胞颗粒减少，见于慢性粒细胞白血病的某些病例。

5）胞质包涵体（dohle 体），wright 或 giemsa 染色在粒细胞质中呈现一种淡蓝色小圆或类圆形小体，见于急性感染如肺炎、猩红热、麻疹、败血症、May－Hegglin 异常。

6）奥尔小体（auerrods），wright 或 giemsa 染色存在于幼粒细胞质中的一种红色小杆状体，见于急性粒细胞性白血病。

（4）白细胞参数的临床应用

1）分析白细胞参数时必须结合临床，如患者有发热，WBC 超过 $9\times10^9/L$（9 000/μl）即为升高，少于 $5\times10^9/L$（5 000/μl）即为减少。WBC 正常也可有质的改变，中性粒细胞核对感染最敏感，必要时应做显微镜检查。

2）中性粒细胞增多、核像左移、无退行性改变为再生性核左移，提示感染或出血严重，但机体反应性尚好；中性粒细胞减少或有中毒或退行性改变、核像左移，为退行性核左移，反映感染严重，机体防御功能损伤，预后严重。

3）感染时嗜酸细胞减少或不见，提示感染严重；嗜酸细胞回升，提示疾病好转。

4）淋巴细胞百分比与中性粒细胞呈相反变化，当感染中性粒细胞增多时，必须注意淋巴细胞绝对值变化。中性粒细胞增高，淋巴细胞绝对值不减少，说明机体防御能力良好，有利于消除感染；淋巴细胞绝对值减少，说明机体免疫功能受损，防御能力减弱，预后险恶。

5）病毒感染如 EB 病毒、风疹病毒、肝炎病毒感染，异型淋巴细胞增多。感染消退单核细胞和淋巴细胞增多，与炎性产物、坏死细胞清除以及抗体产生有关。

（5）中性粒细胞功能检查的临床应用：对易感染倾向患者应检查中性粒细胞功能，包括游走功能、吞噬机能和杀菌功能。

1）中性粒细胞功能异常的代表性疾病：①黏附功能异常：白细胞黏附不全症、肌动蛋白（actin）功能不全症（actin 结合蛋白异常）。②运动功能亢进：家族性地中海热。③游走功能异常：高 IgE 综合征、Wiskott－Aldrich 综合征。④脱颗粒功能异常：Chediak－Higashi 综合征、特殊颗粒缺陷症。⑤杀菌功能异常：慢性肉芽肿、髓过氧化物酶（MPO）缺陷症、6－磷酸葡萄糖脱氢酶（G6PD）缺陷症、谷胱甘肽代谢异常。

2）中性粒细胞功能异常的鉴别诊断

易感染病史

理学所见→白化症：Chediak－Higashi 综合征

→湿疹：Wiskott－Aldrich 综合征

末梢血所见→白细胞减少：白细胞减少症的鉴别

→溶血性贫血：G6PD 缺陷症

→血小板减少：Wiskott－Aldrich 综合征

→巨大颗粒：Chediak－Higashi 综合征

血浆因素检查→无或低免疫球蛋白血症

→补体缺陷症

→高 IgE 综合征

活性氧产生功能检查→慢性肉芽肿

→G6PD 缺陷症

→谷胱甘肽循环异常

游走功能异常→吞噬功能异常→黏附功能异常

↓　　　　　↓　　　　　↓

MPO 缺陷　Chediak－Higashi 综合征　肌动蛋白异常

特殊颗粒异常

（杜　娟）

第五节　血小板检验

一、血小板计数

（一）测定方法

显微镜计数法或血细胞计数仪法。

（二）标本准备

末梢血或 EDTA2K 抗凝或紫帽真空管取静脉血，与 RBC 同用一份标本。

（三）参考范围

显微镜法（100～300）$\times 10^3/\mu l$（$\times 10^9/L$）。

细胞仪法 1～14 岁（200～450）$\times 10^3/\mu l$（$\times 10^9/L$），15 岁至成人（150～400）$\times 10^3/\mu l$（$\times 10^9/L$）。

（四）临床意义

用于出血血栓性疾病评价，DIC 诊断和手术前准备。有出血倾向而血小板不减少者应结合血小板形态和血块退缩试验，血小板黏附试验和聚集试验对血小板功能做出评价。

减少见于：

（1）获得性血小板减少症

1）生成减少：①缺乏造血组织如再生障碍性贫血。②骨髓浸润如急性白血病、骨髓纤维化、肿瘤骨髓转移。③骨髓损害如放射病、骨髓抑制剂或化学品如抗代谢药物使用，铅、苯中毒。④缺乏核苷酸合成原料如维生素 B_{12}、叶酸缺乏等。

2）破坏亢进：①免疫性如特发性血小板减少性紫癜（ITP）、免疫性抗体如 SLE、药物过敏性血小板减少性紫癜、感染性血小板减少症、输血后血小板减少症、新生儿血小板减少症。②脾功能亢进症等。

3）消耗过多：如弥散性血管内凝血（DIC）、血栓性血小板减少性紫癜（TTP）、溶血性尿毒综合征（HUS）、体外循环性血小板减少症、产科大出血并发症等。

4）其他原因：如肝病性血小板减少症等。肝素治疗有致血小板减少的报告。EDTA 相关性血小板减少为抗凝剂 EDTA 致血小板凝聚而使其计数显著减少；但临床无出血倾向。当遇此情况，不用抗凝剂直接取末梢血测定可鉴别，或涂片染色镜检观察血小板数量也有鉴别意义。此种情况较为罕见。

（2）先天性血小板减少症

1）Wiskott - Aldrich 综合征：湿疹、反复感染、血小板减少综合征。

2）Faconi syndrome：先天性全血细胞减少症或称 Faconi 贫血。

3）Gross - Groh - Weipple 综合征：又称桡骨缺损伴血小板减少（radial aplasia with thrombocytopenia syndrome，RAT）综合征，常染色体隐性遗传，多器官畸形、血小板减少、出血倾向。

4）May - Hegglin 异常：多形核粒细胞质有纺锤形或新月形包涵体形成，畸形巨大血小板，轻度出血倾向，约 1/3 有血小板减少，又称先天性骨髓病综合征。

5）Kasabach - Merritl 综合征：巨大血管瘤，伴血小板减少症。

6）Muphy - Oski - Gardener 综合征：凝血因子Ⅰ、凝血因子Ⅱ、凝血因子Ⅴ、凝血因子Ⅷ减少，出血倾向，血小板减少及其寿命缩短。

7）Epstein 综合征：又称遗传性血小板减少 - 巨血小板 - 肾炎 - 耳聋综合征。

8）胎儿巨幼红细胞增多症等。

增多见于：

（1）骨髓增生性疾病：如原发性血小板增多症、慢性粒细胞白血病、真性红细胞增多症。

（2）反应性增多：如急性失血、急性溶血、排异反应、某些肿瘤早期。

二、血小板指数（platelet indeces，PI）

（一）参考范围

MPV（fl）：1 ~ 14 岁 7.3 ~ 11.1，15 岁以上 7.7 ~ 11.7。

PCT（%）：1 ~ 14 岁 0.185 ~ 0.425，15 岁以上 0.158 ~ 0.358。

PDW（%）：10 ~ 20。

大血小板比率（P - LCR）：15% ~ 40%。

（二）临床意义

为血小板平均值（mean platelet values）。血小板体积正常有变异，新生者偏大，衰老者偏小；大血小板止血功能优于小血小板。

1. 平均血小板体积（mean platelet volume，MPV）

增大见于：

（1）先天性：Alpport 综合征、Swiss - Cheese 血小板综合征、Epstein 综合征、Bernard - Soujier 综合征（巨血小板综合征）、血小板型血管性血友病、May - Hegglin 异常（PLT 减少伴体积增大，形态异常）。

（2）获得性：特发性血小板减少性紫癜（ITP）、骨髓增殖性疾病（PLT 增多），还见于乙醇性血小板减少症、动脉粥样硬化症、心肌梗死、糖尿病伴血管病变（新生型血小板增多）。

减小见于：

（1）先天性：RAT 综合征（血小板减少伴桡骨缺损）、Wiskott - Aldrich 综合征（湿疹 - 血小板减少 - 反复感染）。

（2）获得性：辐射性或化学性骨髓损伤、再生障碍性贫血、巨幼细胞性贫血、脾功能亢进症、急性白血病（衰老型血小板增多）。

MPV 除对以血小板异常为特征的疾病有诊断意义外，对血小板减少和出血倾向的急性免疫性血小板减少性紫癜（ITP）和急性白血病亦有鉴别诊断意义。前者增大，后者减小；虽不能取代骨髓穿刺，但在实用方面简便快速。

血小板减少症的出血倾向与 MPV 相关，MPV >6.4fl 者出血频率较低，可用作是否需要输血小板的评价指标。

2. 血小板比容积（plateletcrit，PCT） 由血小板数量和体积两个因素决定，通常主要受数量因素影响。增高见于血小板增多的各种原因，减低见于血小板减少的各种原因。

3. 血小板体积分布宽度（platelet distribution width，PDW） 是血小板体积的变异系数，反映血小板的异质性，与血小板生成、破坏等因素有关。减小说明血小板均一性好，无临床意义；增大见于血小板生成障碍或生成过速，如先天性血小板异常综合征、急性白血病、巨幼细胞性贫血、恶性贫血、免疫性血小板减少性紫癜、慢性粒细胞性白血病和急性出血，也见于肾性贫血。表明除红细胞生成障碍外，还有血小板生成障碍。

几种常见血液病血小板参数改变见表 4-7。

表 4-7 几种常见血液病血小板参数改变

情况	PLT	PCT	MPV	PDW
免疫性血小板减少症	↓	↓	↑	↑
急性白血病	↓	↓↓	↓	↑
巨幼细胞性贫血	↓	↓	↓	↑
慢性粒细胞白血病	↑	↑	N	↑
骨髓增生性疾病	↑	↑↑	↑	↑

注：↑表示增多或增大；↓表示减少或减小；多矢号表示变化显著；N 表示正常范围。

（杜 娟）

第六节 血液学其他检验

一、网织细胞、嗜酸细胞计数及中性粒细胞碱性磷酸酶积分

（一）网织细胞计数（reticulocyte count，RET）

1. 测定方法 煌焦油蓝活体染色，计算相对值、绝对值和网织细胞生成指数。

2. 标本准备 末梢血或 EDTA2K 抗凝血，或紫帽真空管静脉采血。

3. 参考范围 相对值 0.5% ~1.5%，绝对值（24 ~84）$\times 10^3/\mu l$ 或 $\times 10^9/L$。

RPI（reticulocyte production index，网织细胞生成指数）<1，RPI 计算公式：

RPI =（pRET/2）×（pHCT/nHCT）

式中，p 为患者人数；n 为常人人数；nHCT 男以 45% 计，女以 40% 计；2 为 RET 成熟时间（天）。

4. 临床意义 反映骨髓造血功能。

（1）血细胞骨髓增生活性评价

1）增多提示造血旺盛见于增生性贫血，以急性或慢性溶血、溶血性贫血为最显著。

2）减少提示造血不良，见于再生障碍性贫血。

绝对值和生成指数用以矫正 RBC 不同数量水平对结果的影响，比相对值更有意义。

——HCT 减小、RPI 增大（大于 3）提示骨髓造血活跃。

——CT 减小、RPI 减小（小于 2）提示骨髓增生减低或红细胞成熟障碍。

（2）抗贫血治疗骨髓反应评价

——巨幼细胞性贫血、缺铁性贫血有效治疗后上升，以前者反应最明显。

——溶血性贫血有效治疗后下降。

新型的血细胞分析仪除对白细胞进行五分类外，还能对网织红细胞成熟过程分期。在红细胞稀释液中加入荧光色素，网织红细胞中核残留物（主要为脱氧核糖核酸）被荧光染色，荧光强度反映核残留物多寡，亦即网织红细胞成熟阶段的不同。高荧光网织红细胞（HFR）、中荧光网织红细胞（MFR）和低荧光网织红细胞（LFR）分别反应网织红细胞的早、中、晚阶段。正常比例为 HFR > MFR > LFR。骨髓造血功能活跃时，网织红细胞计致（RET）增多，早期网织红细胞（HFR）比例增大；骨髓造血功能低下时 RET 减少，HFR 比例减小。

（二）嗜酸细胞计数（eosinophil count，EOS）

1. 测定方法　显微镜计数法。

2. 标本准备　末梢血或紫帽真空管静脉采血，不得有凝块，在 4h 内完成计数。

3. 参考范围　30 ~ 350/μl（$\times 10^6$/L）。

4. 临床意义　用于过敏性疾病、药物变态反应、寄生虫感染、胶原病、Hodgkin 病和骨髓增殖性疾病的辅助诊断。增多也见于血管神经性水肿、急性排异反应、嗜酸细胞性非过敏性鼻炎、嗜酸细胞性胃肠炎、急性高嗜酸细胞综合征（acute hypereosinophilic syndrome，HES）、肺嗜酸细胞增多症（嗜酸细胞浸润性肺疾病）、嗜酸细胞增多肌痛综合征、变应性嗜酸细胞肉芽肿血管炎（Churg - Strauss syndrome，CSS）等。血液或内脏寄生虫病、内脏蠕虫蚴移行症，嗜酸细胞通常增加（分类计数常大于 30%），而肠蛔虫症一般在正常范围之内。

HES 是一种少见但很重要的疾病，1 ~ 3 年病死率高达 81% ~ 95%，主要表现为高嗜酸细胞计数、精神障碍和心脏症状。严重者白细胞可超过 90 000/μl（90×10^9/L）、血涂片可见幼稚细胞，心力衰竭、器质性精神障碍（精神错乱、谵妄乃至昏迷），预后不良。

嗜酸细胞浸润性肺疾病包括一组多病因的变态反应性疾病，如 Loeffler 综合征（单纯性肺嗜酸细胞增多症，轻微呼吸系症状、短暂性肺浸润、嗜酸细胞增多，通常与肺内蠕虫蚴移行相关）、慢性或哮喘型嗜酸细胞性肺炎（与真菌、花粉、真菌孢子、寄生虫、螨、毛屑、异体蛋白、药物等过敏源或骨髓移植相关）和热带嗜酸细胞增多症（与丝虫感染相关）等。

嗜酸细胞增多肌痛综合征（eosinophilia myalgia syndrome，EMS）其特征为：嗜酸细胞计数明显增多达 2 000/μl（2×10^9/L）或以上，无力性肌痛，最终发展为 Guillain - Baree 综合征样多发性神经病而死亡。

CSS 是一类病因不明的系统性坏死性血管炎，病理特征为血管炎，受累组织有大量嗜酸细胞浸润和血管外肉芽肿形成。主要累及小动脉、小静脉，冠状血管也可受累。早期表现为过敏症状，常伴有哮喘和变应性鼻炎。后期多器官损害症状，主要累及肺、心、肾、皮肤和外周神经。发病机制与免疫异常有关。实验室检查外周血嗜酸细胞增多，可有红细胞沉降率（ESR）增速、C 反应蛋白（CRP）、免疫球蛋白 E（IgE）增高。缺乏特异性免疫学标志，活检有助于诊断。

（三）中性粒细胞碱性磷酸酶积分（neutrophil alkaphatase score，NAP）

1. 测定方法　磷酸萘酞（naphthal AS - MX phosphate）在中性粒细胞碱性磷酸酶（NAP）作用下，与固蓝（Fast blue RR salt）形成蓝色偶氮色素沉淀，显微镜计数。NAP 活性以阳性颗粒密度表示，分为 0 型 ~ Ⅴ型，各记 0 ~ 5 点，计数 100 个中性粒细胞，点数总和为积分值，同时计算 NAP 阳性细胞百分数。

2. 标本准备　末梢血涂片。

3. 参考范围

（1）阳性细胞百分数：男性 60.5% ~ 99%，女性 68% ~ 99%。

（2）阳性细胞积分值：男性 170 ~ 335，女性 188 ~ 367。

（3）女性积分值较男性约高 10%，月经期增高，小儿及 70 岁以上高龄无性别差异；新生儿最高，20 岁左右急剧降低，70 岁左右大体不变，之后再次降低；妊娠 6 个月后明显升高直至分娩 6 周后。

4. 临床意义　NAP用于①末梢血幼稚细胞的鉴别：慢性粒细胞白血病（CmL）减低，类白血病反应升高。②红细胞增多症的鉴别：真性红细胞增多症升高，其他原因红细胞增多在正常范围。③泛发性血细胞减少的鉴别：阵发性睡眠性血红蛋白尿（PNH）多减低，骨髓增生异常综合征（MDS）有时减低，再生障碍性贫血（AA）升高，恶性贫血、缺铁性贫血可轻度升高，铁粒幼细胞贫血减低，其他原因贫血多正常。④感染性疾病的鉴别，细菌性感染多增高，病毒性感染多减低。

增高见于：

（1）骨髓增生性疾病：真性红细胞增多症（多数）、骨髓纤维化（11% ~70%）、急性粒细胞白血病（AmL）。

（2）淋巴增殖性疾病：淋巴细胞白血病、恶性淋巴瘤。

（3）贫血再生障碍性贫血（大部分），恶性贫血、缺铁性贫血（一部分轻度增高）。

（4）药物影响：口服避孕药、皮质类固醇。

（5）其他：细菌性感染的类白血病反应、反应性粒细胞增多症、唐氏综合征（Down 综合征、21－三体综合征或先天性愚型）的大部分。

减低见于：

（1）骨髓增生性疾病：慢性粒细胞白血病（CmL）慢性期的大部分、骨髓纤维化（5% ~10%）、急性粒细胞白血病（AmL）的一部分（M_2 型）。

（2）贫血：PNH 多为低值与溶血度有关；MDS 的一部分，提示粒细胞有增生异常；范可尼（Fanconi）贫血（骨髓发育不全，先天性再生不良性贫血，隐性遗传）的一部分、缺铁性贫血（IDA）的大部分、巨幼红细胞贫血一部分、铁粒幼细胞贫血。

（3）其他：低碱性磷酸酶血症、病毒性感染如传染性单核细胞增多症、放射性损伤。

二、血液寄生虫

（一）疟原虫（malaria plasmodium，MP）

1. 测定方法　疟原虫涂片（malaria smear，MS）Giemsa 或 Wright 染色，显微镜检查。

2. 标本准备　新鲜末梢血或 EDTA 盐抗凝血，或紫帽真空管静脉采血，在化疗前，从疾病发作到发作后 5 ~6h 采血最好，此一时期原虫发育旺盛，制作薄涂片和厚涂片各 3 张。

3. 报告方式　查到疟原虫（周期，数量）或未查到疟原虫。

4. 临床意义　用于疟原虫感染的诊断和不明原因热性疾病的评价。一次阴性结果不能排除血液原虫感染，对可疑病例应在不同发热周期最少检查 3 次或以上，以提高检出率。

间日疟初发数天不规则发热，随后转为典型发作，寒战－发热－大汗，持续 4 ~8h，周期 45h，在第 3 天发作。三日疟发病早期即呈典型发作，持续 6 ~10h，周期 72h，在第 4 天发作，国内已少见。卵型疟发作与间日疟相似，多较轻，周期 48h，主要见于赤道非洲。恶性疟症状多样，发热多不规则，持续 20 ~36h，发作周期 48h，间期较短。脾大、贫血明显。

（二）微丝蚴（microfilaria，Mf）

1. 检查方法　盐水涂片或浓集法显微镜检查。

2. 标本准备　盐水涂片床边取末梢血；浓集法用静脉血，血沉抗凝管或黑帽真空管取静脉血。怀疑丝虫感染应在中午和夜半多次采血检验（班氏及马来丝虫微丝蚴于夜晚 10 时至夤夜 2 时，罗氏丝虫微丝蚴于上午 10 时至下午 4 时，血液中数量增多）。

3. 报告方式　查到或未查到。

4. 临床意义　阳性见于丝虫感染，一次阴性结果不能排除丝虫感染。对疫区、来自疫区或曾去疫区旅游者，怀疑丝虫感染时应多次重复检验。此外盘尾丝虫属（Onchocerca）和双板线虫属（Dipetalonema）病原体感染，蚴虫不进入循环；可用皮肤或皮下活组织检验以明确诊断。

三、红细胞沉降速率

（一）红细胞沉降率（erythrocyte sedimentation rate，ESR）

1. 测定方法　Westergren 法。

2. 标本准备　109mmol/L（3.2%）枸橼酸钠 0.4mL，静脉血 1.6mL。抗凝剂与血液的比例要准确为 1∶4，即抗凝剂和静脉血的量都要准确，或用黑帽真空管采血。

3. 参考范围　以下均为第 1h 结果，而非每小时。

50 岁以下男性 2～10mm/1sth，女性 3～15mm/1sth；

50 岁以上男性 2～20mm/1sth，女性 3～30mm/1sth。

4. 临床意义　简称血沉。多种病理和生理因素均可使血沉加速，为非特异性试验，临床主要用于潜在性严重疾病筛查，疾病活动性、良恶性、功能性抑或器质性评价。

正常红细胞表面的唾液酸带有负电荷，互相排斥，沉降率很小，生理范围男性 1～7mm/1sth、女性 3～11mm/1sth。实际测定中由于受多种生理和实验因素影响，国内常以男性≥15mm/1sth、女性≥20mm/1sth 视为有意义增高。促进沉降因素主要为纤维蛋白原、免疫球蛋白、急性期反应蛋白增加，白蛋白减少、红细胞减少或红细胞聚集性增加；胆固醇也有沉降促进作用。血浆蛋白这种改变，使红细胞表面的负电荷中和或减少，易于形成缗钱状以加速沉降。老年生理性增速可能与免疫球蛋白增高或胆固醇增高有关。延缓沉降因素主要为红细胞增加、胆汁酸或碳酸增加等。

加速见于：

（1）细菌感染：如肺炎、肾盂肾炎、浆膜腔炎症、活动性结核病、亚急性心内膜炎等。

（2）非感染性炎症：如活动性风湿病、类风湿性关节炎（RA）、系统性红斑狼疮（SLE）活动期等结缔组织病或风湿性疾病活动期。

（3）高免疫球蛋白血症：如多发性骨髓瘤、巨球蛋白血症、肝硬化。

（4）低白蛋白血症：如急性或慢性肾炎、肾病综合征。

（5）组织损伤：如急性心肌梗死、创伤、肌肉挫伤、大手术后，主要由于急性期反应蛋白增多。

（6）恶性肿瘤：特别是增长迅速和（或）并发坏死时、恶性淋巴瘤、白血病。

（7）其他原因：如贫血、月经期、妊娠 3 个月至分娩后 3 个月、高胆固醇血症。

减缓见于：

（1）红细胞相对或绝对增多的各种原因：如失水、真性红细胞增多症、充血性心力衰竭、慢性肺心病。

（2）纤维蛋白原或球蛋白减少的各种原因：如弥漫性血管内凝血（DIC）、严重肝功能障碍、免疫球蛋白减少或缺乏症、阻塞性黄疸、过敏性疾病和恶病质。

炎性或组织坏死产物被吸收，引起血浆蛋白改变时（发病 3～5 天后）ESR 增快；产物不吸收的炎症如气管炎、胃肠炎、无穿孔的阑尾炎、疖肿、厚壁空洞性肺结核等不快。SLE、风湿性疾病、肺结核等活动时增快，静止时正常；但活动性肺结核约 5%～10% 正常，与纤维蛋白原水平有关。坏死产物不吸收的肿瘤如胃癌不快，晚期胃癌增速主要与贫血有关。

C 反应蛋白（CRP）在急性感染、炎症、组织坏死等应激时，升高早、恢复快，且不受生理因素影响，作为疾病诊断和治疗监测指标均优于 ESR。但 ESR 成本低，方法简便，作为反映全血和血浆成分变化的综合指标仍不失其临床应用价值。

（二）血沉方程 K 值（erythrocyte sedimentation rate－K value，ESR－K）

1. 测定方法　测定 ESR 和 HCT，根据 ESR 和 HCT 的计算值。为消除 RBC 数量水平对 ESR 的影响，可计算血沉方程 K 值，计算公式：

$$ESR = K[-(1 - HCT + \ln HCT)]$$

式中，In 为以 e 为底数的自然对数。

设 $R = [-(1 - HCT + \ln HCT)]$，则

K = ESR/R

R 与 HCT 呈负相关，可从表 4－8 查出。ESR 和 HCT 须为同期采取的血样分别测定的结果。

表 4－8　从 HCT 查 R 值

HCT（%）	0.00	0.01	0.02	0.03	0.04	0.05	0.06	0.07	0.08	0.09
0.2	0.809	0.771	0.734	0.700	0.667	0.636	0.607	0.579	0.553	0.528
0.3	0.504	0.481	0.459	0.439	0.419	0.400	0.382	0.364	0.348	0.332
0.4	0.316	0.302	0.288	0.274	0.261	0.249	0.233	0.225	0.214	0.203
0.5	0.193	0.183	0.174	0.165	0.156	0.148	0.140	0.132	0.125	0.118
0.6	0.111	0.104	0.098	0.092	0.086	0.081	0.076	0.070	0.066	0.061
0.7	0.057	0.053	0.049	0.045	0.041	0.038	0.034	0.031	0.028	0.026

2. 参考范围　K 值 0～120。

3. 临床意义　为矫正 RBC 水平对 ESR 影响的一种方法。K 值正常说明 ESR 正常，K 值加大说明 ESR 增快。血沉方程 K 值的意义见表 4－9。

表 4－9　血沉方程 K 值意义

ESR 测定值	*K* 值	判断
正常	正常	ESR 正常
正常①	增大	ESR 加快
加快②	正常	ESR 正常
加快	增大	ESR 加快

注：①由于 RBC 增高抵消了 ESR 加快因素的作用；②由于 RBC 减少使 ESR 加快而非真实的加快。

（杜　娟）

第五章

骨髓细胞学检验

第一节 适应证

1. 造血系统疾病

（1）贫血病因学诊断如增生性贫血、增生不良性贫血、铁粒幼细胞性贫血等及骨髓贮存铁评价。

（2）白血病特别是非白血性类型、全髓细胞白血病、混合细胞白血病诊断和治疗监测。

（3）白细胞减少症、粒细胞缺乏症或类白血病反应诊断和鉴别诊断。

（4）骨髓增生异常综合征、骨髓增殖性疾病（骨髓纤维化、真性红细胞增多症）诊断。

（5）淋巴增殖性疾病，恶性淋巴瘤如 Hodgkin 病等诊断。

（6）浆细胞增殖性疾病如多发性骨髓瘤、原发性巨球蛋白血症、浆细胞白血病诊断。

（7）白血病性网状内皮（单核巨噬）增生症如恶性组织细胞病、毛细胞白血病诊断。

（8）与巨核细胞 - 血小板相关的出血 - 血栓性疾病病因学诊断和评价。

2. 脂代谢障碍性疾病　Gaucher 病、Niemann - Pick 病诊断。

3. 骨髓转移癌　原发于肺、胃、骨、前列腺癌等骨转移诊断。

4. 某些感染性疾病

（1）骨髓涂片用于黑热病、疟疾等原虫感染性疾病诊断。

（2）骨髓培养用于发热、系统性感染如伤寒、亚急性细菌性心内膜炎病原学诊断，组织原浆菌病、分枝杆菌感染病因学探讨。

5. 其他情况　如不明发热，肝、脾、淋巴结肿大，脾功能亢进症，明显贫血，血常规异常而不能明确诊断者。

（杜　娟）

第二节 检查步骤

1. 穿刺部位选择

（1）髂前上棘、髂后上棘较安全，但有时不易操作，儿童也可在腓骨小头穿刺。

（2）胸骨造血终生活跃，穿刺方便易于成功，胸骨柄、胸骨体均可穿刺：成人胸骨厚度，胸骨体只有 7～10mm，胸骨柄不过 11～12mm，而前后骨板厚度胸骨柄各 1.1～1.2mm，胸骨体各 0.9～1.1mm。穿刺部位在胸骨柄正中或胸骨体中线第 3、第 4 肋间水平。胸骨后有大血管，操作不当有一定危险性。穿刺针长度为软组织压缩厚度加 4～5mm，安全挡必须固定牢靠，旋转进针，谨慎操作，不用猛力，可确保安全。

2. 吸取骨髓量

（1）细胞学检查 0.2mL，不可多吸，因易致骨髓稀释。

（2）细菌学检查 5mL。

抽吸满意指标：一瞬间疼痛，有骨髓颗粒，镜下有骨髓特有的细胞成分。

3. 制片与送检

（1）骨髓极易凝固，应迅速制片，要薄而均匀（推片角度小、速度慢、用力均匀），分出头、体、尾，至少要5张，写好姓名、日期。

（2）填好申请单，详细书写患者症状、体征、血液学结果、临床诊断，附血片2～3张送检。

骨髓组织分布不均匀，特别是骨髓局限性疾病如骨髓瘤、骨转移癌、岛屿性造血的再生障碍性贫血，不能仅根据一次检验结果肯定或排除诊断，应在不同部位多次穿刺抽吸或骨髓活组织检验。

4. 染色　Wright染色法、Giemsa染色法、Wright－Giemsa复合染色法，以后者染色效果最好。

5. 低倍镜检查

（1）取材、制片、染色是否满意，不佳的材料影响结果的准确性。

（2）计数全片巨核细胞数。

（3）观察异常细胞如体积巨大、形态和染色性异常的细胞。

（4）根据有核细胞与成熟红细胞的大致比率，判断骨髓增生程度。

6. 油浸镜检查

（1）观察骨髓细胞构成、红细胞增生、粒细胞增生、粒细胞/红细胞比值。

（2）观察有核细胞大小、形态、染色性有无异常，核浆发育是否平行；异常细胞形态和结构特征。

（3）对有核细胞进行分类计数，计数各阶段细胞的比例（%），白细胞、有核红细胞各占的比率（%）。

（4）观察成熟红细胞大小、形态、染色性改变。

（5）观察巨核细胞形态、发育阶段、胞质颗粒、有无血小板形成；血小板数量和形态。

（6）观察寻找肿瘤细胞和寄生虫。不能分类细胞或异常细胞的形态学特征，应予详细描述。

（杜　娟）

第三节　临床意义

根据骨髓增生程度，以何种细胞增生为主，增生细胞的形态学特征；粒细胞与有核红细胞比值，各系统各阶段细胞比率，异常细胞的质和量，结合临床资料、CBC、血细胞形态学、必要的细胞组织化学染色和其他检验检查资料提出诊断意见。

1. 分析结果及临床意义

（1）粒细胞与有核红细胞比值（G/E比值）：正常为3∶1～5∶1。比值大于6见于各类白血病、类白血病反应；比值小于2见于增生性贫血、红血病或粒细胞缺乏症。

（2）粒细胞系统：正常占骨髓细胞的多数为30%～60%，以晚幼粒细胞、杆状核细胞和分叶核细胞为主；分叶核细胞不超过21%，增多提示骨髓有稀释；原始粒细胞少于1%，早幼粒细胞少于3%，二者之和不超过5%。

1）粒细胞增生为主，G/E比值增大，形态异常：①以原始粒细胞或早幼粒细胞为主（超过20%～90%），伴形态异常，见于急性粒细胞白细病或慢性粒细胞白血病急性变，后者有核浆发育不平行，嗜碱性粒细胞增多。②以中幼粒细胞为主，伴有核浆发育不平行，见于亚急性粒细胞白细胞。③以中幼粒细胞、晚幼粒细胞、杆状核细胞为主，见于慢性粒细胞白血病（伴有嗜酸性、嗜碱性粒细胞增多）、感染、中毒、晚期肿瘤（可伴有中毒颗粒、核固缩、胞质空泡形成、Dohle包涵体等退行性变）。④嗜酸性粒细胞正常少于5%，增多见于慢性粒细胞白血病、过敏性疾病或寄生虫疾病。⑤嗜碱性粒细胞正常少于1%，增多见于慢性粒细胞白血病、嗜碱性粒细胞白血病。

2）粒细胞增生减低，G/E比值减小，有成熟停滞，形态异常，见于理化因素所致的粒细胞缺乏症。

（3）红细胞系统：正常占有核细胞的20%～30%，仅次于粒细胞系统。

1）红细胞系统增多，G/E比值减小：①以原始红细胞及早幼红细胞增多，红细胞系巨幼变，见于红血病；红、粒、巨核三系巨幼变，见于部分巨幼细胞性贫血。②以中幼粒细胞、晚幼粒细胞、早幼红细胞为主，核成熟迟缓，红系细胞巨幼变，同时也有粒细胞、巨核细胞巨幼变，分叶核细胞分叶过多现象，见于巨幼细胞性贫血。③以中幼粒细胞、晚幼红细胞为主，见于溶血性贫血、大失血后、慢性红血病。④以晚幼红细胞为主，见于缺铁性贫血（胞体小、胞质发育延迟）、慢性肾炎。

2）红细胞系统减少：①粒细胞系正常，G/E 比值增大，见于单纯红细胞再障。②粒细胞系减少，骨髓增生减低，G/E 比值正常，见于再生障碍性贫血。

（4）淋巴细胞系统：正常比率一般不超过 30%。

原始及幼淋巴细胞增多，血片见有原始淋巴细胞，见于急性淋巴细胞白血病。

以幼淋巴细胞和成熟淋巴细胞为主，见于慢性淋巴细胞白血病、病毒感染（传染性单核细胞增多症、风疹、病毒性肝炎等）。

（5）单核细胞系统：正常不超过 5%。

原始及幼单核细胞增多，见于急性单核细胞白血病。成熟单核及幼单核细胞增多，见于慢性单核细胞白血病，慢性细菌感染或寄生虫感染。

（6）浆细胞系统：正常不超过 1%，超过 5% 为异常。

幼浆细胞增多伴有形态异常，见于浆细胞增生性疾病，如浆细胞白血病、多发性骨髓瘤等。

成熟浆细胞反应性增多，见于再生障碍性贫血、转移性癌、病毒性感染等。

（7）巨核细胞系统：正常幼巨核细胞 0 ~5%、成熟无血小板巨核细胞 10% ~27%、有血小板巨核细胞 45% ~60%，裸核及变性型细胞 4% ~6%。

增多（每片平均超过 20 个）见于慢性粒细胞白血病、骨髓纤维化、急性失血、特发性血小板减少性紫癜（无血小板形成巨核细胞增多）。

减少见于各类白血病、急或慢性再生障碍性贫血。

2. 诊断意见

（1）血液学可肯定诊断：具有典型、特征性细胞学改变，如各类白血病包括低增生型白血病、再生障碍性贫血、巨幼细胞性贫血、铁粒幼红细胞性贫血、特发性血小板减少性紫癜、多发性骨髓瘤、恶性组织细胞病、Gaucher 病或 Niemann - Pick 病、Hodgkin 淋巴瘤、转移性癌、寄生虫病等。

（2）血液学可支持诊断：具有支持某些疾病的细胞学特征，但不具备鉴别诊断意义的改变，如增生性贫血、反应性浆细胞增多症、类白血病反应、骨髓增生异常综合征等。

（3）血液学可排除诊断：骨髓细胞学特征不支持某些方面的临床诊断，有助于缩小临床鉴别诊断的范围。

（4）血液学不确定诊断：骨髓细胞学不具有特征性改变，不能肯定或否定诊断时，应详细描述骨髓细胞学的形态学、细胞化学和免疫组化学特征，供临床参考。

对原始细胞、白血病细胞、不明细胞的辨认或鉴别有困难时，应借助细胞化学染色、染色体检查、免疫组织化学、电镜检查或必要时外送会诊。提倡建立病理组织学细胞形态学会诊制度，作为学术活动内容之一，有利于提高医疗质量和细胞学诊断水平。

（杜　娟）

第四节　常用细胞化学染色

1. 过氧化酶染色（peroxidase stain，POX）　用于急性白血病类型鉴别：粒细胞质含量丰富，晚期原始粒细胞以后各阶段均呈阳性反应；单核细胞质含量较少，幼单核细胞及其以后阶段单核细胞呈弱阳性反应；淋巴细胞、浆细胞、红细胞系及巨核细胞系不含有，呈阴性反应。

2. 特异性酯酶染色（specific esterase stain，SES）　用于急性白血病类型鉴别：为中性粒细胞所特有，分化型原粒细胞呈弱阳性，早幼粒细胞强阳性，随细胞成熟而反应减弱；嗜酸性细胞、淋巴细胞、单核细胞一般呈阴性反应。

3. 非特异性酯酶染色（nonspecific esterase stain，NSE） 用于急性白血病类型鉴别：单核细胞呈强阳性反应，并为 NaF 所抑制；粒细胞为阴性或弱阳性反应，不为 NaF 抑制；淋巴细胞呈阴性反应。

4. 过碘酸希夫染色，糖原染色（periodic acid schiff stain，PAS） 用于白血病类型和淋巴系增生良恶性鉴别：粒细胞系原始粒细胞多为阴性，早幼粒细胞以后各阶段细胞均呈阳性，并随成熟而增强；单核细胞系幼稚单核细胞为阳性；成熟巨核细胞和血小板呈阳性反应；淋巴细胞系约 20% 呈阳性，恶性增生时如恶性淋巴瘤、霍奇金病、急或慢性淋巴细胞白血病，淋巴细胞的积分值升高；病毒性感染淋巴细胞积分值在正常范围；缺铁性贫血、贫血型地中海贫血，幼红细胞呈强阳性反应；无贫血地中海贫血（地中海特性或性状）、溶血性贫血，幼红细胞呈弱阳性反应。

5. 中性粒细胞碱性磷酸酶染色（neutrophil alkaphatase stain，NAP） 每一中性粒细胞按反应强弱确定为 0、1 +、2 +、3 +、4 +，计数阳性细胞的百分数为阳性率，“ + ”号总数为积分。健康成人阳性率有很大差异，一般阳性率在 40% 以下，积分在 80% 以下。正常人除成熟中性粒细胞外，其他细胞均为阴性反应。用于：病毒感染与细菌感染，特别是化脓性感染的鉴别；前者反应减低或无变化，后者反应增强；慢性粒细胞白血病与类白血病反应的鉴别，前者反应减低，后者反应增强；阵发性睡眠性血红蛋白尿与再生障碍性贫血的鉴别，前者反应减低，后者反应增强；各种应激状态、肾上腺皮质激素或雌激素使用，反应均可明显增强。

6. 骨髓铁染色（bone marrow iron stain，BMIS） 利用普鲁士蓝反应对骨髓涂片染色，分细胞外铁和细胞内铁（铁粒细胞），用以评估骨髓铁贮存量，缺铁性与非缺铁性贫血的鉴别和铁利用障碍性贫血的诊断。缺铁性贫血细胞外铁消失，细胞内铁减少；非缺铁性贫血时增多；铁利用障碍时明显增多，而且可见环核铁粒幼红细胞。

（杜 娟）

第六章

贫血检验

第一节　贫血实验室诊断概论

红细胞疾病相当复杂，它包含着许多种疾病，其原因即不同，其表现也多种多样，不过，其中最多的表现是贫血。

一、贫血的概念

贫血是症状，不是一种病，它可以发生于许多种疾病，例如：恶性肿瘤可引起贫血；心脏手术置换瓣膜可引起溶血性贫血；消化道溃疡慢性失血可引起缺铁性贫血；肝肾的慢性疾病可引起肝性或肾性贫血；妇女妊娠期、哺乳期可引起营养性贫血；妇女生殖器疾病慢性失血可引起缺铁性贫血；内分泌疾病如甲状腺、肾上腺疾病可引起贫血；代谢中毒、放射损伤、外科急性创伤、儿童生长发育期间都可引起贫血。贫血就是全身循环血液中红细胞的总容量减少至正常范围以下，但红细胞总容量测定比较复杂、费时，故这一定义虽然正确，但不大切合实际。从临床实际工作出发，通常都以测定血液的浓度来决定贫血之有无和程度。凡是循环血液单位体积中红细胞总数、血红蛋白和（或）红细胞比容低于正常值时即称为贫血（anemia）。

在某些病理情况下，血红蛋白和红细胞的浓度不一定能正确反映全身红细胞总容量的多少。当血液总容量或血浆容量发生改变时，检查血浓度以估计贫血，要防止得出错误的结论。大量失血时，在有足够液体补充入循环血液前，最主要的变化是血容量的缩小，但此时血浓度变化很少，以致从血红蛋白浓度等数值来看，很难反映出贫血的存在。当体内发生水潴留时，血浆容量增大，此时即使红细胞容量是正常的，但血液浓度低，因此从表面看来，似乎有贫血存在。相反，失水时，血浆容量缩小，血液浓度偏高，红细胞容量即使是减少的，但根据血红蛋白浓度等数值，贫血可以不明显；本来是正常的，可以产生假性红细胞增多症的现象。

二、贫血的分类

正常情况下红细胞的生成与破坏维持平衡，单位体积血中的红细胞才能恒定，一旦平衡打破，或由于红细胞生成减少或由于破坏过多，或两者兼有，就会引起贫血。由于引起贫血的病因十分广泛，因此诊断有时比较困难。学者们从多个角度进行分类，现在进行分类的角度有5种：①按产生贫血的原因分类。②按骨髓的病理形态分类。③按红细胞系统生成的过程分类。④按红细胞系统的病理变化分类。⑤按血循环中成熟红细胞的大小分类。当然，由于分类角度不同，同一种贫血可有多种不同的名称。

（一）按产生贫血的原因分类

1. 红细胞生成不足　如下所述。

（1）造血原料的缺乏：①铁或维生素 B_6 缺乏。②缺乏叶酸、维生素 B_{12} 等。

（2）骨髓造血功能衰竭：①原发性再生障碍性贫血。②继发性再生障碍性贫血，由于物理、化学、生物等因素所致。

（3）继发性贫血：①慢性肝脏疾病。②慢性肾脏疾病，如肾性贫血、缺乏红细胞生成素（EPO）的贫血。③恶性肿瘤，如各种白血病、恶性肿瘤有（或）无骨髓转移。④内分泌疾病，如垂体、肾上腺、甲状腺等疾病。⑤慢性感染、炎症等。

2. 红细胞消耗过多　如下所述。

（1）丢失过多：①急性失血，血容量减少。②慢性失血，多为缺铁性贫血。

（2）破坏过多：又称溶血性贫血（hemolytic anemia），包括：①红细胞内在缺陷：如遗传性球形红细胞增多症，红细胞酶缺乏的贫血、珠蛋白生成障碍性贫血、异常血红蛋白病、阵发性睡眠性血红蛋白尿症等；②红细胞外来因素：如免疫性溶血性贫血、机械性溶血性贫血。其他因素引起的溶血性贫血等。

（二）按骨髓的病理形态分类

1. 增生性贫血　如缺铁性贫血、急慢性失血性贫血、溶血性贫血、继发性贫血。

2. 巨幼细胞贫血　如缺乏叶酸、维生素 B_{12}；某些无效性红细胞生成伴有巨幼样红细胞贫血。

3. 增生不良性贫血　如原发及继发再生障碍性贫血。

（三）按红系统的病理变化分类

1. 红细胞膜异常　多为溶血性贫血，多有形态的异常，如遗传性球形红细胞增多症、遗传性椭圆形红细胞增多症。

2. 红细胞胞质异常　如下所述。

（1）铁代谢异常，如缺铁性贫血。

（2）血红蛋白的异常，如高铁血红蛋白血症、硫化血红蛋白血症。

（3）珠蛋白合成异常，如珠蛋白生成障碍性贫血、异常血红蛋白病。

（4）酶的异常，如丙酮酸激酶缺乏症、葡萄糖6－磷酸脱氢酶缺乏症，多为溶血性贫血。

3. 红细胞核的异常　如下所述。

（1）叶酸、维生素 B_{12} 缺乏，导致巨幼细胞贫血。

（2）病态红细胞生成，多核红细胞，且为奇数核，一个红细胞内的多个核大小不均，成熟程度不同，巨大红细胞等，表明DNA复制紊乱，多见于恶性疾病，如骨髓增生异常综合征（MDS）、各种白血病。

（四）按血循环中成熟红细胞的大小与形态分类

现代血细胞分析仪可以同时给出红细胞平均体积（MCV）、红细胞平均血红蛋白（MCH）、红细胞平均血红蛋白浓度（MCHC）及红细胞分布宽度（RDW），按这几个指标及红细胞的形态可以将贫血分为不同的类型。

1. 根据红细胞大小分类　如表6－1。

表6－1　根据成熟红细胞的大小的贫血分类

贫血的类型	MCV（fl）	MCH（pg）	MCHC（%）	病因
正细胞贫血	80～94	26～32		失血、急性溶血、再生障碍性贫血、白血病
小细胞低色素贫血	<80	<26	<31	缺铁性贫血、慢性失血
单纯小细胞贫血	<80	<26	31～35	感染、中毒、尿毒症
大细胞贫血	>94	>32	32～36	维生素 B_{12}、叶酸缺乏

2. 用 MCV 和 RDW 来确定贫血的类型　见表 6－2。

表 6－2　根据 MCV 和 RDW 的贫血分类

RDW	MCV (fl)		
(参考值 11.5%～14.5%)	[增高、大细胞 (>94)]	正常 (80～94)	[降低、小细胞 (<80)]
增加	巨幼细胞贫血	早期缺铁	缺铁性贫血
	铁粒幼细胞贫血	免疫性溶血	红细胞碎片
	骨髓增生异常综合征	骨髓病性贫血	
	化疗后	混合型贫血	
正常	骨髓增生异常综合征	急性失血	骨髓增生低下
	再生障碍性贫血	酶缺陷	珠蛋白生成障碍性贫血
	肝脏病	急性溶血	

3. 根据红细胞的形态确定贫血的类型　制备完整的染色良好的血涂片，镜下认真观察红细胞的形态，并做相应的计数，可判断出贫血的类型，见表 6－3。

表 6－3　根据红细胞的形态确定贫血的类型

形态异常	主病	其他疾病
小细胞低色素红细胞	缺铁、珠蛋白生成障碍性贫血	慢性病贫血、铁粒幼细胞贫血
大红细胞	叶酸及维生素 B_{12} 缺乏	骨髓纤维化、自身免疫性溶血
粒细胞分叶过多症	叶酸及维生素 B_{12} 缺乏	肾功能衰竭、缺铁、慢粒、先天性粒细胞分叶过多症
泪滴状红细胞（有核）	骨髓纤维化	肿瘤骨髓转移、巨幼细胞贫血、重型珠蛋白生成障碍性贫血
小球形红细胞	自身免疫性溶血、遗传性球形红细胞增多症	微血管性溶血性贫血、低磷酸盐血症
靶形红细胞	珠蛋白生成障碍性贫血、HbC 病、肝脏病	缺铁、脾切除术后
椭圆形红细胞	遗传性椭圆形红细胞增多症	缺铁、骨髓纤维化、巨幼细胞性贫血
棘形红细胞	肾功能衰竭	丙酮酸激酶缺陷

三、贫血的病理生理

红细胞是携氧的工具，其功能是将肺毛细血管内的氧输送至全身组织的毛细血管，并将组织中代谢产生的二氧化碳输送至肺。故贫血可视为血液输送氧能力的减低。贫血造成的直接后果是组织缺氧，但有不少症状、体征是身体对缺氧的代偿功能的表现。身体对缺氧状态有如下多种代偿作用。

1. 组织增加氧的摄取　在组织缺氧时，组织增加氧的摄取，并非简单地直接多吸收一些氧。在大多数贫血时，血红蛋白的氧解离曲线右移，表示血红蛋白与氧的亲和力减低，这样使得组织在氧分压降低的情况下能摄取更多的氧。贫血时在促使氧合血红蛋白解离方面起重要调节作用的是红细胞内的 2，3－二磷酸甘油酸（2，3－DPG），它是红细胞能量代谢的中间产物。血氧张力的降低是使红细胞内 2，3－DPG 增加的主要原因，它与脱氧血红蛋白的珠蛋白链结合时能减低血红蛋白对氧的亲和力，使血红蛋白在不增加氧分压的条件下能释放出更多的氧供组织摄取利用。慢性贫血患者之所以能耐受较重程度的贫血，主要就是依靠红细胞中该物质的浓度增高而增强这一代偿功能。

2. 器官、组织中血液的重新分布　除了急性大失血后的短时间内，一般贫血时血液总量并无多大改变。慢性贫血时，为了保证氧需要量高的重要器官的血液供应，身体能自动减少氧需要量较低的器官或组织的血液供应。

3. 心血管的代偿功能　贫血时心跳加速、心排血量增加使血液循环加速，因而组织能有更多的机会得到氧。不过这种代偿功能本身要消耗能量，因而消耗更多的氧。正常的心肌能耐受较长时间持续的过高活动，但如贫血太严重，持续时间过久或本来就有冠状动脉病变的，以致冠状动脉供氧不足，则可以出现高排血量的心力衰竭及心绞痛。心力衰竭时，血浆量增加，这又加重心脏的负担而使心力衰竭更加严重。此时，心血管已经失去了上述的代偿功能。

4. 肺的代偿功能　贫血患者在体力活动时常有呼吸加快加深的现象，但增加呼吸并不能使患者得到更多的氧。呼吸增强一方面是对组织缺氧不适应的反应，在某些情况下，可能与潜在的充血性心力衰竭有关。

5. 红细胞生成功能的增强　EPO有促进骨髓生成红细胞的作用，主要由肾脏分泌。除肾脏有病变者外，一般贫血患者的红细胞生成素的产生和释放都是增多的，其释放量常与红细胞总量和血红蛋白浓度成反比。红细胞生成素分泌和释放的增多大概与肾组织缺氧有关。如果骨髓功能本来是正常的，则在这种激素的作用之下，骨髓能加速红细胞的生成，这是身体对贫血最直接而适宜的代偿作用。

四、贫血的临床表现

贫血症状的有无及其轻重决定于：①产生贫血的原因及原发病。②贫血发生的快慢。③血容量有无减少。④血红蛋白减少的程度。⑤心血管代偿的能力（老年人心血管功能不好，症状比年轻人重）等。

1. 一般表现　如皮肤、黏膜、指甲苍白。有的患者毛发干燥、脱落，自觉全身无力。严重贫血时患者有低热，体温一般不超过38℃，输血后可使体温降至正常。

2. 呼吸循环系统　呼吸加速加深，心率加快，患者感觉心悸、气短，活动时尤甚。

3. 神经系统　头痛、眩晕、晕厥、耳鸣及眼前闪金花，尤以体位变换时为甚；思想不易集中且易激怒。

4. 消化系统　食欲缺乏、恶心、呕吐、腹胀、消化不良、腹泻或便秘。营养不良性贫血时患者舌乳头萎缩，发炎且觉舌痛；缺铁性贫血者吞咽时可沿食管疼痛。

5. 泌尿生殖系统　患者尿中偶有蛋白，女性月经出血过多或过少，不规则，或停经。

6. 不同类型贫血临床表现　缺铁性贫血时有反甲，指甲干燥、脆裂；营养不良性贫血时皮肤有水肿；溶血性贫血时常有黄疸、脾大，急性溶血性贫血时可有高热、循环衰竭、急性肾功能不全、黄疸、血红蛋白血症、血红蛋白尿等。

五、贫血的诊断原则

贫血诊断的过程中，必须遵循：①确定有无贫血；②贫血的严重程度；③确定贫血的类型和原因。因为贫血是许多疾病的一种症状，原因较为复杂。因此，对任何贫血患者的诊断，病因学诊断尤为重要，只有纠正或治疗引起贫血的基本疾病，才能解决根本问题。贫血的严重性主要决定于引起贫血的基本疾病，其重要意义远超过贫血的程度。早期的结肠癌或白血病患者的贫血可能是轻度的；钩虫病或痔出血引起的贫血可能是重度的，但对患者来说，前者的严重性远远超过后者。

1. 确定有无贫血　通常根据RBC、Hb和Hct以确定有无贫血，其中又以Hb和Hct最常用，并应参照公认的贫血诊断标准。

成人诊断标准：男性成人Hb＜120g/L或125g/L；女性成人Hb＜100g/L或110g/L，孕妇Hb＜100g/L或105g/L。同时，成年男性Hct＜41%，成年女性Hct＜35%，可作为诊断贫血的标准。

小儿诊断标准：因为出生10d内新生儿Hb＜145g/L，10d至3个月婴儿因生理贫血等因素影响，贫血难以确定，建议暂以3个月至6岁小儿Hb＜110g/L，6～14岁＜120g/L，作为诊断贫血的标准。

2. 确定贫血的严重程度　如下所述。

（1）成人贫血严重程度标准：极重度Hb＜30g/L；重度Hb 30～60g/L；中度Hb 60～90g/L；轻度90～120g/L。

（2）小儿贫血严重程度的标准：极重度Hb＜30g/L，红细胞＜1×10^{12}；重度Hb 30～60g/L，红细胞（2～1）$\times10^{12}$/L；中度Hb 60～90g/L，红细胞（2～3）$\times10^{12}$/L；轻度Hb 90～120g/L（6岁以上）。

3. 确定贫血的类型　根据RBC计数、Hct、Hb计算出红细胞指数MCV、MCH及MCHC，结合

RDW 及红细胞形态确定贫血的类型。

4. 寻找贫血的病因 如下所述。

(1) 深入了解病史和仔细体格检查：包括饮食习惯史、药物史、血红蛋白尿史、输血史、家庭成员贫血史、地区流行性疾病（甲状腺功能低下、蚕豆病、疟疾史）等，体征中注意肝、脾、淋巴结肿大、紫癜、黄疸等。

(2) 根据 MCV、MCH、MCHC 和 RDW 等指数，结合血涂片中血细胞的形态学改变，可得出诊断的线索。结合病史，多数贫血诊断并不困难。

(3) 骨髓检验对了解贫血发生的原因和机制很有必要：如骨髓造血功能状况是增生或下降，各系统有核细胞百分率、粒红比例是否正常，有核细胞是否减少，淋巴细胞、组织细胞、浆细胞、嗜酸或嗜碱性粒细胞百分率正常与否，有无异常细胞出现等。除骨小粒涂片外，最好从骨髓不同部位同时取病理活检，并根据需要做特殊组织化学染色。

(4) 特殊检测：根据需要选择某些确诊试验，如了解铁的储存，血清铁蛋白检测和骨髓涂片做铁粒染色较为重要。诊断珠蛋白生成障碍性贫血可选用 Hb 电泳检测，但要分析病理基因，则应选择分子生物学方法；怀疑自身免疫性溶血性贫血应选择抗人球蛋白试验等。

(5) 其他检查：贫血常可有非血液系统疾病，如消化系统或泌尿系统肿瘤，虽然贫血不重，但病情可能很严重，需要慎重采用其他检查。

（杜 娟）

第二节 缺铁性贫血

缺铁性贫血（iron deficiency anemia，IDA）是由于多种原因造成人体铁的缺乏，发展到一定程度时就会影响血红蛋白的合成，使红细胞生成障碍而导致的一种小细胞、低色素性贫血。贫血早期可以没有症状或症状很轻，当缺铁严重或病情进展很快时，可出现一般慢性贫血症状，如皮肤和黏膜苍白、头晕、乏力等。另外由于组织缺铁、含铁酶的缺乏，临床上可出现消化系统症状如食欲缺乏、舌乳头萎缩、胃酸缺乏及神经系统症状，严重者可出现反甲。缺铁性贫血是贫血疾病中最常见的一种，可发生于各年龄组，女性患者多于男性，在婴幼儿、孕妇及育龄妇女中尤为多见。

一、病因及发病机制

1. 病因 如下所述。

(1) 铁摄入不足或需求量增加：见于哺乳期婴儿、生长发育期儿童和青少年，妊娠妇女及由于月经失血过多的青年妇女，如果长期食物中含铁不足，亦可发病。

(2) 铁吸收不良：见于胃肠切除手术、胃酸缺乏或长期严重腹泻者。因肠道对铁吸收障碍而发生缺铁性贫血者，最多见于胃切除患者包括胃全部切除、胃次全切除及伴迷走神经切断的胃肠吻合术。其原因是手术后食物进入空肠过速，铁吸收的主要场所十二指肠直接进入空肠，此外胃酸过低也可影响铁的吸收。

(3) 铁丢失过多：失血，尤其是长期慢性失血是缺铁性贫血最多见、最重要的原因，见于各种原因造成的消化道慢性失血、月经过多及血红蛋白尿等。

胃肠道出血是成年男性缺铁性贫血最常见病因，月经量过多是月经期妇女引起缺铁性贫血最主要原因。血红蛋白尿可造成慢性失铁，如阵发性睡眠性血红蛋白尿症患者。铁以血红蛋白、含铁血黄素和铁蛋白形式从尿中排出，这种患者常同时存在缺铁性贫血。

2. 发病机制 缺铁性贫血是体内慢性渐进性缺铁的发展结果。体内的这种慢性缺铁称为铁缺乏症，按病程可以分为 3 个阶段：①缺铁初期：此时仅有储存铁减少，血红蛋白和血清铁正常；②缺铁潜伏期：随着缺铁加重，骨髓、肝、脾等储铁器官中的铁蛋白和含铁血黄素消失，血清铁开始下降，转铁蛋白饱和度降低，但无贫血；③缺铁性贫血：骨髓幼红细胞可利用铁减少，红细胞数下降，开始多呈正细胞正色素性贫血，表现为轻度贫血，为早期缺铁性贫血。随着骨髓幼红细胞可利用铁缺乏，红细胞及血红蛋白进一步下降，各种细胞含铁酶亦渐减少或缺乏，同时骨髓代偿性增生，出现明显的小细胞低色素性贫血，即典型的缺铁性贫血，此时血清铁明显降低，甚至缺如，转铁蛋白饱和度也明显下降。

二、临床表现

缺铁性贫血患者的症状可因引起缺铁和贫血的原发性疾病、贫血本身引起的症状、组织中含铁酶和铁依赖酶活性降低引起的细胞功能紊乱所致。

有些患者就医的原因是原发疾病的表现，就诊时经检查发现有缺铁性贫血；也有不少患者是因贫血出现症状前来就医。因此，早期缺铁性贫血常无症状或有一些非特异性症状如容易疲劳、乏力，这些非特异性症状不一定和贫血程度相平行。

三、实验室检查

（一）血常规

患者贫血的程度不一，轻者为正细胞正色素性贫血，即平均红细胞体积（MCV）、平均红细胞血红蛋白（MCH）、平均红细胞血红蛋白浓度（MCHC）正常；重者呈典型的小细胞低色素性贫血，MCV、MCH、MCHC 均下降，且血红蛋白浓度的减少较之红细胞计数的减少更为明显。血涂片染色检查，红细胞体积偏小，大小不均，着色较浅，中心浅染区扩大，贫血严重者仅见红细胞胞质边缘一圈红色，呈环形；可以见到椭圆形红细胞、靶形红细胞及形状不规则的红细胞。引起小细胞低色素性贫血的机制有人认为是血红蛋白合成减少和幼红细胞的异常额外分裂所致，而红细胞大小不均及形态异常在缺铁性贫血早期正细胞正色素性贫血时即可出现。需要注意的是所用玻片不清洁或制片技术或染色原因等可能造成人为的中心浅染区扩大，其特点是中心浅染或空白区与边缘粉红色之间有明显的界线，像刀切一般；而缺铁性贫血中心浅染区扩大是从细胞中央向边缘逐渐加深，无明显界线可分。网织红细胞值正常或减低，急性失血造成的缺铁性贫血可轻度升高；铁剂治疗有效，网织红细胞计数可迅速升高，常于 1 星期左右达高峰，平均升高 6% ~8%，一般 <6%，这种反应只出现于 IDA 患者。

红细胞容积分布宽度（RDW）是反映红细胞的大小不均一性的指标，可以用于缺铁性贫血的诊断、鉴别诊断及疗效观察。绝大多数缺铁性贫血患者的 RDW 结果异常，一般认为，小细胞低色素性贫血而 RDW 正常的患者，缺铁性贫血诊断成立的可能性很小，发病率较低的小珠蛋白生成障碍性贫血也表现为小细胞低色素性，但 RDW 基本正常，有人认为这可以作为与缺铁性贫血相鉴别的指标。在对缺铁性贫血患者进行铁剂治疗过程中，RDW 先增高，而后逐渐下降至正常水平，并且增高早于 MCV、MCH、MCHC 的变化，下降至正常则晚于后者，与储存铁恢复正常的时间基本一致。所以 RDW 对缺铁性贫血患者诊断和疗效观察均敏感于 MCV、MCH、MCHC。RDW 可以较客观、定量地反映红细胞大小不均的程度，可以排除肉眼观察的主观性，但也应注意到 RDW 是一项非特异性的指标。另外红细胞分布直方图可以直观地显示红细胞大小分布情况，与 MCV 临床意义相似。可根据 RDW 结合 MCV 诊断缺铁性贫血。

患者白细胞和血小板一般无特殊改变，少数患者可略偏低。钩虫病引起的缺铁性贫血嗜酸粒细胞增高。在缺铁性贫血铁剂治疗过程中，白细胞和血小板可发生一过性减少。

（二）骨髓检查

缺铁性贫血患者呈增生性贫血骨髓象，红细胞系统增生活跃，幼红细胞体积偏小，边缘不整，核浆“发育不平行”呈“核老质幼”型，以中晚幼阶段为主。白细胞系统、巨核细胞系统形态及各阶段比例大致正常。

（三）铁代谢检查

1. 骨髓铁染色　缺铁性贫血患者骨髓单核－吞噬系统细胞的含铁血黄素多少可表明储存铁的状况，骨髓穿刺后的骨髓渣（骨髓小粒）经普鲁士蓝染色染成蓝色颗粒，为细胞外铁，一般认为它是判断铁缺乏症的上佳标准。缺铁性贫血患者绝大多数细胞外铁表现为阴性，有核红细胞内蓝色铁颗粒为细胞内铁，缺铁性贫血患者细胞内铁明显减少或缺如，这种含铁颗粒的铁粒幼红细胞内铁颗粒数目甚少，体积较小。骨髓铁染色是诊断缺铁性贫血一种直接而可靠的实验室检查方法。

研究认为铁染色用未经脱钙处理的骨髓活检切片标本比涂片更客观地反映患者缺铁情况，因为有少部分缺铁性贫血患者涂片显示铁染色正常，而切片则显示缺铁。

（1）原理：细胞外含铁血黄素和幼红细胞内的铁与酸性亚铁氰化钾发生普鲁士蓝反应，形成蓝色的亚铁氰化铁沉淀，定位于含铁的部位。①细胞外铁：细胞外铁呈蓝色的颗粒状、小珠状或团块状，主要存在于巨噬细胞的胞质内，有时也见于巨噬细胞外。②细胞内铁：胞质内出现蓝色颗粒的幼红细胞称为铁粒幼红细胞；当幼红细胞质内的蓝色铁颗粒6个以上，并围绕于核周排列成环形者称为环铁粒幼细胞。③铁粒红细胞：含有蓝色铁颗粒的成熟红细胞称为铁粒红细胞。

（2）参考值：①细胞外铁：（+）~（++），大多为（++）；②细胞内铁：铁粒幼红细胞19%~44%。

由于各实验室的实验条件不同，参考值也可有差异，应建立本实验室的正常值。

（3）临床意义：①缺铁性贫血时，骨髓细胞外铁明显减低，甚至消失；铁粒幼红细胞的百分率减低。经有效铁剂治疗后，细胞外铁增多。因此铁染色可作为诊断缺铁性贫血及指导铁剂治疗的重要方法，有人认为骨髓铁染色是缺铁性贫血诊断的金标准。②铁粒幼细胞性贫血时，出现较多环铁粒幼红细胞，铁粒幼红细胞也增多，其所含铁颗粒的数目也较多，颗粒也粗大，有时还可见铁粒红细胞。因此铁染色可作为诊断铁粒幼细胞性贫血的重要方法。③骨髓增生异常综合征时，铁粒幼红细胞的百分比可增高，其所含铁颗粒的数目可增多，环铁粒幼红细胞常见。在铁粒幼细胞难治性贫血，环铁粒幼红细胞在15%以上。④非缺铁性贫血如溶血性贫血、营养性巨幼细胞性贫血、再生障碍性贫血和白血病，细胞外铁正常或增高，细胞内铁正常或增高。⑤感染、肝硬化、慢性肾炎或尿毒症、血色病及多次输血后，骨髓细胞外铁增加。

2. 血清铁蛋白（SF） SF含量也能准确反映体内储存铁情况，与骨髓细胞外铁染色具有良好的相关性，甚至SF反映体内储存铁可能比后者更准确。SF减少只发生于铁缺乏症，单纯缺铁性贫血患者的SF一般在10~20pg/mL或以下，而伴有慢性感染、活动性肝病、恶性肿瘤、组织破坏、甲状腺功能亢进或铁剂治疗后SF可正常或增高。SF的测定是诊断缺铁性贫血最敏感、可靠的方法。临床测定SF常用的方法是竞争的放射免疫法，SF商品试剂盒的质量是测定结果准确性的关键。

（1）原理：铁蛋白的检测常采用固相放射免疫法，利用兔抗人铁蛋白抗体与铁蛋白相结合，再用^{125}I标记兔抗人铁蛋白抗体与固相上结合的铁蛋白相结合，除去未结合的过多的放免标志物，洗脱结合放免标记的铁蛋白，用γ计数器与标准曲线比较。

（2）参考值：正常成人为14~300μg/L，小儿低于成人，青春期至中年，男性高于女性。

（3）临床意义：①降低见于缺铁性贫血早期、失血、营养缺乏和慢性贫血等；②增高见于肝脏疾病、血色病、急性感染和恶性肿瘤等。

3. 红细胞碱性铁蛋白（EF） EF是幼红细胞合成血红蛋白后残留的微量的铁蛋白，与铁粒幼红细胞数量呈良好的平行关系。EF对缺铁性贫血敏感性低于血清铁蛋白，但EF较少受某些疾病因素的影响。缺铁性贫血患者伴发慢性感染时血清铁蛋白正常或增高，而EF则明显降低。EF测定方法与血清铁蛋白类似，但测定影响因素相对较多，临床应用受到限制。

4. 血清铁（SI）、总铁结合力（TIBC）及转铁蛋白饱和度（TS） 缺铁性贫血患者的SI明显减少，总铁结合力增高，TS减低。SI、TS受生理、病理因素影响较大，其敏感性、特异性均低于血清铁蛋白；总铁结合力较为稳定，但反映储存铁变化的敏感性也低于血清铁蛋白。临床上这3项指标同时检测，对鉴别缺铁性贫血、慢性疾病引起的贫血和其他储铁增多的贫血仍有价值。

（1）血清铁测定

1）原理：ICSH推荐的血清铁检测方法是在三氯醋酸存在的条件下，加少量硫脲，通过抗坏血酸的还原作用，与转铁蛋白结合的Fe^{3+}变为Fe^{2+}，并与显色剂如菲咯嗪生成红色化合物，同时作标准对照，于562nm比色，计算出血清铁量。

2）参考值：成年男性为11～30μmol/L，女性：9～27μmol/L。

3）临床意义：①血清铁均值为20μmol/L，上限为32μmol/L。出生1个月为22μmol/L，比成人略高；1岁后小儿时期约12μmol/L。血清铁经常在变化，单项测定意义不大。②血清铁降低见于缺铁性贫血、失血、营养缺乏、发炎、感染和慢性病。③血清铁增高见于肝脏疾病、造血不良、无效性增生、慢性溶血、反复输血和铁负荷过重。

（2）血清总铁结合力检测

1）原理：总铁结合力（total iron binding capacity，TIBC）需先测血清铁，再于血清内加入已知过量铁溶液，使其与未饱和的转铁蛋白结合，再加入吸附剂如轻质碳酸镁除去多余的铁。按此法检测总铁结合力，再减血清铁，则为未饱和铁结合力（UIBC）。

2）参考值：血清总铁结合力48.3～68.0μmol/L。

3）临床意义：①增高见于缺铁性贫血、红细胞增多症。②降低或正常见于肝脏疾病、恶性肿瘤、感染性贫血、血色病和溶血性贫血，显著降低者见于肾病综合征。

（3）转铁蛋白饱和度检测

1）原理：转铁蛋白饱和度简称铁饱和度，可由计算得出。

2）计算：转铁蛋白饱和度（TS）（%）＝（血清铁/总铁结合力）×100。

3）参考值：20%～55%（均值男性34%，女性33%）。

4）临床意义：①降低见于缺铁性贫血（TS小于15%），炎症等。②增高见于铁利用障碍，如铁粒幼细胞贫血、再生障碍性贫血；铁负荷过重，如血色病早期，储存铁增加不显著，但血清铁已增加。

（4）转铁蛋白检测

1）原理：转铁蛋白（serum transferin）检测可采用多种方法，如免疫散射比浊测定法、放射免疫测定法和电泳免疫扩散法。免疫散射比浊测定法利用抗人转铁蛋白血清与待检测的转铁蛋白结合形成抗原抗体复合物，其光吸收和散射浊度增加，与标准曲线比较，可计算出转铁蛋白值。

2）参考值：免疫比浊法28.6～51μmol/L。

3）临床意义：①增高见于缺铁性贫血、妊娠。②降低见于肾病综合征、肝硬化、恶性肿瘤、炎症等。

5. 红细胞游离原卟啉（FEP）　缺铁性贫血患者由于铁缺乏，血红蛋白合成减少，造成红细胞内FEP的蓄积，所以FEP可以间接反映铁的缺乏。FEP对缺铁性贫血敏感性仅次于血清铁蛋白和EF，但是铅中毒、红细胞生成性卟啉病、骨髓增生异常综合征（MDS）等可见FEP增高，而红细胞游离原卟啉/血红蛋白的比值变化对诊断缺铁性贫血的敏感性比红细胞游离原卟啉高。

红细胞游离原卟啉与锌离子结合生成锌原卟啉（ZPP），缺铁性贫血患者锌原卟啉增高。

（1）原理：红细胞内的原卟啉络合铁形成血红素，选用抗凝血分离红细胞，用酸提取原卟啉。利用荧光光度计检测其所发荧光峰值，与标准品比较，计算出红细胞内游离原卟啉（FEP）含量。红细胞内绝大部分原卟啉与锌离子络合成锌原卟啉（ZPP），测定时ZPP可变成FEP，两者意义相同。

（2）参考值：①男性：FEP（0.78±0.22）μmol/L红细胞。②女性：（1.0±0.32）μmol/L红细胞。

（3）临床意义：①FEP或ZPP增高见于缺铁性贫血、铁粒幼细胞性贫血，特别是铅中毒时增高显著，可能与铁络合酶被抑制、阻滞了铁的转运有关。另见于先天性铁络合酶缺陷症、无效造血和吡多醇缺乏症。②FEP/Hb比值更敏感，可作为鉴别参考。缺铁性贫血时FEP/Hb大于4.5μg/gHb；铅中毒时FEP/Hb更高。

6. 红细胞寿命测定　本实验测定较为烦琐，且影响因素较多，故实际应用较少。缺铁性贫血患者的红细胞寿命缩短。

四、诊断标准

缺铁性贫血的诊断应包括确定贫血是否是因缺铁引起的和查找缺铁的原因。根据病史、临床症状、体征及相关的检验，缺铁性贫血诊断并不困难。但除小儿缺铁性贫血患者外，目前国内还没有完全统一的诊断标准。在临床工作中形成的一系列比较完备的诊断方法，总的一条原则就是患者为小细胞低色素性贫血，又有铁缺乏的证据，即可诊断缺铁性贫血。

1. 国内诊断标准　以患者存在缺铁因素和临床小细胞低色素贫血为主。

（1）小细胞低色素性贫血：男性 Hb < 120g/L，女性 Hb < 110g/L，孕妇 Hb < 100g/L；MCV < 80fl，MCH < 26pg，MCHC < 0.31；红细胞形态可有明显小细胞低色素性的表现。

（2）铁缺乏因素：患者铁摄入量不足，主要是乳制品、动物蛋白和蛋类食品的缺乏；铁需要量增加，主要发生在学龄前儿童、孕妇、哺乳期妇女；铁吸收障碍，消化道慢性炎症和转铁蛋白异常；铁丢失过多，常发生于消化道慢性失血患者和月经量过多的妇女。

（3）临床表现：患者一般仅有乏力、食欲缺乏、吞咽困难、舌萎缩；较严重的患者可出现反甲、头晕，儿童患者则可能出现精神症状或智力发育迟缓。

（4）铁代谢检查异常：患者主要呈现骨髓细胞外铁阴性，细胞内铁明显减少；血清铁蛋白 < 14μg/L（女性 < 10g/L）；血清铁 < 10μmol/L（女性 < 8μmol/L）；血清总铁结合力 > 70μmol/L（女性 > 80μmol/L）；转铁蛋白饱和度 < 15%；游离原卟啉 > 0.9μmol/L。

（5）铁剂治疗有效：临床上对怀疑为缺铁性贫血的患者可用硫酸亚铁诊断性治疗，一般为每次 0.2 ~ 0.3g，每日 3 次口服，3d 后网织红细胞计数百分比即可上升，治疗 5 ~ 10d 时，网织红细胞百分比最高，平均为 6% ~ 8%，但很快网织红细胞计数又可降至正常水平。这是缺铁性贫血的特异性反应，对缺铁性贫血的诊断是可靠且简便的方法。

符合上述（1）和（2）~（5）中任 2 条以上者可诊断为缺铁性贫血。临床工作中常采用血常规、骨髓、两种以上铁指标联合检查，以提高诊断的准确率。

2. 国外诊断标准　患者为低色素性贫血，且伴有缺铁因素和符合下述铁代谢指标中的任何 3 项者即可诊断为缺铁性贫血：①血清铁 < 8.95μmol/L；②转铁蛋白饱和度 < 0.15；③血清铁蛋白 < 12U/L；④红细胞游离原卟啉 > 1.26μmol/L；⑤RDW ≥ 0.14，MCV < 80fl。

五、鉴别诊断

缺铁性贫血需与下列疾病相鉴别。

1. 慢性感染性贫血　患者多为小细胞正色素性贫血，骨髓或血涂片粒细胞有感染中毒改变，骨髓铁染色增高，血清铁蛋白正常或增高，血清铁、转铁蛋白饱和度降低，总铁结合力正常或降低。

2. 铁粒幼细胞性贫血　因患者血红素不能正常合成导致铁利用障碍，血涂片中可见特征性的双形红细胞，骨髓内见多量环铁粒幼红细胞。血清铁蛋白升高，血清铁升高，总铁结合力降低。

3. 珠蛋白生成障碍性贫血　患者血红蛋白电泳异常，血涂片中可见多量靶形红细胞，RDW 多在正常水平，骨髓铁染色增高。

4. 巨幼细胞性贫血　缺铁性贫血患者同时有叶酸或维生素 B_{12} 缺乏者，可并发巨幼细胞贫血，此时具有两种贫血的特点，可掩盖缺铁性贫血的血涂片和骨髓片细胞典型形态，可借助骨髓铁染色和血清铁蛋白鉴别之。

六、疗效标准

1. 治疗反应　患者铁剂治疗后血红蛋白升高 15g/L，认为治疗有效；上升 20g/L 以上则更可靠。

2. 符合下面标准者为治愈　①临床症状完全消失；②血常规恢复，血红蛋白升至正常值以上；③铁指标均恢复至正常，血红蛋白恢复以后要继续补充铁剂，直至储存铁的量也恢复正常；④引起缺铁的原发病治愈，病因消除，否则疗效不能持久。

（杜　娟）

第三节 巨幼细胞性贫血

巨幼细胞性贫血（megaloblastic anemia，MgA）是指叶酸、维生素 B_{12} 缺乏或其他原因引起 DNA 合成障碍所致的一类贫血。该病以患者骨髓中出现巨幼细胞为共同特点，外周血表现为大细胞性贫血，平均红细胞体积（MCV）及平均红细胞血红蛋白（MCH）均高于正常。国内以叶酸缺乏的巨幼细胞性贫血为多见。

一、病因及发病机制

叶酸必须由食物中获得，在小肠中被吸收，在肝脏内被还原为四氢叶酸等形式储存或到各组织发挥作用。维生素 B_{12} 也主要是从食物中获取，其吸收有赖于胃底壁细胞分泌的内因子和回肠特异性受体，食物中的维生素 B_{12} 与内因子结合后在回肠下端与内因子特异性受体接触后，维生素 B_{12} 分离出来并被吸收入血，随血液循环被运送到各组织，或储存于肝脏。二者均为 DNA 合成的必需物质。

1. 病因 如下所述。

（1）叶酸缺乏的巨幼细胞贫血：叶酸缺乏的原因有：①摄入量不足，多与营养不良、偏食、婴儿喂养不当、食物热处理过度等有关，这是最主要的原因；②需要量增加或消耗过多，如妊娠、哺乳期妇女、婴幼儿、慢性溶血性贫血、恶性肿瘤；③吸收不良，胃、小肠切除术后及乳糜泻；④药物原因，如叶酸拮抗剂、抗惊厥药物、抗疟药、抗结核药物等。

（2）维生素 B_{12} 缺乏的巨幼细胞贫血：维生素 B_{12} 的缺乏多与胃肠道功能紊乱有关，其原因为：①内因子缺乏，如恶性贫血、胃切除术后；②肠黏膜吸收功能障碍；③寄生虫或细菌的竞争。此外长期素食者偶尔也可发生本病。

（3）叶酸及维生素 B_{12} 治疗无效的巨幼细胞贫血：一部分巨幼细胞性贫血对叶酸及维生素 B_{12} 治疗均不发生反应，血清中叶酸及维生素 B_{12} 水平正常或偏高，患者巨幼细胞形态也不像叶酸、维生素 B_{12} 缺乏者典型，有人称之为“类巨幼样变”。大致分三类：①抗代谢药物诱发的巨幼细胞增生症，如巯基嘌呤、5-氟-2′去氧尿嘧啶、阿糖胞苷、羟基脲等；②骨髓增生异常综合征和红白血病、红血病；③先天性代谢障碍，如遗传性乳清酸尿症。

2. 发病机制 四氢叶酸和维生素 B_{12} 都是 DNA 合成过程中的辅酶，叶酸缺乏使脱氧胸腺嘧啶核苷酸（dTMP）生成减少，而 dTMP 是 DNA 合成的必需物质，这样就使 DNA 合成受阻；维生素 B_{12} 缺乏使四氢叶酸生成不足，还影响甲基丙二酰辅酶 A 转变为琥珀酰辅酶 A，这两种物质的缺乏引起贫血的机制，是因为减慢了 DNA 合成速度，细胞增生的 S 期延长，细胞核内 DNA 的含量虽多于正常，但未能达到倍增程度，导致细胞核增大而不能迅速分裂，核内更多的 DNA 加上其自身合成的修复机制，使链呈松螺旋及解链状态，表现为光镜下的疏松网状结构。因蛋白质及 RNA 合成相对较好，致使核质发育不平衡，呈“核幼质老”型。这种改变几乎发生在人体所有细胞和组织，但以造血组织最为严重，骨髓中出现典型改变的巨幼红细胞。由于叶酸、维生素 B_{12} 缺乏时合成的 DNA 存在结构上的缺陷，重螺旋化时易受机械性损伤和酶的破坏，进而染色体断裂，使细胞未能成熟就已被破坏，造成无效性造血，所以部分患者可发生轻度溶血、黄疸。类似情况也发生于粒细胞系统细胞和巨核细胞，但不如红细胞系统严重。维生素 B_{12} 缺乏时，血中甲基丙二酸大量聚积，可形成异常脂肪酸，进入髓磷脂使神经系统受累，引起后侧束亚急性联合病变，出现神经、精神症状。

叶酸、维生素 B_{12} 治疗无效的巨幼细胞贫血，虽然不是由于两者的缺乏造成，但其基本原因也是影响 DNA 合成。

二、临床表现

1. 血液系统表现 起病一般缓慢，逐渐发生贫血的症状。由于无效性造血及成熟的红细胞寿命缩短，可有黄染，因此皮肤、黏膜常呈柠檬色。叶酸缺乏的患者，如未能及时诊治，后期病情将发展迅速。这是由于消化道黏膜上皮细胞的DNA合成障碍，发生巨幼变及萎缩后发生的一系列消化道症状，使叶酸的摄入及吸收均锐减，叶酸缺乏迅速加重，症状日趋严重，可出现全血细胞的减少。由于血小板的减少，可有紫癜、鼻出血及月经过多等出血的表现。

2. 消化道表现　如上所述，DNA合成的障碍也影响到增生旺盛的上皮细胞，如口腔黏膜、舌乳突及胃肠道的黏膜上皮细胞，使之发生萎缩，出现一系列的表现，如舌乳突萎缩，舌面呈苍白光滑或红而光滑称为“牛肉样舌”，急性者可有舌痛；食欲下降、恶心，严重者甚至呕吐。叶酸缺乏者常有腹胀、腹泻，粪便量多稀糊状，为吸收不良的表现。维生素 B_{12} 缺乏时可有便秘。脾脏可轻度增大，经B超探测肿大者约占1/3，但临床仅约10%脾可触及。

3. 神经、精神的异常表现　如下所述。

（1）叶酸缺乏时可有易激动、易怒、精神不振，缺乏程度严重时，甚至出现妄想狂等精神症状。

（2）维生素 B_{12} 缺乏时由于髓鞘质合成障碍，末梢神经、脊髓以及脑部均可遭到损害。侵及脊髓后索及侧索即称为脊髓联合变，患者可发生下列神经系异常：对称性的感觉异常并有本体感觉（尤其是振动感）、触觉及痛觉的障碍，以及味觉、嗅觉障碍，共济失调，步态不稳。肌腱反射初可减低，当肌痉挛、肌张力增加时，肌腱反射即亢进，肌力减弱。可有大、小便失禁，视力可下降，视神经萎缩。精神状态的异常可有以下的表现：易倦，善忘，举止迟钝，定向力障碍，精神抑郁、忧心忡忡、躁动不安、失眠，喜怒无常、谵妄、幻觉症、迫害狂、躁狂、妄想痴呆，恐慌症。维生素 B_{12} 缺乏时所发生的神经精神的异常可发生在贫血的症状出现之前，而易导致延误诊断。经注射维生素 B_{12} 后，精神症状好转快，但神经损伤的恢复则较慢，因为髓鞘质合成障碍后神经元轴突遭到破坏，其恢复很慢，尤其在疾病晚期，神经已遭到严重的损伤，其恢复更慢，甚至不能完全恢复而终身致残。

4. 其他　免疫力下降，易患感染。叶酸缺乏时常有明显的体重下降；维生素 B_{12} 缺乏时可有皮肤色素改变等。

三、实验室检查

1. 血常规　患者贫血程度不等，多较严重。属大细胞正色素型贫血，平均红细胞体积（MCV）大，平均红细胞血红蛋白（MCH）升高，而平均红细胞血红蛋白浓度（MCHC）可正常；血涂片红细胞大小明显不均，且形态不规则，以椭圆形大细胞居多，着色较深，嗜多色性、嗜碱点彩红细胞增多，可见少量有核红细胞及Howell－Jolly小体。网织红细胞绝对值减少，百分率偏低，但亦可正常或略偏高。白细胞及血小板常有轻度减少。中性分叶核粒细胞胞体偏大，分叶过多，5叶以上者>3%，多者可达6～9叶或以上，偶见中、晚幼粒细胞。血小板亦可轻度减少，可见巨大血小板。

2. 骨髓象　骨髓增生明显活跃，幼红细胞大小不等，以大为主，核浆“发育不平行”，呈“老浆幼核”现象，细胞形态呈典型的巨幼改变，粒细胞系统、巨核细胞系统形态呈巨幼性改变。成熟红细胞、粒细胞、血小板形态变化与血常规相同。

3. 叶酸及维生素 B_{12} 的检验　如下所述。

（1）叶酸测定：对巨幼细胞贫血患者的叶酸测定方法有生物学法和放射免疫法，后者操作简便，时间短，影响因素少，更适合临床应用。有专门的叶酸测定试剂盒，其原理为用 ^{125}I 标记的叶酸及叶酸抗体与标本中叶酸共同作用，即用竞争法测定叶酸含量。标本溶血对血清叶酸的结果影响较大。

必须注意的是要同时测定血清和红细胞的叶酸，因为红细胞叶酸不受当时叶酸摄入情况的影响，能反映机体叶酸的总体水平及组织的叶酸水平。

血清（红细胞）叶酸检测：

1）原理：放射免疫法用核素与叶酸结合，产生 γ 放射碘叶酸化合物，放射活性与受检血清（红细胞）叶酸含量成反比，与已知标准管对照，换算出叶酸含量。

2）参考值：血清叶酸6～21ng/mL，红细胞叶酸100～600ng/mL。

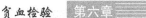

3）临床意义：①患者血清和红细胞的叶酸水平下降，红细胞与血清的叶酸浓度相差几十倍。身体组织内叶酸已缺乏但尚未发生巨幼红细胞贫血时，红细胞叶酸测定对于判断叶酸缺乏与否，尤其有价

值。②在维生素 B_{12} 缺乏时，红细胞叶酸亦降低。

（2）维生素 B_{12} 测定：维生素 B_{12} 测定方法与叶酸相似，常用竞争放射免疫法。血清维生素 B_{12} 测定影响因素较多，其特异性不及叶酸测定，应结合临床及其他检查综合分析判断是否巨幼细胞贫血。

血清维生素 B_{12} 检测：

1）原理：放射免疫法用已知量有放射活性的维生素 B_{12}，加受检者无放射活性 B_{12} 血清稀释，与结合蛋白结合，检测其放射活性，其量与受检血清 B_{12} 含量成反比，与标准管作对照，换算出维生素血清 B_{12} 的含量。

2）参考值：100～1 000pg/mL。

3）临床意义：血清维生素 B_{12} 小于100～140pg/mL，见于巨幼细胞性贫血、脊髓侧束变性、髓鞘障碍症。

（3）诊断性治疗试验：本法简单易行，准确性较高，对不具备进行叶酸、维生素 B_{12} 测定的单位可用以判断叶酸或维生素 B_{12} 的缺乏情况，从而达到诊断巨幼细胞贫血的目的。方法是给患者小剂量叶酸或维生素 B_{12} 使用7～10d，观察疗效反应，若4～6d后网织红细胞上升，应考虑为相应的物质缺乏。本试验须注意饮食的影响。

小剂量叶酸对维生素 B_{12} 缺乏的巨幼细胞性贫血无效，而用药理剂量的叶酸亦可有效，但同时可加重患者神经系统症状，因为此时增加了造血系统对维生素 B_{12} 的利用，使维生素 B_{12} 更加缺乏。因此本实验不仅可用于诊断叶酸缺乏，还可与维生素 B_{12} 缺乏作鉴别。

（4）叶酸或维生素 B_{12} 吸收试验：用于检测患者对叶酸或维生素 B_{12} 的吸收功能。

1）原理：本试验目的是测定叶酸、维生素 B_{12} 吸收是否正常。用核素 ^{3}H 标记的叶酸40μg/kg，一次口服后肌内注射无标记叶酸15mg，测定尿粪中的放射性反映叶酸的吸收；给患者口服核素 ^{57}Co 标记的维生素 B_{12} 0.5μg，2h后肌内注射未标记的维生素 B_{12} 1mg，收集24h尿测定 ^{57}Co 排出量反映维生素 B_{12} 的吸收。

2）参考值：正常人从尿中排出口服叶酸剂量的32%～41%；排出维生素 B_{12} 大于7%。

3）临床意义：叶酸吸收障碍者从尿中排出小于26%，粪中排出大于60%。巨幼细胞性贫血维生素 B_{12} 排出小于7%，恶性贫血患者小于5%。

（5）甲基丙二酸测定：维生素 B_{12} 缺乏患者，血清和尿内该物质水平增高。

1）原理：D－甲基丙二酰辅酶A转变为琥珀酰辅酶A的异构化过程中需要辅酶维生素 B_{12}，当维生素 B_{12} 缺乏时，D－甲基丙二酰辅酶A增高，水解后成为甲基丙二酸。口服缬氨酸10g，收集24h尿测定甲基丙二酸盐的排出量。

2）参考值：正常人0～3.4mg/24h。

3）临床意义：在维生素 B_{12} 缺乏早期，骨髓细胞出现巨幼变之前，本试验可出现阳性，甲基丙二酸盐的排出量增高，可达300mg/24h。

（6）组氨酸负荷试验

1）原理：叶酸缺乏时，组氨酸转变为谷氨酸的过程受阻，代谢中间产物亚氨甲基谷氨酸（formimino－glutamate，FIGlu）产生增加，大量从尿中排出。受检查者口服组氨酸20g，测定24h尿中FIGlu。

2）参考值：正常人约5mg/24h。

3）临床意义：叶酸缺乏的巨幼细胞贫血者尿中有大量FIGlu排出，大于1g/24h。

4. 胆红素测定　巨幼细胞性贫血可因无效造血伴发溶血，血清间接胆红素可轻度增高。

其他还有胃液分析，胃液量减少，游离酸减少，组氨酸负荷试验、血清半脱氨酸测定水平升高；血清内因子阻断抗体试验呈阳性；内因子测定水平下降等。

四、诊断标准

巨幼细胞性贫血的诊断一般并不困难，根据典型的血常规和骨髓中的巨幼细胞，诊断即可成立。然后要明确其原因，是叶酸的缺乏还是维生素 B_{12} 的缺乏所致，是单纯的营养缺乏还是继发于其他基础疾病，这些都与治疗及预后有关。单纯用形态学检验是无从区分的，若根据病史、体征及某些实验室检查及小剂量诊断性治疗试验的结果，加以综合分析，两者是可以鉴别的，其中叶酸、维生素 B_{12}测定有重要鉴别价值，而小剂量诊断性治疗试验因其方便实用，即便对具有叶酸、维生素 B_{12}测定条件的单位，也是一种常用方法。

1. 国内诊断标准　如下所述。

（1）临床表现：①一般有慢性贫血症状；②有消化道症状，食欲缺乏或消化不良，舌痛、舌红、舌乳头萎缩较常见；③神经系统症状：多见于维生素 B_{12}缺乏者，恶性贫血者本症状典型。

（2）实验室检查：①大细胞性贫血，平均红细胞体积（MCV）>100fl，多数红细胞为大的椭圆形。②白细胞和血小板可减少，中性分叶核分叶过多。③骨髓呈巨幼细胞贫血形态改变。④叶酸测定，血清叶酸<6.91nmol/L，红细胞叶酸<227nmol/L。⑤血清维生素 B_{12}测定<74～103pmol/L，红细胞叶酸<227nmol/L。⑥血清维生素 B_{12}测定<19.6pmol/L。⑦血清内因子阻断抗体阳性。⑧放射性维生素 B_{12}吸收试验，24h 尿中排出量<4%，加内因子后可恢复正常（>7%）；用放射性核素双标记维生素 B_{12}进行吸收试验，24h 维生素 B_{12}排出量<10%。

具备上述（1）的①或②，和（2）的①、③或②、④者诊断为叶酸缺乏的巨幼细胞性贫血；具备上述（1）的①或②，和（2）的①、③或②、⑤者诊断为维生素 B_{12}缺乏的巨幼细胞性贫血；具备上述（1）的①、②、③，和（2）的①、③、⑥、⑦者怀疑有恶性贫血，⑧为确诊试验。

2. 国外诊断标准　国外标准与国内标准基本相同，另外增加一些特殊试验。

（1）叶酸缺乏的巨幼细胞性贫血：①红细胞叶酸测定<317.8～363.2nmol/L；②血清半胱氨酸增高；③脱氧尿嘧啶核苷抑制试验异常，可被叶酸纠正；④叶酸诊断性治疗有效。

（2）维生素 B_{12}缺乏的巨幼细胞性贫血：①血清维生素 B_{12}测定<111～148pmol/L；②血清甲基丙二酸增高；③脱氧尿嘧啶核苷抑制试验异常，可被维生素 B_{12}纠正；④维生素 B_{12}诊断性治疗有效。

（3）恶性贫血：胃液内因子测定<200U/h。

五、鉴别诊断

由于巨幼细胞性贫血是 DNA 合成障碍所致，骨髓可有两系统血细胞或三系统血细胞受累，全身其他系统亦可出现相应临床症状，所以本病常需与下列有相似特征的疾病相鉴别。

1. 全血细胞减少性疾病　部分巨幼细胞性贫血患者可表现有明显的全血细胞减少，应与再生障碍性贫血等病相鉴别，骨髓常规检查两者有明显区别。

2. 消化系统疾病　消化道症状明显的或继发于消化系统疾病的巨幼细胞性贫血应与消化系统疾病相鉴别，如胃及十二指肠溃疡、胃癌、肝脾疾病等，鉴别方法主要是骨髓检查。

3. 神经系统疾病　维生素 B_{12}缺乏的巨幼细胞性贫血因有明显的神经症状，易误诊为神经系统疾病，可以血清维生素 B_{12}水平测定相鉴别。

4. 骨髓增生异常综合征（MDS）及急性红白血病（$AmL-M_6$）　这两种疾病患者细胞也可出现巨幼样变，分叶核细胞分叶过多等特征，但其红细胞巨幼样改变一般没有巨幼细胞性贫血的明显；骨髓增生异常综合征和急性红白血病还有髓系原始细胞增多、细胞形态畸形等改变，对叶酸、维生素 B_{12}治疗无效等特征。

5. 无巨幼细胞增多的大细胞性贫血　如网织红细胞增多症、部分肝脏疾病、酒精中毒、骨髓增殖性疾病、部分骨髓增生异常综合征等，这些疾病除有其自身特点外，大红细胞一般不如巨幼细胞贫血明显，且呈圆形而非卵圆形，中性粒细胞无分叶过多现象，也不累及其他血细胞。

6. 溶血性贫血　巨幼细胞性贫血因无效造血出现溶血黄疸等症状，但溶血性贫血一般黄疸较重，网织红细胞升高明显，骨髓检查及其他溶血试验可与巨幼细胞性贫血相鉴别。

六、疗效标准

1. 国内标准　如下所述。

（1）有效：经过治疗后患者的临床贫血及消化系统症状消失；血常规恢复正常，粒细胞分叶过多现象消失；骨髓象恢复正常。

（2）部分有效：经过治疗后患者的临床症状明显改善；血红蛋白可上升30g/L；骨髓细胞形态基本正常。

（3）无效：经过治疗后患者的临床、血常规、骨髓象均无改变。

2. 国外标准　对巨幼细胞性贫血患者的疗效标准只有无效和有效之分，认为经相应治疗后，临床症状得到改善，出现网织红细胞的典型反应，血红蛋白随之上升，血常规逐渐恢复，即为治疗有效。

（杜　娟）

第四节　再生障碍性贫血

再生障碍性贫血（aplastic anemia，AA），简称再障，是由多种原因引起的骨髓造血干细胞及造血微环境的损伤，以致骨髓造血组织被脂肪代替引起造血功能衰竭的一类贫血。其特征是全血细胞减少，进行性贫血、出血和继发感染，患者以青壮年居多，男性多于女性。

一、病因

再生障碍性贫血是表示骨髓造血功能衰竭的一组综合征，按其发病原因，可分为体质性（先天性）再生障碍性贫血和获得性再生障碍性贫血。通常所说的再生障碍性贫血是指后者，又可分为原发性再生障碍性贫血（未能查明原因的再生障碍性贫血或现在还未被人们认识到），继发性再生障碍性贫血指有某些化学物质和药物，如（氯霉素、苯等）、电离辐射、生物因素（如病毒性肝炎、结核等）以及妊娠、阵发性睡眠性血红蛋白尿症（PNH）等。统计资料表明，原发性再生障碍性贫血所占比例逐渐下降，继发性再生障碍性贫血有增多趋势。

二、发病机制

再生障碍性贫血是再生障碍性贫血致病因素作用于人体而导致的，其机制复杂，往往是多方面作用的结果，目前公认的有造血干细胞缺乏、造血微环境的缺陷、免疫机制异常等。

1. 造血干细胞受损　再生障碍性贫血患者的造血干细胞数量减少，或者有分化成熟障碍。用培养的方法证明再生障碍性贫血患者骨髓和血中粒细胞-单核细胞集落生成单位（CFU-GM）、红细胞集落生成单位（CFU-E）、巨核细胞集落生成单位（CFU-Meg）都减少；再生障碍性贫血的骨髓增生减低及淋巴组织萎缩，全身的淋巴细胞系也是减少的，这也很可能是由于多能干细胞的减少之故。从治疗的角度看，输入同种异基因骨髓亦即输入干细胞可使患者造血功能恢复，也证实再生障碍性贫血时干细胞的缺乏。

2. 造血微环境的缺陷　少数再生障碍性贫血患者骨髓体外细胞培养生长良好，但移植得到的干细胞却不能很好增殖，对这种患者进行骨髓基质移植能使患者骨髓生长，据此认为这些患者有造血微环境的缺陷。

3. 体液因素调节异常　再生障碍性贫血患者血清中造血调节因子活性增加，如集落刺激因子、红细胞生成素，有学者认为这些因子不能被运输至骨髓，而有学者认为这是患者的继发性代偿反应。少数患者造血负调控因子水平增高，如干扰素（INF）、白介素-2（IL-2）、前列腺素（PGE）等。

4. 细胞免疫机制异常　部分患者存在T淋巴细胞介导的免疫抑制。一部分患者抑制性T淋巴细胞活性增强，抑制自身或正常人骨髓造血细胞的增殖，有人认为再生障碍性贫血患者CD47CD8细胞比例无明显失衡，其骨髓抑制作用主要与活化的细胞毒性T淋巴细胞（TCL）有关。用免疫抑制药或ATG

治疗可取得较好疗效。

其他如单核细胞抑制作用，第二信使 cAMP 水平下降，也被认为与再生障碍性贫血发病有关。

三、病理生理

再生障碍性贫血的主要病变包括造血功能障碍、止血机制异常及免疫功能降低 3 个方面。

1. 造血功能障碍　如下所述。

（1）造血组织的病变：骨髓增生减低，长管状骨多完全变为脂肪髓而呈蜡黄色油胨状，严重病例扁平骨亦变为脂肪髓。有的在脂肪髓中散在一些造血灶，造血灶中包括不同比例的造血细胞成分，但仍可见有较多的淋巴细胞及浆细胞，其增生程度可接近或超过正常。

（2）无效性红细胞生成和无效性血红素合成：慢性再生障碍性贫血骨髓虽有代偿性增生的部位，但此部位可能有无效性红细胞生成。

（3）其他：如肾上腺皮质萎缩，重量减轻，皮质细胞内的脂肪、脂质及胆固醇含量均较多。肾上腺皮质分泌增加，但储备能力降低。患者血浆及血细胞的 CAMP 含量降低。男性患者睾丸萎缩，血清睾酮减低，雌二醇增加，这更不利于造血。

2. 止血机制异常　部分患者凝血时间延长，凝血活酶生成障碍，少数患者血中出现类肝素抗凝物质。蛋白 C 含量及抗凝血酶活性增高。血小板除数量减少外，其体积变小，形态不规则，突起少，胞质透明，颗粒减少或消失，其黏附性、聚集性及血小板因子Ⅲ明显低于正常。微血管功能方面有不同程度改变。因此可出现广泛出血。

3. 免疫功能降低　患者的粒细胞减少，其碱性磷酸酶阳性率和阳性指数增加，可能和细胞衰老有关。淋巴细胞绝对值减少，T 细胞、B 细胞均减少，T_8 增加，T_4/T_8 减少，甚至倒置。血清总蛋白与白蛋白含量均较正常减低，淋巴因子 IL－2、IL－2 受体、干扰素 γ 及肿瘤坏死因子增加（这些都对骨髓造血有抑制作用），自然杀伤细胞减少。表明患者的体液及细胞免疫功能都有异常。

四、临床表现及分型

再生障碍性贫血的主要的临床表现为贫血、出血、发热和感染。由于这些症状发生的快慢、严重性以及病变的广泛程度不同，临床表现亦各异。国外根据病程分为急性再生障碍性贫血（<6 个月）、亚急性再生障碍性贫血（6 个月至 1 年）、慢性再生障碍性贫血（长于 1 年）3 类，后又提出重型再生障碍性贫血（SAA）。我国根据其发病原因、病程、病情、血常规、骨髓象、转归等方面特点，将再生障碍性贫血分为慢性再生障碍性贫血（SAA）和急性再生障碍性贫血（AAA）（表 6－4）。

表 6－4　急、慢性再生障碍性贫血的主要区别

区别点	急性	慢性
起病	多急骤，贫血进行性加剧	多缓渐
出血症状	部位多，程度重，内脏出血多见	部位少，程度较，多限于体表
感染	多见，且较严重，多并发败血症	少见，且较轻
血常规	全血细胞减少严重，网织红细胞 <1%，中性粒细胞 < $0.5\times10^9/L$，血小板降低	白血细胞减少较轻，网织红细胞细胞 >1%、中性粒细胞，血小板较高
骨髓象	多部位增生减低，非造血细胞增加	有的部位增生活跃，有的部位增生减低，非造血细胞增加不明显
预后	病程短，经多种治疗，约半数病例缓解，少数病例存较长	病程较长，早期治疗者可治愈或缓解，部分病例进步，部分迁延不愈，少数死亡

1. 急性再生障碍性贫血　发病年龄 4～47 岁，多小于 12 岁，但各种年龄、性别都可发病。约 50% 病例发病急骤，50% 病例发病缓渐。约 50% 病例以贫血发病，50% 病例以出血发病，少数病例以发热发病，出血趋势十分严重，不仅有皮肤、黏膜等外部出血，且有多处内脏出血，包括消化道（便血）、

泌尿生殖器（血尿、子宫出血）及中枢神经系出血。失血量较多。有的患者眼底出血致影响视力。发热及感染也较严重，体温多在39℃以上，除呼吸道感染和口腔黏膜感染外，也可有肺炎、蜂窝织炎、皮肤化脓及败血症等。严重的感染常加重出血趋势，出血又易继发感染，而出血及感染都可加重贫血。

（1）血常规：全血细胞减少，程度十分严重，血红蛋白可降至30g/L左右，白细胞降至1.0×10^9/L左右，中性粒细胞极度减少可至10%，血小板可少于10×10^9/L，网织红细胞大多少于1%，可降为0。红细胞、粒细胞形态大致正常。

（2）骨髓象：绝大多数病例多部位骨髓穿刺示增生不良，分类计数示粒、红系细胞减少，淋巴细胞、浆细胞、组织嗜碱性细胞及网状细胞增多，骨髓涂片中不易找到巨核细胞。可见非造血细胞团。

此型相当于国外的重型再生障碍性贫血（SAA），为与重型慢性再生障碍性贫血区别，称之为SAA－Ⅰ。

2. 慢性再生障碍性贫血　发病年龄2～46岁，但以50～60岁发病率高，男多于女。发病多缓渐，多以贫血发病，以出血或发热发病者甚为少见。出血趋势很轻，常见的出血为皮肤出血点或轻微的牙龈出血，很少有内脏出血，但青年女性可有不同程度的子宫出血。并发严重感染者甚少见，如有感染，亦常为感冒，体温多在38℃以内。

（1）血常规：全血细胞减少程度较轻，血红蛋白多在50g/L左右，白细胞多在2×10^9/L左右，中性粒细胞多在25%左右，血小板降至（10～20）$\times10^9$/L，网织红细胞多大于1%。

（2）骨髓象：胸骨和脊突增生活跃，骨骼多增生减低。分类计数：增生活跃的部位红细胞系增多，且晚幼红细胞增多，巨核细胞减少；增生减低部位粒、红系都减少，多找不到巨核细胞，淋巴细胞百分率增多，片尾有较多脂肪细胞，骨髓小粒造血细胞所占的面积比率少于50%。肉眼观察骨髓液有较多油滴。

如病程中病情恶化，临床、血常规及骨髓象与急性型相似，称重型再生障碍性贫血Ⅱ型（SAA－Ⅱ）。

五、检验项目

1. 血常规　再生障碍性贫血全血细胞减少为最主要特点，但早期红细胞、血细胞、血小板三者不一定同时出现减少，并且减少的程度也不一定呈平行关系。急性再生障碍性贫血属正色素正细胞性贫血，Hb、网织红细胞明显减低，白细胞减少，主要为中性粒细胞减少，而淋巴细胞比例相对增高。血小板减少，体积偏小，突起和颗粒减少，形态可不规则。慢性再生障碍性贫血各指标均要好于急性再生障碍性贫血。全血细胞减少程度较轻，血红蛋白多在50g/L左右，白细胞多在2×10^9/L左右，中性粒细胞多在25%左右，血小板降至（10～20）$\times10^9$/L，网织红细胞多大于1%。

2. 骨髓象　再生障碍性贫血患者的骨髓象特点为增生低下，造血细胞减少，脂肪多，穿刺涂片时见较多量的油滴，以致片膜不易干燥。必要时需结合骨髓活检考虑。急性型绝大多数病例多部位骨髓穿刺示增生不良，分类计数示粒、红系细胞减少，淋巴细胞、浆细胞、组织嗜碱性细胞及网状细胞增多，骨髓涂片中不易找到巨核细胞。可见非造血细胞团。慢性型胸骨和脊突增生活跃，骨骼多增生减低。分类计数：增生活跃的部位红细胞系增多，且晚幼红细胞增多，巨核细胞减少；增生减低部位粒、红系都减少，多找不到巨核细胞，淋巴细胞百分率增多，片尾有较多脂肪细胞，骨髓小粒造血细胞所占的面积比率少于50%。肉眼观察骨髓液有较多油滴，如病程中病情恶化，临床、血常规及骨髓象与急性型相似，称重型再生障碍性贫血Ⅱ型（SAA－Ⅱ）。

3. 细胞化学染色　常用于再生障碍性贫血检验的化学染色是中性粒细胞碱性磷酸酶（NAP），再生障碍性贫血患者NAP值升高，随病情改善而下降。另外过碘酸－雪夫反应（PAS）、骨髓铁染色也可用于再生障碍性贫血的检验，再生障碍性贫血患者中性粒细胞PAS反应比正常人显著增强，骨髓铁染色显示铁储存量偏高，常在＋＋～＋＋＋以上。

中性粒细胞碱性磷酸酶染色：

原理：显示碱性磷酸酶的方法有钙－钴法和偶氮偶联法两种。血细胞的碱性磷酸酶（alkaline phosphatase，ALP）在pH9.6左右的碱性条件下将基质液中的β甘油磷酸钠水解，产生磷酸钠，磷酸钠与硝酸钙发生反应，形成不溶性磷酸钙。磷酸钙与硝酸钴发生反应，形成磷酸钴，磷酸钴与硫化氨发生反应，形成不溶性棕黑色的硫化钴沉淀，定位于酶活性之处。

参考值：正常情况下碱性磷酸酶主要存在于成熟中性粒细胞，除巨噬细胞可呈阳性反应外，其他血细胞均呈阴性反应。成熟中性粒细胞碱性磷酸酶（NAP）的积分值为7～51分。

临床意义：NAP有年龄、性别以及月经周期、妊娠期、应激状态等生理变化。在临床中NAP染色主要用于：细菌性感染升高，而病毒性感染时一般无明显变，因而可有助于鉴别感染；慢性粒细胞白血病的诊断与鉴别诊断，CmL的NAP明显降低，甚至到0；再生障碍性贫血的NAP积分值增高。

4. 造血髓总容量　用放射性核素扫描技术，放射性核素进入患者体内，被骨髓单核－吞噬系统细胞吞噬而成像，证实再生障碍性贫血患者的造血髓总容量减少。

5. 骨髓细胞培养　再生障碍性贫血属于造血干细胞异常疾病，通过粒细胞、巨噬细胞集落形成单位（CFU－GM）、红细胞集落形成单位（CFU－E、BFU－E）、T淋巴细胞集落形成单位（CFU－TL）等培养来观察干细胞的异常。

（1）再生障碍性贫血患者的CFU－GM集落数明显减少或为零，丛形成亦减少，但丛/集落比值明显高于正常。暴式红细胞集落形成单位BFU－E和CFU－E培养集落形成都减少甚至为零。所以细胞培养可作为诊断再生障碍性贫血的重要方法。

（2）再生障碍性贫血集落数减少的程度与病情严重性较一致，病情好转时集落数上升，因此细胞培养可作为病情判断和疗效观察的重要方法。

（3）CFU－TL的培养有助于研究再生障碍性贫血发病的免疫机制。若上述培养生长为正常的再生障碍性贫血患者理论上应属造血诱导微环境（HIM）缺陷，可通过成纤维细胞培养CFU－F来证实。再生障碍性贫血的发病机制不同，细胞培养的结果也不同，因此细胞培养对研究再生障碍性贫血的发病机制和指导临床治疗有重要价值。

6. 免疫功能检验　如下所述。

（1）T细胞检验：对再生障碍性贫血患者的免疫功能检验有E玫瑰花环形成试验、淋巴细胞转化试验、T细胞亚群测定，淋巴因子γIFN、IL－2可增高，IL－1减少等。

（2）B细胞检验：患者B细胞膜表面免疫球蛋白（SmIg）标记明显减低，血清免疫球蛋白可减低，循环免疫复合物（CIC）可增高等。

随着流式细胞仪的广泛应用，利用单克隆抗体直接分析再生障碍性贫血患者血液或骨髓的淋巴细胞各亚群的数量和功能。

（3）单核细胞减少：再生障碍性贫血患者外周血单核细胞比例减低或仍维持正常范围，但绝对数一定减少。

7. 其他检验　如下所述。

（1）染色体：再生障碍性贫血患者淋巴细胞姐妹染色单体互换（sister chromatid exchange，SCE）率可用于了解细胞DNA的损伤和修复。正常人SCE率较低，而再生障碍性贫血患者SCE率增高，提示染色体DNA的损伤。

（2）红细胞生成素（EPO）：慢性再生障碍性患者红细胞生成素显著升高，但多数贫血患者红细胞生成素也升高。

（3）血小板平均容积（MPV）：正常人血小板数与MPV呈非线性负相关，血小板数愈低，MPV愈大，而再生障碍性贫血患者血小板数越低，MPV越小。在再生障碍性贫血患者治疗过程中MPV明显增大，待病情稳定后MPW又逐渐变小，并且MPV增大的出现比骨髓及血常规恢复早。所以MPV是预示骨髓恢复的指标，MPV大小还可以预示有无出血倾向。

（4）血红蛋白F测定：慢性再生障碍性贫血贫血患者血红蛋白F升高，一般认为血红蛋白F升高的再生障碍性贫血患者预后较好。

六、诊断标准

当患者血液表现为全血细胞减少，特别是伴有出血、发热、感染时，而脾不大，均应考虑再生障碍性贫血的可能。再生障碍性贫血的诊断要考虑：①全血细胞减少，有一些不典型的再生障碍性贫血有一、两系统血细胞先后或同时减少，最后发展为全血细胞减少。②骨髓多增生低下，慢性再生障碍性贫血或不典型再生障碍性贫血的增生灶处可呈骨髓增生活跃。疑为再生障碍性贫血患者，应做骨髓活检，有条件的可以做全身放射性核素扫描。③确诊再生障碍性贫血后，通过全面实验室检查可进一步确定其类型，并尽可能查明原因。

1. 国内标准　1987 年第四届全国再生障碍性贫血学术会议修订再生障碍性贫血诊断标准为：①全血细胞减少，网织红细胞绝对值减少；②一般无肝脾肿大；③骨髓至少有一个部位增生减少或不良，非造血细胞增多；④排除其他伴有全血细胞减少的疾病；⑤一般抗贫血治疗无效。

2. 急性再生障碍性贫血诊断标准　综合国内外文献，作如下总结。

（1）有急性再生障碍性贫血临床表现：发病急，贫血进行性加剧，常伴有严重感染、内脏出血。

（2）血常规：血红蛋白下降较快，并具备下述两条：①网织红细胞 <0.01，绝对值 $<15\times10^9/L$；②白细胞数明显减少，中性粒细胞绝对值 $<0.5\times10^9/L$；③血小板 $<20\times10^9/L$。

（3）有急性再生障碍性贫血骨髓象表现：①多部位增生减低，三系造血细胞明显减少；②非造血细胞增多，淋巴细胞比例明显增高。

3. 慢性再生障碍性贫血诊断标准　须符合下述 3 项标准。

（1）有慢性再生障碍性贫血临床表现：发病慢，贫血、感染、出血较轻，可出现病情恶化。

（2）血常规：慢性再生障碍性贫血患者血红蛋白下降较慢，网织红细胞、白细胞数及血小板比急性再生障碍性贫血高。

（3）骨髓象：慢性再生障碍性贫血患者骨髓有三系或两系血细胞减少，至少一个部位增生不良，可见有核红细胞，巨核细胞明显减少，非造血细胞增加。

4. 国外标准　参照美国标准，并结合近年的国外文献作如下综述。

（1）标准型再生障碍性贫血：①粒细胞 $<0.5\times10^9/L$；②血小板计数 $<20\times10^9/L$；③网织红细胞 <0.01（以上 3 项中符合 2 项）；④骨髓增生中至重度减低，非造血细胞 >0.70；⑤除外其他全血细胞减少性疾病。

（2）轻型再生障碍性贫血：①骨髓增生减低；②全血细胞减少。

七、鉴别诊断

多种疾病具有与再生障碍性贫血相似的全血细胞减少，故需与再生障碍性贫血相鉴别。

1. 阵发性睡眠性血红蛋白尿症（PNH）　该症是再生障碍性贫血患者首要鉴别的疾病。此症伴全血细胞减少，且再生障碍性贫血患者中偶尔也可出现对补体敏感的红细胞，因此这两种病可混淆。但 PNH 是溶血性贫血，患者有黄疸，网织红细胞轻度增高，酸溶血试验阳性，发作时有血红蛋白尿，骨髓红系增生活跃等，再生障碍性贫血患者多没有这些特点。

再生障碍性贫血与 PNH 均属于造血干细胞发育异常疾病，少数病例可相互转化，即先表现为再生障碍性贫血后出现 PNH 的实验室检查特征，或先表现为 PNH 后出现慢性骨髓造血功能低下，称为 AA - PNH 综合征。有人认为一部分再生障碍性贫血的本质是 PNH 前期状态，而 AA - PNH 综合征只是这些病例的发展过程。

2. 骨髓增生异常综合征（MDS）　MDS 的血常规和临床症状，有时与再生障碍性贫血很相似。临床工作中常遇到的情况是增生度较活跃的患者，是 MDS 无效造血，还是再生障碍性贫血增生灶或再生障碍性贫血对治疗的反应；还有低增生的 MDS 也要与再生障碍性贫血相鉴别。MDS 患者除可有原始细胞不同程度的增多，主要是其细胞形态的畸形，巨核细胞多不减少，可有小巨核细胞，骨髓病理检查有助于鉴别。此外 NAP 也有助于鉴别。

有人认为某些再生障碍性贫血病程中可出现细胞的异常克隆，因此可以向 MDS 或急性白血病转化。

3. 急性白血病　低增生性白血病可表现为全血细胞减少，尤其外周血中原始细胞很少时，容易与再生障碍性贫血混淆，骨髓检查即可鉴别。但有些低增生性白血病与再生障碍性贫血鉴别就较为困难，此时应多部位复查或做骨髓活检。

4. 肝炎后再生障碍性贫血　肝炎患者可有一过性血细胞减少，一般可恢复；少数患者可发生严重的再生障碍性贫血，预后较差。

5. 其他　还要与营养性巨幼细胞贫血、原发性血小板减少性紫癜（ITP）、脾功能亢进、粒细胞缺乏症、骨髓病性贫血等相鉴别。

八、疗效标准

1. 基本治愈　患者血常规恢复，男性血红蛋白 >120g/L，女性血红蛋白 >10g/L，WBC >4×10^9/L，血小板计数 >80×10^9/L，临床症状消失，一年以上未复发。

2. 缓解　男性血红蛋白 >120g/L，女性血红蛋白 >100/L，WBC >3.5×10^9/L，血小板也有一定程度的增加，临床症状消失，随访 3 个月病情稳定或继续恢复。

3. 明显进步　患者贫血和出血症状明显好转，不输血，血红蛋白比治疗前 1 个月内上升 30g/L 以上且能维持 3 个月。

以上标准均须 3 个月内不输血。

4. 无效　经充分治疗后，血常规、症状均未达到明显进步。

九、其他造血功能障碍性贫血

1. 先天性再生障碍性贫血（congenital aplastic anemia）　又名先天性全血细胞减少综合征或范科尼贫血（Fanconi' s anemia）。本病有家族性，呈常染色体隐性遗传，遗传基因易受到外界多因素而变异，淋巴细胞或成纤维细胞培养出较多的断裂。男女发病约为 2 ∶ 1。临床上常见自幼贫血，智力低下，常伴先天畸形（包括指、趾、尺桡骨、眼、肾及生殖器官发育畸形）和先天性心脏病。

该病血常规呈正细胞正色素性贫血，可见靶形和巨幼红细胞，全血细胞减少，中性粒细胞有中毒颗粒，HbF 常增加。骨髓象主要呈现再生障碍或不良，造血细胞减少，脂肪细胞增多。

2. 急性造血停滞（acute arrest of hemopoiesis，AAH）　也称急性再生障碍危象（acute aplasia crisis）。本病常在原有慢性贫血病或其他疾病的基础上，在某些诱因作用下，促使造血功能紊乱和代偿失调，血细胞暂时性减少或缺如，一旦诱因除去，危象可随之消失。

常见的原发病有各种遗传性慢性溶血性贫血、营养性贫血，或在其他原发病基础上，又患感染（如某些病毒或细菌感染）、多种营养素缺乏和免疫调节紊乱。也可因服用某些直接损害血细胞膜的药物，影响 DNA 合成而致发病。

该病的贫血比原有疾病严重，Hb 常低至 15 ~20g/L，网织红细胞减低，淋巴细胞占绝对多数，中性粒细胞有中毒颗粒。除去诱因后，血常规可逐渐恢复，先是网织红细胞和粒细胞上升，Hb 则恢复较慢。骨髓象多数增生活跃，但有的减低，尤其红细胞系受到抑制，粒红比例增大。在涂片周边部位出现巨大原始红细胞是本病的突出特点，胞体呈圆形或椭圆形，20 ~50μm，有少量灰蓝色胞质内含天青胺蓝色颗粒，出现空泡及中毒颗粒，胞核圆形或多核分裂型，核仁 1 ~2 个，核染色质呈疏网状。部分患者有粒系和巨核细胞系成熟障碍。治疗后各系的成熟障碍会逐渐恢复。

（赵　将）

第七章

电泳技术

第一节　电泳技术的基本原理和分类

一、电泳技术的基本原理

电泳（electrophoresis）是指电介质中带电颗粒在电场的作用下以不同的速度向电荷相反方向迁移的现象。利用这种现象对化学或生物化学组分进行分离分析的技术称之为电泳技术。

电泳的基本原理：在两个平行电极上加一定的电压（V），就会在电极中间产生电场强度（E），则：$E = V/L$，（12-1）。

式中 L 是电极间距离。

在稀溶液中，电场对带电粒子的作用力（F）等于所带净电荷与电场强度的乘积：$F = q \times E$，（12-2）。

上式中 q 是带电粒子的净电荷，E 是电场强度。

这个作用力使得带电粒子向其电荷相反的电极方向移动。在移动过程中，粒子会受到介质黏滞力的阻碍。黏滞力（F'）的大小与粒子大小、形状、电泳介质孔径大小以及缓冲液黏度等有关，并与带电粒子的移动速度成正比，对于球状粒子，F'的大小服从 Stokes 定律，即：$F' = 6\pi r\eta v$，（12-3）。

式中 r 是球状粒子的半径，η 是缓冲液黏度，v 是电泳速度（$v = d/t$，单位时间粒子运动的距离，cm/s）。当带电粒子匀速移动时：$F = F'$。

$q \cdot E = 6\pi r\eta v$，（12-4）。

电泳迁移率（m）是指在单位电场强度（1V/cm）时带电粒子的迁移速度：

$V/E = q/(6\pi r\eta)$，（12-5）。

这就是迁移率公式，由（12-5）式可以看出，迁移率与带电粒子所带净电荷成正比，与粒子的大小和缓冲液的黏度成反比。

带电粒子由于各自的电荷和形状大小不同，因而在电泳过程中具有不同的迁移速度，形成了依次排列的不同区带而被分开。即使2个粒子具有相近的电荷，如果它们的大小不同，由于它们所受的阻力不同，因此迁移速度也不同，在电泳过程中就可以被分离。有些类型的电泳几乎完全依赖于分子所带的电荷不同进行分离，如等电聚焦电泳；而有些类型的电泳则主要依靠粒子大小的不同即电泳过程中产生的阻力不同而得到分离，如 SDS-聚丙烯酰胺凝胶电泳。

二、电泳技术的分类

电泳技术按电泳的原理、支持物和缓冲液 pH 等可分为许多种。

（1）电泳技术按其原理不同可分为移动界面电泳、区带电泳和稳态电泳或称置换（排代）电泳。

（2）按有无支持物分为自由电泳（无）和区带电泳（有）。其中区带电泳按支持物的物理性状、装置和缓冲液 pH 的连续性不同，又可进行分类。

（3）按支持物的物理性状不同，区带电泳可分为：滤纸及其他纤维（如醋酸纤维、玻璃纤维、聚氯乙烯纤维）薄膜电泳；粉末电泳，如纤维素粉、淀粉、玻璃粉电泳；凝胶电泳，如琼脂、琼脂糖、硅胶、淀粉胶、聚丙烯酰胺凝胶等；丝线电泳，如尼龙丝、人造丝电泳。

（4）按其支持物的装置形式不同，区带电泳可分为：平板式电泳，支持物水平放置，是最常用的电泳方式；垂直板式电泳，聚丙烯酰胺凝胶常做成垂直板式方式；垂直柱式电泳，聚丙烯酰胺凝胶盘状电泳即属于此类；连续液动电泳，首先应用于纸电泳，将滤纸垂直竖立，两边各放一电极，溶液自顶端向下流，与电泳方向垂直。

（5）按缓冲液 pH 的连续性不同，区带电泳可分为：连续 pH 电泳，即在整个电泳过程中 pH 保持不变，常用的纸电泳、醋酸纤维薄膜电泳等属于此类；非连续性 pH 电泳，缓冲液和电泳支持物间有不同的 pH，如聚丙烯酰胺凝胶盘状电泳分离血清蛋白质时常用这种形式。它的优点是易在不同 pH 区之间形成高的电位梯度区，使蛋白质移动加速并压缩为一极狭窄的区带而达到浓缩的作用。

（6）按电泳技术发展先后分电泳、毛细管电泳和芯片电泳（微流控芯片电泳）。

（赵　将）

第二节　影响电泳迁移率的因素

影响电泳分离的因素很多，其主要的影响因素如下：

1. 待分离生物大分子的性质　待分离生物大分子所带的电荷、粒子大小和性质都会对电泳有明显影响。一般来说，粒子带的电荷量越大、直径越小、形状越接近球形，则其电泳迁移速度越快；反之，其电泳迁移速率越慢。

2. 缓冲液的性质　缓冲液的 pH 会影响待分离生物大分子的解离程度，从而对其带电性质产生影响。溶液 pH 距离其等电点越远，其所带净电荷量就越大，电泳的速度也就越大，尤其对于蛋白质等两性分子，缓冲液 pH 还会影响到其电泳方向，当缓冲液 pH 大于蛋白质分子的等电点，蛋白质分子带负电荷，其电泳的方向是指向正极。为了保持电泳过程中待分离生物大分子的电荷以及缓冲液 pH 的稳定性，缓冲液通常要保持一定的离子强度，一般在 0.02～0.2。离子强度过低，则缓冲能力差。但如果离子强度过高，会在待分离分子周围形成较强的带相反电荷的离子扩散层（即离子氛）。由于离子氛与待分离粒子的移动方向相反，它们之间产生了静电引力，因而引起电泳速度降低。另外缓冲液的黏度也会对电泳速度产生影响。

3. 电场强度　电场强度（V/cm）是每厘米的电位降，也称电位梯度。电场强度越大，电泳速度越快。但增大电场强度会引起通过介质的电流增大，而造成电泳过程产生的热量增大，因而引起介质温度升高。这会造成很多影响：样品和缓冲离子扩散速度增加，引起样品分离带变宽，形成“拖尾”现象；产生对流，引起待分离物的混合；如果样品对热敏感，会引起样品变性；引起递质黏度降低、电阻下降等。电泳中产生的热通常是由中心向外周散发的，所以介质中心温度一般要高于外周，尤其是管状电泳，由此引起中央部分介质相对于外周部分黏度下降，摩擦系数减小，电泳迁移速度增大，由于中央部分的电泳速度比边缘快，所以，电泳分离带通常呈弓型。降低电流强度，可以减小生热，但会延长电泳时间，引起待分离生物大分子扩散的增加而影响分离效果。所以，电泳实验中要选择适当的电场强度，同时可以适当冷却以降低温度获得较好的分离效果。

4. 电渗　由于支持介质表面可能会存在一些带电基团，如滤纸表面通常有一些羧基，琼脂可能会含有一些硫酸基，而玻璃表面通常有 Si－OH 基团等。这些基团电离后会使支持介质表面带电，吸附一些带相反电荷的离子，在电场的作用下向电极方向移动，形成介质表面溶液的流动，这种现象就是电渗。如果电渗方向与待分离分子电泳方向相同，则加快电泳速度；如果相反，则降低电泳速度。

5. 支持递质的筛孔　支持介质的筛孔大小对分离生物大分子的电泳迁移速度有明显的影响。在筛孔大的介质中泳动速度快，反之，则泳动速度慢。

综上所述可知，电泳受粒子本身大小、形状、所带电量、溶液黏度、温度、pH、电渗及离子强度等多种因素的影响。当电泳结果欠佳时，应分析其原因或重新设计实验条件以便改进。

（赵　将）

第三节　常用电泳分析方法

一、醋酸纤维素薄膜电泳

以醋酸纤维素薄膜为电泳支持物的区带电泳称醋酸纤维素薄膜电泳。这种薄膜对蛋白质样品吸附性小，几乎能完全消除纸电泳中出现的“拖尾”现象，又因为膜的亲水性比较小，它所容纳的缓冲液也少，电泳时电流的大部分由样品传导，所以，分离速度快、电泳时间短、样品用量少、可以透明等；其缺点是有较大的电渗，膜对缓冲液的吸收及容量均低。

醋酸纤维素薄膜电泳在临床应用最为广泛的是血清蛋白电泳。其原理是血清中各种蛋白质分子都有它特定的等电点，在等电点时，蛋白质分子所带正负电荷量相等（净电荷为零），呈现电中性。在pH8.6缓冲液中，血浆中几乎所有蛋白质分子均形成带负电荷的质点，在电场中向正极泳动。由于血清中各种蛋白质的等电点不同，所带电荷量有差别，加上相对分子量不同，所以在圃一电场中泳动速度不同，在醋酸纤维膜上可以分出5条主要蛋白质区带。从正极端起依次为清蛋白、α_1球蛋白、α_2球蛋白、β球蛋白和γ球蛋白区带。

醋酸纤维素薄膜电泳除应用于血清蛋白质分析外，还常用于糖蛋白、脂蛋白、血红蛋白和酶等，也可用于氨基酸分离，或用于免疫电泳分析。

二、凝胶电泳

以淀粉胶、琼脂或琼脂糖凝胶、聚丙烯酰胺凝胶等作为支持递质进行样品分离的区带电泳称为凝胶电泳。其中琼脂糖凝胶电泳和聚丙烯酰胺凝胶电泳（polyacrylamide gel electrophoresis，PAGE）最为常用。

1. 琼脂糖凝胶电泳的原理　琼脂糖结构单元是D－半乳糖和3，6－脱水－L－半乳糖。许多琼脂糖链以氢键及其他力的作用使其互相盘绕形成绳状琼脂糖束，构成大网孔型凝胶。在一定浓度的琼脂糖凝胶介质中，DNA分子的电泳迁移率与其分子量的常用对数成反比，与分子构型也密切相关，结构越紧密迁移率越大，如共价闭环DNA>直线DNA>开环双链DNA。当凝胶浓度太高时，凝胶孔径变小，环状DNA（球形）不能进入胶中，相对迁移率为0，而同等大小的直线DNA（刚性棒状）可以按长轴方向前移，相对迁移率>0。因此该凝胶适合于免疫复合物、核酸与核蛋白的分离、鉴定及纯化。在临床生化检验中常用于LDH、CK等同工酶的检测。

2. 聚丙烯酰胺凝胶电泳原理　将丙烯酰胺单体、甲叉双丙烯酰胺在催化剂（过硫酸铵或核黄素）作用下聚合成聚丙烯酰胺凝胶。该凝胶具有分子筛效应。因此，在电场力的作用被分离的物质根据其分子大小在该凝胶中得到高效分离。

凝胶的分子筛效应主要由凝胶孔径大小决定，而决定凝胶孔径的大小主要是凝胶的浓度。但交联剂对电泳泳动率亦有影响，交联剂重量对总单位重量的百分比越大，则电泳泳动率越小。不管交联剂是以何种方式影响电泳时的泳动率，总之它是影响凝胶孔径的一个重要参数。为了使实验的重复性较高，在制备凝胶时对交联剂的浓度、交联剂与丙烯酰胺的比例、催化剂的浓度、聚胶所需时间等影响泳动率的因子都应尽可能保持恒定。

聚合生成的凝胶具有机械强度好、弹性大、透明、化学稳定性高、无电渗作用、样晶量小（1～100μg）、分辨率高等优点，可用于蛋白质、核酸等分子大小不同的物质的分离、定性和定量分析。

3. SDS－聚丙烯酰胺凝胶电泳（SDS－PAGE）原理　在聚丙烯酰胺凝胶电泳中，蛋白质的迁移率取决于它所带的净电荷的多少、分子的大小和形状。如果用还原剂（如巯基乙醇或二硫苏糖醇等）和SDS加热处理蛋白质样品，蛋白质分子中的二硫键将被还原，并且1g蛋白质可定量结合1.4g SDS，亚基的构象呈长椭圆棒状。由于与蛋白质结合的SDS呈解离状态，使蛋白质亚基带上大量负电荷，其数值大大超过蛋白质原有的电荷密度，掩盖了不同亚基间原有的电荷差异。各种蛋白质-SDS复合物具有相同的电荷密度，电泳时仅按亚基靠凝胶的分子筛效应进行分离。

有效迁移率与分子质量的对数呈良好的线性关系。所以，SDS-聚丙烯酰胺凝胶电泳不仅是一种好的蛋白质分离方法，也是一种十分有用的测定蛋白质分子质量的方法。应该注意的是，SDS-聚丙烯酰胺凝胶电泳法测得的是蛋白质亚基的分子质量。对寡聚蛋白来说，为了正确反映其完整的分子结构，还应用连续密度梯度电泳或凝胶过滤等方法测定天然构象状态下的分子质量及分子中肽链（亚基）的数目。

三、等电聚焦电泳技术

等电聚焦（isoeetrie focusing，IEF）的基本原理　在电泳中，具有pH梯度的介质其分布是从阳极到阴极，pH逐渐增大。因蛋白质分子具有两性解离及等电点的特征，这样在碱性区域蛋白质分子带负电荷向阳极移动，直至某一pH位点时失去电荷而停止移动，此处介质的pH恰好等于聚焦蛋白质分子的等电点（pI）。同理，位于酸性区域的蛋白质分子带正电荷向阴极移动，直到它们的等电点上聚焦为止。可见在该方法中，等电点是蛋白质组分的特性量度，将等电点不同的蛋白质混合物加入有pH梯度的凝胶递质中，在电场内经过一定时间后，各组分将分别聚焦在各自等电点相应的pH位置上，形成分离的蛋白质区带。由于其分辨率可达0.01PH单位，因此特别适合予分离分子量相近而等电点不同的蛋白质组分。

常用的pH梯度支持递质有聚丙烯酰胺凝胶、琼脂糖凝胶、葡聚糖凝胶等，其中聚丙烯酰胺凝胶为最常应用。电泳后，不可用染色剂直接染色，因为常用的蛋白质染色剂也能和两性电解质结合，因此应先将凝胶浸泡在5%的三氯醋酸中去除两性电解质，然后再以适当的方法染色。

四、双向电泳法

双向电泳法（2-D IEF/SDS-PAGE）是根据不同组分之间的等电点差异和分子量差异建立的一种电泳技术。其简单过程为先将混合物在1个直径1mm的玻管凝胶中进行等电聚焦。聚焦后将凝胶条小心地从玻璃管中取出，然后放到另一平板凝胶的顶部（垂直板）或一端（水平板），再让胶条中已经分离的组分在平板胶中进行SDS-聚丙烯酰胺凝胶电泳。其中IEF电泳（管柱状）为第一相，SDS-PAGE为第二相（平板）。在进行第一相IEF电泳时，电泳体系中应加入高浓度尿素、适量非离子型去污剂NP-40。蛋白质样品中除含有这2种物质外还应有二硫苏糖醇以促使蛋白质变性和肽链舒展。

IEF电泳结束后，将圆柱形凝胶在SDS-PAGE所应用的样品处理液（内含SDS、巯基乙醇）中振荡平衡，然后包埋在SDS-PAGE的凝胶板上端，即可进行第二向电泳。

由于蛋白质的等电点和分子质量之间没有什么必然的联系，因此，经过双向电泳可将数千种蛋白质分开，显示出极高的分辨力。IEF/SDS-PAGE双向电泳对蛋白质（包括核糖体蛋白、组蛋白等）的分离是极为精细的，因此特别适合于分离细菌或细胞中复杂的蛋白质组分。因此，它已成为蛋白质组学研究的主要工具之一。

五、变性梯度凝胶电泳

变性梯度凝胶电泳（denaturing gradient gel eleetrophores，DGGE）主要是利用梯度变性胶来分离DNA片段。其原理是当电泳开始时，DNA在胶中的迁移速率仅与分子大小有关，而一旦DNA泳动到某一点时，即到达该DNA变性浓度位置时，使得DNA双链开始分开，从而大大降低了迁移速率。由于不同的DNA片段的碱基组成有差异，使得其变性条件产生差异，从而在凝胶上形成不同的条带。目前常用的变性剂有尿素（urea）和甲酰胺（formamide）。根据DGGE变性梯度方向与电泳方向是否一致，可将其分为两种形式的DGGE：垂直DGGE和平行DGGE。垂直DGGE的变性梯度方向与电泳方向垂直，可用于优化样本的分离条件，也可用于分析PCR产物的组成；平行DGGE的变性梯度方向与电泳方向一致，可用于同时分析多个样本。该技术和PCR技术相结合被广泛应用于基因各种突变分析。

六、温度梯度凝胶电泳

温度梯度凝胶电泳（temperature gradient gel electrophoresis，TGGE）基本原理与DGGE差不多，只是由变性剂形成的梯度被温度梯度所代替。这样的梯度可由微处理器控制，与DGGE相比，更加稳定可靠。如在变性高压液相色谱（denaturing high pressure liquid chromatography，DHPLC）中，其杂合双链和纯合双链的分离就是通过精确的温度控制，使杂合双链部分变性，从而与纯合双链分离开来。

对于同一定序列组成的DNA片段来说，它具有恒定的解链温度（Tm），但若其序列发生改变时，Tm值亦发生改变，在含有变性因素（变性剂，高温）的凝胶中进行电泳，当其双链解开形成分叉时，电泳迁移的速度就会改变。Tm值全部取决于DNA的碱基组成，序列中出现单碱基替换时，Tm值亦发生改变，电泳迁移率亦改变，此即DGGE和TGGE鉴定突变的技术基础。

七、脉冲场电泳

脉冲场电泳（pulsed-field electrophoresis，PFGE）是在琼脂糖凝胶上外加正交的交变脉冲电场，其方向、时间与电流大小交替改变，每当电场方向发生改变，大分子的DNA便滞留在爬行管内，直至沿新的电场轴向重新定向后，才能继续向前移动，DNA分子越大，这种重排所需时间就越长。当DNA分子变换方向的时间小于电脉冲周期时，DNA就可以按其分子量大小分开。如果脉冲时间长，全部小分子DNA都有充裕的时间改变泳动方向，以致各条DNA迁移的时间差异不大，所以分辨力不高；而对大分子DNA，可有足够的时间来改变泳动方向，但所需的时间不等，迁移的时间也就不等，因此分辨力较高，从而可调节适当的脉冲时间，将各种分子量大小不同的DNA分子分开。

八、等速电泳

等速电泳（isotachophoresis）是在样品中加有领先离子（其迁移率比所有被分离离子的大）和终末离子（其迁移率比所有被分离离子的小），样品加在领先离子和终末离子之间，在外电场作用下，各离子进行移动，经过一段时间电泳后，达到完全分离。被分离的各离子的区带按迁移率大小依序排列在领先离子与终末离子的区带之间。由于没有加入适当的支持电解质来载带电流，所得到的区带是相互连接的，且因“自身校正”效应，界面是清晰的，这是与区带电泳不同之处。

九、其他电泳技术

1. 毛细管电泳　毛细管电泳（capillary electrophoresis，CE）又称高效毛细管电泳（high performance capillary electrophoresis，HPCE），它是指离子或带电粒子以毛细管为分离通道，以高压直流电场为驱动力，依据样品中各组分之间电泳流速和分配行为上的差异而实现分离的液相分离分析技术。

CE的基本原理是以2个电解槽和与之相连的内径为20~100μm的石英毛细管为工具，在pH>3的情况下，其内表面带负电，和缓冲液接触时形成双电层，在高压电场的作用下，形成双电层一侧的缓冲液由于带正电荷而向负极方向移动形成电渗流。同时，在缓冲液中，带电粒子在电场的作用下，以不同的速度向其所带电荷极性相反方向移动，形成电泳，电泳流速度即电泳淌度。在高压电场的作用下，根据在缓冲液中各组分之间迁移速度和分配行为上的差异，带正电荷的分子、中性分子和带负电荷的分子依次流出，各种粒子由于所带电荷多少、质量、体积以及形状不同等因素引起迁移速度不同而实现分离；在毛细管靠负极的一端开1个视窗，可用各种检测器（图7-1）。目前已有多种灵敏度很高的检测器为毛细管电泳提供质量保证，如紫外检测器（UV）、激光诱导荧光检测器（LIF）、能提供三维图谱的二极管阵列检测器（DAD）、电化学检测器（ECD）、质谱检测器、拉曼光谱检测器和间接检测。由于毛细管的管径细小、散热快，即使是高的电场和温度，都不会向常规凝胶电泳那样使胶变性，影响分辨率。

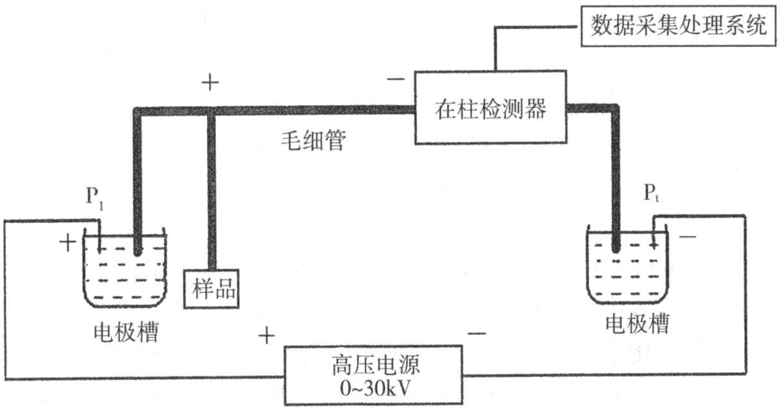

图 7－1 毛细管电泳工作

与传统的电泳相比，毛细管电泳主要的特点有 4 个：一是高效，二是快速，三是微量，四是可以自动化。在毛细管区带电泳中，柱效一般为每米几十万理论板数，高的可达每米 100 万以上，而在毛细管凝胶电泳中这一指标竟能达到几百万甚至上千万，通常分析时间不超过 30min。在采用电流检测器时，毛细管电泳的最低检测极限可达到 10^{-19}mol，即使是一般的紫外检测器，大体也在 10^{-13} ~ 10^{-15}mol，样品用量仅为纳升而已，商品仪器的操作已可全部自动化。但是，由于毛细管电泳所使用的毛细管其直径在微米级，其进样量只有微升级，因此被分离物质的回收和纯化受到限制。

毛绷管电泳仪由进样系统、分离系统、检测系统和数据处理系统组成。其进样方式主要有电动进样、压力进样和扩散进样 3 种。其分离系统主要由毛细管和分离介质组成，其中毛细管是其核心同时也是毛细管电泳的核心部件。研究的对象从它的材料、几何尺寸，一直到管壁的改性。毛细管的直径一般稳定在 25 ~ 75μm。细柱子的最大优点有 2 条，一是减少电流，因此减少自热；二是增大散热面积（侧面积与截面积之比），因此能加快散热，其结果可以大大降低管中心和管壁之间的温差，从而减少黏度和速度在径向上的差异，保持电渗流流型的扁平性，最终保持分离的高效。但是直径的减少也会增加管子的侧面积与体积之比，不利于对吸附的抑制，同时，又会造成进样、检测和清洗等技术上的困难，比如说检测，会使光程缩短，因此在实际上，柱内径的降低有个限制，这也是当前商品柱一般采用 25 ~ 100μm 内径原料管的原因。理想的毛细管柱应是化学和电惰性的，紫外光和可见光可以透过，有一定的柔性，易弯曲，耐用而且便宜。

毛细管电泳技术的分离模式有多种，经典的分离模式有毛细管区带电泳、胶束电动毛细管色谱、毛细管凝胶电泳、毛细管等电聚集电泳等；新的分离模式和联用技术相结合是毛细管电泳发展的特点之一。比如建立了阵列毛细管电泳（CAE）、亲和毛细管电泳技术（ACE）、非水毛细管电泳技术（NACE）。毛细管电泳技术分离模式主要有以下几种。

（1）毛细管区带电泳（eapillary zone electrophoresis，CZE）：也称为毛细管自由溶液区带电泳，是毛细管电泳中最基本也是应用广泛的一种操作模式，通常把它视为其他各种操作模式的母体，用以分析带电溶质，可用于多种蛋白质、肽、氨基酸的分析。为了降低电渗流和吸附现象，可将毛细管内壁涂层。在 CZE 中，需要控制的操作变量主要是电压、缓冲液及其 pH 值和浓度、添加剂等。

（2）胶束电动毛细管色谱（micellar eleetrokinetie capiliary ehromarography，MECC）：在缓冲液中加入浓度高于临界胶束浓度（CMC）的离子型表面活性剂如十二烷基磺酸钠（SDS），形成胶束，被分离物质在水和胶束相（准固定相）之间发生分配并随电渗流在毛细管内迁移，达到分离。MECC 是唯一一种既能用于中性物质的分离又能分离带电组分的 CE 模式，因此，在各个领域特别是生物药物领域显示了广泛的应用前景。

（3）毛细管筛分电泳（eapillary sereening electrophoresis，CSE）：在毛细管中装入单体，引发聚合形成凝胶或者具有筛分作用的非凝胶材料。毛细管凝胶电泳一般是在多孔的凝胶基质上进行，如聚酰胺聚合物。在凝胶的孔穴中含有缓冲混合物，分离是在穴中进行。最常用的凝胶是在交联剂的存在下聚合丙烯酸酰胺。聚合物的孔穴大小取决于单体与交联剂的比例，增加交联剂的量可以得到小孔穴凝胶。CSE 分凝胶电泳（CGE）和无胶筛分电泳（NGS）两类，主要用于 DNA、RNA 片段分离和顺序、PCR 产物分析及蛋白质等大分子化合物的检测。

（4）亲和毛细管电泳（affinity capillary electroelectrochromatography，AEC）：在毛细管内壁涂布或在凝胶中加入亲和配基，以亲和力的不同达到分离。可用于研究抗原 - 抗体或配体 - 受体等特异性相互作用。

（5）毛细管电色谱（capillary eleetrochromatography，CEC）：它是将高效液相色谱（HPLC）的固定相填充到毛细管中，或在毛细管内壁涂布固定相，以电渗流为流动相驱动力的色谱过程。此模式兼具电泳和液相色谱的模式，因此它用途非常广泛，从无机离子到蛋白质分子均可进行分离检测。

（6）毛细管等电聚焦电泳（eapiilary isoeetric foeusing，CIEF）：毛细管等电聚焦电泳是通过内壁涂层使电渗流减到最小，在 2 个电极槽分别装酸和碱，加高电压后，在毛细管内壁建立 pH 梯度，溶质在毛细管中迁移至各自的等电点，形成明显区带。聚焦后，用压力或改变检测器末端电极槽储液的 pH 使溶质通过检测器。CIEF 已经成功用于测定蛋白质等电点，分离异构体等方面。是基于不同蛋白质或多肽之间等电点（pI）的差异进行分离。分子中既有酸性基团又有碱性基团的两性物质，如蛋白质，有 1 个等电点 pI，即电荷为零时的 pH。当溶液中的 pH 正好是两性物质的等电点时，它们在电场中不移动。高于此 pH 时，它们失去质子带负电荷，在电场作用下向正极移动；低于此 pH 时，移向负极。若在毛细管柱中置一 pH 梯度缓冲溶液，从一端向另一端递增。当两性物质，如蛋白质进入毛细管柱置于高于它的 pI 的地方，它就带负电荷，趋向正极；而朝这个方向 pH 逐渐变小，最后达到 pH 等于它的 pI 值的部位，此时净电荷为零，速度也为零。通过等电点聚焦，将试样中不同物质浓缩在不同的等电点处，从而达到分离的目的。它主要应用于两性化合物，如蛋白质、多肽和氨基酸等物质的分离分析。

（7）毛细管等速电泳（capillary isotachophoresis，CITP）：采用先导电解质和后继电解质，使溶质按其电泳淌度不同得以分离。是基于试样中各组分电泳迁移率的差异而进行分离的。在等速电泳中试样是引入在两种不同的电解质之间，其中一种是迁移率较高的前导离子电解质溶液；另一种是迁移率较低的尾随离子电解质溶液。当加上电场后，由于各种离子迁移率不同，向正极迁移的速度不同，故电解质溶液将形成由负极到正极增加的离子浓度梯度，而电位梯度与电导率呈反比，故低浓度离子区即低电导区有较高的电位梯度。因此泳池内电解质溶液的电位梯度由正极向负极增加。由于离子的迁移速度与电场强度呈正比，随着电泳的进行，离子进入等速状态，此时形成紧紧相邻而又彼此完全分离的单组分区带。它主要应用于离子性物质的分析。

毛细管电泳的新进展是阵列毛细管电泳和芯片电泳的发展和应用。阵列毛细管电泳技术的发展为人类基因组的测序提前完成奠定了技术基础。

2. 芯片电泳　芯片电泳（chip electrophoresis or microfluidic chip electrophoresis）技术是将毛细管电泳中所使用的毛细管构建在 1 个仅有几个或几十个平方厘米的硅、石英、玻璃或塑料等不同材质的基片上，通过在管道网络的终端施加电压实现样品的进样和快速分离分析的电泳技术。其特点是样品用量微小、分析速度快、灵敏度高、体积小易携带、技术发展速度快和应用最广泛。在分离原理上，它与常规毛细管电泳相似，但是分离的核心元件石英毛细管变成了平板玻璃、石英、硅、塑料等芯片，其主体由线（毛细管）变成了面（芯片），使其有了质的飞跃，因此产生了一系列全新的分析技术，相关的分离理论也有了新的内涵。在芯片电泳技术中两个关键要素是电泳芯片和相应的分析仪。芯片因材料不同而多种多样，最常见的为玻璃，石英和各种塑料。玻璃和石英有很好的电渗性质和优良的光学性质，可采用标准的刻蚀工艺加工，可用比较熟悉的化学方法进行表面改性，但加工成本较高，封接难度较大。常用的有机聚合物包括刚性的聚甲基丙烯酸甲酯（PMIVIA），弹性的聚二甲基硅氧烷（PDMS）和聚碳酯（PC）等，它们物料成本低且生物相容性好，可用物理或化学方法进行表面改性，制作技术和玻璃芯片有较大的区别，可能会在生物医学领域被广泛采用。分析仪则主要由产生电场力的高压电源部分和信号的检测收集部分组成，其检测方法多种多样，其中激光诱导荧光检测是目前芯片电泳分析中采用最广的检测技术。

芯片电泳技术经过10多年的发展，使得以此为基础的微全分析系统（miniaturized total anaiysis system，μ-TAS）又称微流控芯片已成为当今分析科学的重要发展前沿技术。近年来它的发展表明，对DNA、多肽和蛋白质等生物分子所表现出的高分辨、高速度、高通量的分离分析能力，使它成为后基因时代中最有希望攻克蛋白质组学研究、药物筛选等难题的分离分析手段之一。因此，芯片电泳技术已是当今分析化学界研究的重点和热点之一。

芯片电泳系统大体包括3个部分：一是芯片；二是分析仪，由产生电场力的装置和信号的检测收集装置2部分组成，可用于芯片的检测体系有激光诱导荧光、电化学、质谱、拉曼光谱和表面等离子共振（SPR）等；三是包含有实现芯片功能化方法和材料的试剂盒。

芯片电泳的发展是集实验室功能于一体的芯片实验室（lab-on-a-chip，LOP）的出现和完善及多领域的应用。

（赵 将）

第四节 在检验医学中的应用

电泳技术主要用于分离各种有机物（如氨基酸、多肽、蛋白质、脂类、核苷酸、核酸等）和无机盐；也可用于分析某种物质纯度，还可用于分子量的测定。

一、常规电泳的临床应用

1. 血清蛋白电泳分析　分离血清蛋白质组分最简单的方法是血清蛋白电泳（SPE）。血清蛋白质在惰性支持递质上电泳后经染色，显示血清蛋白组分，分离成许多清晰的蛋白条带（区带），因此又叫血清蛋白质区带电泳。以醋酸纤维膜为支持递质的血清蛋白电泳称血清蛋白醋酸纤维膜电泳。

支持递质可分2大类：第1类按蛋白质分子的净电荷多少进行分离的支持递质，如滤纸、醋酸纤维素膜和琼脂糖凝胶。第2类按蛋白质分子的电荷、分子大小和形状进行分离的支持递质，如淀粉凝胶和聚丙烯酰胺凝胶。其分辨率大大超过第1类支持物，用正常血清在第1类支持递质上可观察到5条蛋白质区带，而在第2类支持介质上能分辨出大约25条或者更多的区带。

醋酸纤维膜对蛋白质吸附小，区带清晰，分离时间短，能透明，可用光密度计扫描。琼脂糖对蛋白质吸附小、区带整齐、分辨率高。后2种支持物在临床上广泛使用。第2类支持介质由于操作烦琐，不适宜于临床常规使用，目前主要用于科学研究工作。

当前，全自动电泳系统已得到普遍应用，是用计算机控制电泳、烘干、染色、漂洗，最后用光密度计自动扫描，打印出图形及定量报告。这类仪器所用电泳支持物多为琼脂糖，适用于标本量多的单位使用。商品化的电泳凝胶板可作60~100份样本，若样本量少，经济上很不合算。

新鲜血清经醋酸纤维薄膜电泳后可精确地描绘出患者蛋白质的全貌，一般常见的是清蛋白降低、某个球蛋白区域升高，提示不同的临床意义。如急性炎症时，可见α_1、α_2区百分率升高；肾病综合征、慢性肾小球肾炎时呈现清蛋白下降，α_2球蛋白升高，β球蛋白也升高；缺铁性贫血时可由于转铁蛋白的升高而呈现β区带增高；而慢性肝病或肝硬化呈现清蛋白显著降低，γ球蛋白升高2~3倍，示免疫球蛋白多克隆增高，甚至可见β-γ融合的桥连现象，还可在γ区呈现细而密的单克隆区带；对单一克隆浆细胞异常增殖所产生的无抗体活性均一的免疫球蛋白称M蛋白（monoeionai protein）的检测，血清蛋白电泳是其首选的实验诊断方法，可在电泳区带的α_2-γ区呈现致密而深染，高度集中的蛋白克隆增生区带，称其为M蛋白区带，扫描后形成高而狭窄的单株峰。由M蛋白所导致的一组疾病，如多发性骨髓瘤、巨球蛋白血症、重链病、游离轻链病、半分子病、良性单株丙球血症和双M蛋白血症等，目前这类疾病已不属罕见。血清蛋白电泳对这类疾病的早期诊断、疗效观察和预后判断均有十分重要的意义。

2. 血红蛋白电泳和糖化血红蛋白电泳　应用电泳法鉴别患者血液中Hb的类型及含量对于贫血类型的临床诊断及治疗具有重大意义。HbA。增高是β_2轻型珠蛋白生成障碍性贫血的一个重要特征，HbA_2

减低见于缺铁性贫血及其他 Hb 合成障碍性疾病（常见如 α_2 珠蛋白生成障碍性贫血）。电泳发现异常 Hb，如 HbC、HbD、HbE、HbK 和 HbS 等则可诊断为相应的 Hb 分子病。在酸性条件下电泳，可将糖化血红蛋白的不同组分 HbA_{1a}、HbA_{1b} 和 HbA_{1c} 分离开来，HbA_{1c} 形成与 RBC 内葡萄糖有关，可特异性反映测定前 6～8 周体内葡萄糖水平。此外，糖化血红蛋白可对某些患者因 HbF 增高所造成 HbA_{1c} 假性升高作出解释。

3. 同工酶谱分析

（1）血清乳酸脱氢酶同工酶（iso－LDH）：测定 LDH 同工酶有电泳法、离子交换柱层析法、免疫法、抑制剂法和酶切法，但迄今用得最多的仍是琼脂糖凝胶电泳法。经电泳分离后要分离出 5 种同工酶区带，急性心肌梗死发病后平均 6h LDH_1 即开始升高，$LDH_1/LDH_2 \geq 1$ 为心肌损伤的阳性决定性水平；肝癌时可见 LDH_5 明显升高，各区带含量的确定，将经电泳分离后的同工酶谱采用扫描予以定量，其精确度明显高于用肉眼判断。

（2）血清肌酸激酶同工酶（iso－CK）：测定 CK 和 CK－MB 仍是目前用于证实急性心肌梗死的首选指标。电泳方法分离 CK－MB，是根据 CK－同工酶分子结构不同，在电泳缓冲液中，所带电荷各异，可以从阴极到阳极将 CK 不同组分予以分离，其分别为 CK－MM、CK－MB 和 CK－BB。电泳特点是当出现异常同工酶如巨 CKⅠ、巨 CKⅡ等，从电泳图谱上很容易发现，由扫描仪对各条酶进行扫描，报告各条区带所占百分比，结合总酶活力，求得区带的酶定值结果。

（3）CK 亚型同工酶：CK－MB 和 CK－MM 亚型测定常采用琼脂糖凝胶等电聚焦电泳或高压电泳，由于操作比一般电泳麻烦，故常规测定尚无法普及。目前引进的自动电泳仪，有试剂盒提供，可作 CK 亚型分析，参考值：CK－MM_1（57.7±4.7）%；CK－MM_2 为（26.5±5.3）%；CK－MM_3 为（15.8±2.5）%；CK－MM_3/CK－MM_1 比值为 0.28±0.05（范围 0.15～0.39），阳性决定性水平 >0.5。AMI 第 1 天血中以 MM_3 为主，但第 2 天以后则以 MM_1 为主。采用电泳法分离 CK－MB、CK－MB_1 和 CK－MB_2，在正常人血中 CK－MB_2 极微。但在急性心肌梗死后 4～6h CK－MB_2 亚型即在血循环中被检测到，故 MB_2/MB_1 的比例明显升高，并早于总 CK－MB 片段的增高。当心肌梗死缓解后此片段也逐渐下降。也可用于溶栓治疗后的病情观察。

4. 抗原抗体分析与检测　免疫固定电泳（IFE）是一种包括琼脂糖凝胶蛋白电泳和免疫沉淀两个过程的操作，是免疫沉淀反应的一种混合技术，检测标本可以是血清、尿、脑脊液或其他体液。该技术的最大优势是敏感性达 500～1 500mg/L，操作周期短，仅需数小时，分辨率高，结果易于分析。现最常用于 M 蛋白的分型与鉴定。

CSF 中的蛋白质分离常采用高分辨率琼脂糖凝胶电泳，与经抗原和辣根过氧化物酶标记的特异性 IgG 抗体进行反应来鉴定“单克隆区带”（OCB），经此酶免疫标记放大技术和显色步骤，蛋白质浓度达 31～125μg/L 即可予以检测，这样脑脊液无须浓缩，避免了在浓缩过程中蛋白质的丢失。可用于证实和分辨 OCB 免疫球蛋白及其型别。若在脑脊液标本中检出 OCB，而其相应血清标本中未能检出区带，则为阳性，真实地反映是由中枢神经系统本身合成的免疫球蛋白，具有重要临床意义。它是一种定性检测，在多发性硬化症时，OCB 是一个十分重要的标志物。但须将患者血清和 CSF 在同一天同步进行分析，以认证不同来源的免疫球蛋白。中枢合成免疫球蛋白是中枢神经系统疾患的一个重要信号，主要用于诊断中枢神经系统疾患，如多发性硬化症、痴呆、脊髓炎、副肿瘤性脑炎、神经性梅毒等。

5. 脂蛋白分析　利用抗原、抗体反应将电泳分离的脂蛋白予以鉴别。血清经琼脂糖凝胶电泳，再经染色后可出现不同脂蛋白的条带。由于凝胶中脂蛋白等电点不同，不仅可区分α、前β和β区带，又因介质中含有抗脂蛋白（a）［LP（a）］抗体及阳离子存在，抗 LP（a）与患者血清中 LP（a）结合形成复合物，阳离子则抑制其他脂蛋白的泳动速度，LP（a）便与其他脂蛋白分离开来，使分辨十分清晰的 LP（a）条带呈现在前β与γ区域之间，将阳性条带扫描后，可获得区带的面积及其百分含量，该方法使电泳技术趋于完美，大大减少了手工操作的弊端，既可予以半定量，又能将胶片保存，便于比较。以提高对心、脑血管独立的危险因子——LP（a）检测的敏感性和特异性。

6. 尿蛋白分析　尿蛋白电泳可将尿液中各种蛋白质分离用于区分尿蛋白类型，可在无损伤的情况下，协助临床判断肾损伤的部位。SDS－PAGE电泳不需预浓缩，尿蛋白电泳后呈现出中、高分子量蛋白区带，主要反应肾小球病变；呈现出低分子量蛋白区带，可见于肾小管病变及溢出性蛋白尿；混合性蛋白尿则可见到大、中、小各种分子量区带，显示肾小球及肾小管均受累及。扫描仪可对电泳后尿液中蛋白质条带进行扫描，求出百分比，以显示肾小球或肾小管损伤程度，其电泳图谱及扫描图形可作为资料保存，利于分析比较。该技术的最大优点是尿液不需预浓缩，操作简便，结果清晰，仅需3h即可完成试验，还备有完整的定性标准，易于量化，便于分析，对肾疾的诊断、鉴别诊断、指导治疗和判断预后颇有价值。

二、高效毛细管电泳的临床应用

1. 血清蛋白质分析　采用CE可分离血清蛋白，并能准确计算各蛋白质的相对浓度，避免了凝胶电泳法染色、脱色过程中多种影响因素造成的误差，CE法的结果重复性好，可信度高。前清蛋白在血清中的浓度可表明营养状态，且是确定恶性肿瘤、炎症、肝硬化、霍奇金病的重要指标，多数电泳法难以分辨，而用CE法很容易分离定量，检测波长为214或200nm。CE增加了清蛋白部分的分辨率，对双清蛋白血症检测的灵敏度有了很大的提高。CE提供了足够的在α_1区的分辨率以区分α_1酸性糖蛋白与α_1抗胰蛋白酶。在α_2区的球蛋白区，α_2巨球蛋白与触球蛋白不易区分，但在β－球蛋白区具高分辨率。CE法对肾病综合征、慢性炎症、自身免疫病和肝硬化等多克隆免疫球蛋白的分析显示明确的优势。

2. 单克隆蛋白的特征鉴别　用特异的抗同型免疫球蛋自制品（IgG、IgA、IgM、Kappa、Lambda）抗体包被琼脂糖凝胶球与血清样品一起孵育，在孵育前与孵育后分别进行CE检测。通过用特异性抗体包被的琼脂糖凝胶球消除一个特殊的峰来指示是哪种单克隆成分，借此对免疫球蛋白的型、亚型和轻链型予以鉴定和分类。

3. 血红蛋白成分的分析　用等电聚焦毛细管电泳（CIEF）和区带电泳（CZE）可分离出10几种Hb变异链。对胎儿红细胞处理后，分离其血红蛋白，可分离出α、β和γ球蛋白链，如采用pH3.2的缓冲液，虽然分析时间延长，但变异体的分辨效果更佳。显然CE技术对鉴别诊断血红蛋白病起重要作用。

4. 肌红蛋白分析　在急性心肌梗死后患者的血液和尿液中常出现肌红蛋白异常升高，而低浓度肌红蛋白难以用免疫比浊法测定。但是，CE可在8min内快速分离尿中低浓度肌红蛋白并与血红蛋白相鉴别。

5. 脂蛋白分析　可将血浆脂蛋白分离出14个亚组分，如在分离缓冲液中加入表面活性剂，可在短时间内对2个主要组分：高密度脂蛋白（HDL）和低密度脂蛋白（LDL）进行定量，对LDL进一步分离为3个亚组分：LDL、中密度脂蛋白（ILD）和极低密度脂蛋白（VLDL），并对各组分的比例进行推算，从而对脂蛋白异常提供不同脂肪代谢的信息。

6. 糖化血红蛋白（HbA_{1c}）分析　CE能分离几种糖蛋白的糖基构型，可鉴别糖化血红蛋白A_1、A_{1c}。和其他异构体，对糖尿病的监控具有重要意义。

7. 同工酶的分离　应用CE技术对多种同工酶进行了成功的分离。其原理是先将样品在毛细管中电泳分离，待形成同工酶分离区带后，切断电源，再加入含底物的液体缓冲液，酶可催化底物而显色，形成可检测的同工酶区带，再重新接通电源，继续电泳，使同工酶形成的染色区带先后通过检测器，测定最大吸收处的光密度值，因此被分离同工酶可被分析并测定。如检测淀粉酶P（胰）和S（唾液）型等，均可采用HPCE技术分离其同工酶。

8. 免疫复合物分析　CE可将免疫复合物从结合的抗原抗体中迅速分离出来，应用荧光标记单克隆抗体，经LIF－CE检测，检测限可达毫克级，可用于混合液体中低浓度的免疫复合物鉴定。

9. DNA片段和染色体分析　CE分离DNA分子需多聚物交联剂如聚丙烯酰胺、聚乙二醇、甲基纤维素等材料添加到缓冲液中作为分子筛，可对相差1个甚至几个碱基DNA高效分离。有作者应用CE做X连锁隐性遗传病研究，成功地对DNA限制片段进行了基因多态性分析。研究表明CE可用于分析携带者及胎儿产前诊断。

10. 在治疗药物监测中的应用　CE可简便快速分析生物样品中各种形式的药物成分。在药理学研究、法医学检查及临床毒理等方面也有广泛应用。如：抗白血病药物阿糖胞苷（胞嘧啶-β-D阿拉伯糖苷），经简单有机溶剂提取样品，检测限为8μmol/L；催眠镇静类药物临床应用范围广，品种多，易发生药物依赖性，且中毒剂量与治疗剂量接近。用CE进行药物浓度监测，最低检测限可达ng/L。二醋吗啡（海洛因）、可卡因、吗啡等镇痛药也可进行监测。在糖尿病的治疗监测中，可检测血中格列本脲的浓度以防止药物使用不当导致低血糖。

11. 其他小分子/离子的检测　CE能在3~4min分离血和尿样品中血管造影剂含量、革酸盐等弱阴离子，检测尿样中10几种卟啉物质和维生素C异构体。在新生儿的遗传性有机酸尿症筛查中可检测10种有机酸标志物，如2-氨基乙酸、丙酸、乳酸等。

三、芯片电泳的临床应用

芯片电泳从发展的初期就与其应用紧密相连。从1992年Manz等人发表第一篇芯片电泳分离混合荧光染料样品的论文以来，其应用已涉及小分子分析、药物筛选、DNA分析和基因检测、氨基酸、肽和蛋白质分析以及细胞分析等诸多方面，为疾病的诊断和治疗、药物筛选、分子生物学、食品监测等领域提供了一种重要的分析工具。

（赵　将）

第八章

临床酶学检验技术

第一节　酶活性的测定

一、酶活性浓度的单位

1. 酶的活性单位　20 世纪 50 年代以前通常用习惯单位，即用最先报道某种酶测定方法的临床酶学家的姓氏来命名其单位。由于不同实验室的实验条件不同，定出的酶活性单位也有差异。为避免混乱，1961 年国际酶学委员会对酶的活性单位作了统一的规定。在标准条件下（30℃），酶活性的 1 个国际单位（U）为在 1min 内能催化 1.0μmol 的底物转变为产物的酶量，用 U/L 表示。后来国际纯化学和应用化学联合会又推出了新的单位，即"催量单位"（Katal），1 个催量单位为在标准条件下，1s 内催化 1.0mol 底物转变为产物的酶量，用 mol/L 表示，这是为了与 SI 的物质表示单位（mol）和时间表示单位（second）一致。

2. 酶活性浓度单位　酶活性浓度以每单位体积所含的酶活性单位数表示。近年来，临床实验室几乎都习惯用 U/L 来表示体液中酶活性浓度。在对酶活性浓度单位计算时，可根据所测定的酶所用方法的不同，利用标准管法、标准曲线法或吸光系数法进行计算，求取酶活性浓度单位。前 2 种方法目前已较少使用。

用连续监测法进行酶活性测定时，不需作标准曲线，根据摩尔消光系数（ε）计算酶活性浓度。例如用连续监测法测定在线性范围内每分钟吸光度的变化，以 U/L 表示酶活性浓度时，则可按下式进行计算：$U/L = \frac{\Delta A}{min} \times \frac{V \times 10^6}{\varepsilon \times \upsilon \times L}$。

式中：V 为反应体系体积（mL）、ε 为摩尔消光系数（cm^2/mol）、ν 为样品量（mL）、L 为比色杯光径（cm）、△A 为吸光度变化、10^6 为 mol 换算成 μmol 的换算因子，△A/min 为反应线性范围内每分钟的吸光度变化。

近年来，相继推出了一些商用的酶校正物质或酶参考物质（如 ROCHE 公司的 C. Fas，Randox 公司的 CAL 系列多项目校准血清），对于测定全过程和 K 值的校正提供了新的手段。在临床检测中如果合理地选择和应用，将会取得较为理想的效果。

二、酶活性的测定方法

通常在生物组织中，酶蛋白的含量极微，很难直接测定其蛋白质的含量；更何况在生物组织（或体液）中，酶蛋白又多与其他蛋白质共存。因此，一般确定酶量的多寡主要是测定酶活性。酶活性就是酶催化一定化学反应的能力，酶催化的反应速度愈大，则酶的活性也愈高。酶的反应速度常用单位时间内底物的消耗量或产物的生成量表示。

建立酶活性测定方法，应选择合适的化学反应和检测指标。通常，一种酶促反应，需要底物或产物具有光吸收、旋光变化、电位变化或荧光变化等，只要检测方法足够灵敏，就可以直接测定。

测定酶的催化活性是临床酶学分析最为常用的方法，具有迅速、灵敏、成本低等特点。目前测定方法主要有2种：一种是直接用测定速度的方法称为连续监测法，另一种是在一定时间内通过测定总变化量再计算出速度的方法称为定时法。

1. 定时法　定时法（fixed time assay）通常是指酶作用一段时间后，加入强酸、强碱、蛋白沉淀剂等终止酶促反应，测定这段时间内底物的减少量或产物的生成量，计算酶促反应的平均速度。

用定时法测定酶活性浓度，必须了解酶促反应速率和时间的关系。只有当酶促反应处于线性期，如图8－1A中的曲线3，才能用定时法准确测定酶活性。因此应先做预试验找出酶促反应速率恒定的时期，确定线性时间，然后在这段时间进行测定，避开延滞期和一级反应期。这种方法的优点是比较简单，比色计无须保温，显色剂不会对酶促反应有影响。缺点是无法知道在整个酶促反应过程中是否都是零级反应。

定时法有别于终点法（end－point assay）和两点法（two－point assay）。终点法是指反应基本达到平衡，信号变化很小，但可以不需要终止反应，例如化学反应或酶试剂测定代谢物，只能说明反应所需的某一组分已接近耗尽。两点法是监测反应过程中的两个点，即某一段时间内的底物或产物的变化。

2. 连续监测法　连续监测法（continuous monitoring assay）是将酶与底物在特定条件（缓冲液、温度等）下孵育，每隔一定时间（2～60s）连续测定酶促反应过程中某一底物或产物的特征信号（如NADH在340nm的吸光度）的变化，从而计算出每分钟的信号变化速率，此法亦称为速率法。过去人们也常把这类方法称为“动力学法”“速率法”等。1个典型的酶促反应过程一般包括延滞期（lag phase）、线性期（linear phase）和非线性期（non linear phase）（图8－1B）。

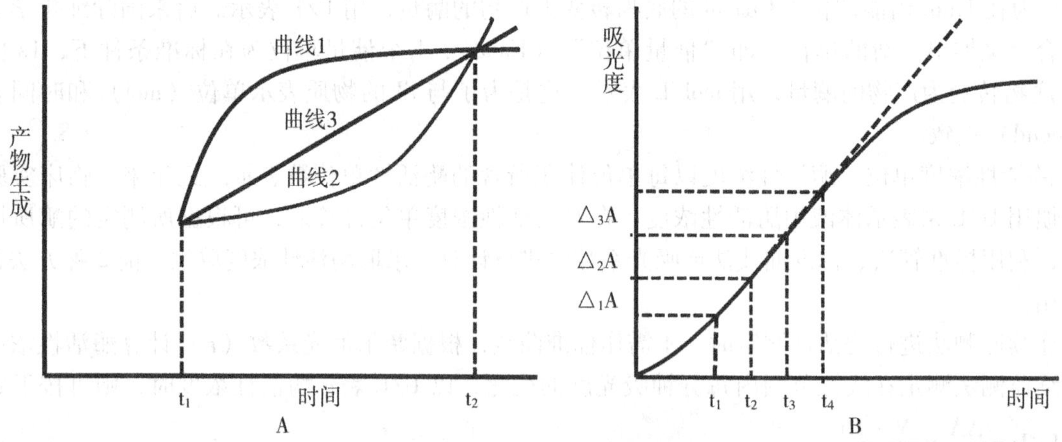

图8－1　酶促反应动力学曲线

A. 定时法；B. 连续监测法

（1）直接法：在反应进程中底物或产物理化特性有变化，其变化可直接测定反映酶的活性，如NAD（P）H转化成NADH（P）时，340nm处的吸光度会降低；硝基苯酚和硝基苯胺等人工合成的“色素原”，本身无色或微黄色，酶作用后生成有色物质，也可以直接测定。如碱性磷酸酶测定的底物4－NPP在碱性溶液中无色，在碱性磷酸酶催化下4－NPP释放出磷酸基团，生成在碱性溶液中呈黄色的对硝基苯酚，在405nm处连续监测吸光度的增高速率，计算碱性磷酸酶的活性。

（2）间接法：有些反应底物或产物没有特征性的理化特性的变化，需通过其他化学反应，将底物或产物转化为有明显特征理化性质的化合物，然后进行测定的方法。它包括化学法和酶偶联法。

3. 酶偶联反应法　在酶活性测定时，如果底物或产物不能直接测定或难于准确测定，可采用在反应体系中加入1个或几个工具酶，将待测酶生成的某一产物转化为新的可直接测定的产物，当加入酶的反应速度与待测酶反应速度达到平衡时，指示酶的反应速度即代表待测酶的活性，这种方法即酶偶联反应法。即：$A \xrightarrow{Ex} B \xrightarrow{Ea} C \xrightarrow{Ei} P$。

式中A为底物，B、C为中间产物，P为可直接测定的产物；Ex为待测酶，Ea和Ei都为工具酶，依据工具酶作用的不同又分别称为辅助酶和指示酶；辅助酶在酶偶联反应中可以1个或多个，也可以不需要；指示酶是指能直接监测反应速度的酶。

在酶偶联反应过程中存在4个时相，一开始并不能全部反映了测定酶活性。

（1）孵育期：反应只存在底物A，使存在于样品中的内源性干扰物质充分进行反应，消耗殆尽，这时期不存在指示酶的反应。

（2）延滞期：加入底物启动反应，在启动后的一段短时间内，产物B开始出现并逐渐增加，处于较低水平，指示酶反应速度也较低，不能代表待测酶的反应速率，这一时期称为延滞期。

（3）稳态期：随着产物B增加到一定程度时，Ex和Ei反应速率相同，达到了稳态期。

（4）非恒态期：由于底物已大部分消耗，反应速度减慢，产物生成减少。因此，应用酶偶联法测定时，关键在于确定稳态期，只有稳态期的吸光度才会呈显线性变化，可靠地反映酶活性（图8－2）。

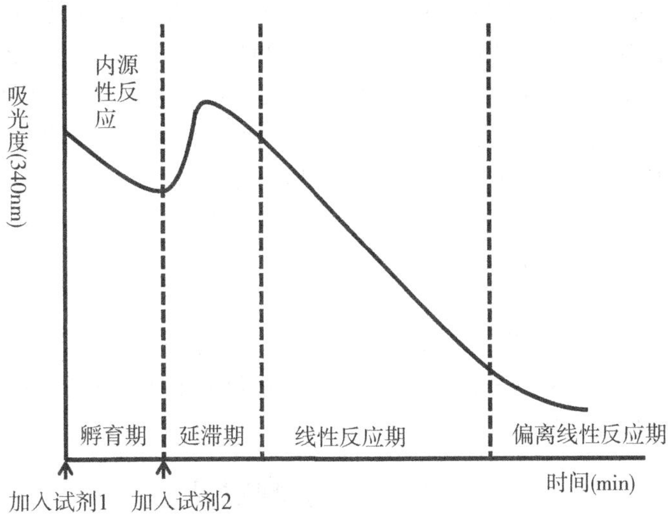

图8－2　ALT酶偶联法的时间进程曲线

当然并不是所有的酶都适合用酶偶联反应测定，为了保证测定结果的准确性，偶联酶的反应速率应超过或等于测定酶的反应速率，指示酶反应必须是一级反应。另外，偶联的酶越多，反应的延滞期会相应地延长。

4. 工具酶和共通反应途径　在酶学分析中，作为试剂用于测定化合物浓度或酶活性浓度的酶称为工具酶。工具酶在酶学分析中有重要作用。酶偶联反应体系中的指示酶和辅助酶即为工具酶。常用的工具酶有：乳酸脱氢酶、苹果酸脱氢酶和6－磷酸葡萄糖脱氢酶等。

在临床酶学检验中，常使用相同工具酶参与的相似反应，即所谓共通（或通用）反应途径。在分光光度法中，最常用以下两类通用反应途径。

（1）NAD（P）$^+$或NAD（P）H偶联的脱氢酶及其指示反应：许多氧化还原反应，尤其是有脱氢酶（如LD、GLDH、G6PD等）作为工具酶参与时，常将底物去除的氢原子传递给NAD（P）$^+$而形成NAD（P）H。NAD（P）H在340nm有特征性光吸收，可借此用分光光度法进行检测，目前应用此法测定的项目主要有葡萄糖、尿素、β－羟丁酸、三酰甘油、ALT、AST、LD、GLDH、CK、ALD和G6PD等。

（2）偶联H_2O_2的工具酶及其指示反应：对葡萄糖、尿酸、胆固醇、甘油、丙酮酸的测定，可分别利用它们的氧化酶将其氧化生成H_2O_2，H_2O_2再通过以氢或电子为受体的指示酶和以NAD（P）H为辅酶参与的两类指示反应检测。前者主要应用过氧化氢酶或称触酶（catalase）及过氧化物酶（peroxidase，POD）2类工具酶，但POD最常用。如POD催化H_2O_2与4－氨基安替比林（4－AAP）和酚反应，生成最大吸收峰在500nm的红色醌亚胺，即为Trinder反应（Trinder's reaction）。

（赵　将）

第二节　同工酶测定

同工酶往往具有器官或组织特异性，测定同工酶更能准确地反映疾病的部位、性质、程度和预后。由于同工酶一级结构的不同，其高级结构（构象）也就有所差异同，因此其化学、物理化学、生物学等方面的性质也存在差异。这些差异为同工酶的检测提供了依据。但同工酶催化同一反应，其结构和性质又有许多相似之处，这又给同工酶检测带来了困难。本节主要对同工酶的常用测定技术作介绍。

一、电泳测定法

在同工酶的测定中，电泳法是使用最为广泛。因为此法简便、快速、分离效果良好，并且一般不会破坏酶的天然状态。电泳可分为醋酸纤维素薄膜电泳、琼脂糖电泳、淀粉凝胶电泳、聚丙烯酰胺凝胶电泳、等电聚焦电泳等。通过电泳可将同工酶各组分分离，再用以下方法进一步分析鉴定。

1. 紫外吸收和荧光分析　同工酶的辅酶、底物或酶促反应产物有特异的紫外光吸收或产生荧光，其变化反映了同工酶活性高低。例如电泳分离后，将 CK 的底物液加在电泳条带上保温，酶促反应产生 NADPH，从波长 340nm 处吸光度可推算 CK 同工酶各组分活性。

2. 光密度计测定　电泳分离同工酶后，经染色、洗脱、固定（滤纸、醋酸纤维素薄膜尚需透明）制成同工酶谱，再用光密度计扫描做定量测定。或将染色后的区带分别洗脱下来，再测定各区带吸光度，求出各区带百分含量。

3. 染色法　电泳分离后的同工酶区带需用酶反应染色法进行显色，同工酶的显色与一般蛋白质不同，需依赖其催化活性，因此，不能经过固定步骤，呈色产物要求非水溶性。染色后呈色深浅与同工酶活性成正比，保证无论活性高低都符合比耳定律。常用染料有偶氮染料和四唑盐等。

二、免疫化学测定法

由于同工酶的一级结构不同，因而抗原性也不同，可用特异的免疫反应识别。免疫学方法结合化学法不但是研究同工酶的结构、遗传（各同工酶的亲缘关系）的重要方法，也是分析、鉴定同工酶的重要方法。免疫化学测定技术可分为免疫抑制法、免疫沉淀法、酶联免疫法等。

免疫化学法生物学特异性高，操作简单，灵敏度高，即使低浓度的酶也能测定，重复性良好。

三、层析分离测定法

用于同工酶分析的常用层析法是柱层析，包括吸附柱层析、离子交换柱层析、凝胶过滤和亲和层析等。柱层析技术较烦琐，用于临床常规检测仍有困难。

四、动力学分析法

测定动力学参数也是同工酶研究不可缺少的方法，并且有些动力学分析法因其简便易行而用于临床实验室。

1. Km 分析　米氏常数（Km）是酶的特征性常数。对于同一底物，不同的同工酶组分有不同的亲和力，即不同的 Km 值。如用 α－羟丁酸为底物所测得的酶活性称为 α－羟丁酸脱氢酶（HBD）。HBD 或 HBD/LD 增高，曾作为 LD1 增高的指标用于临床。

2. 抑制剂分析　同一抑制剂对同工酶各组分的抑制作用不同而进行分析。如 0.01mol/L L－酒石酸可以使前列腺 ACP 完全丧失活性，但对红细胞 ACP 则无抑制作用。借此可以测定这 2 种 ACP 的活性。

3. 热失活分析　温度升高引起的酶蛋白的变性失活程度因同工酶各组分而不同。如胎盘 ALP 在 65℃时能耐受 10min 而肝－骨－肾组的 ALP 就失活，据此可以分析、鉴定同工酶。

常用同工酶及其亚型的分析方法见表 8 - 1。

表 8 - 1 常用同工酶及其亚型的分析方法

方法	分析原理	适用的同工酶及亚型
电泳法		
区带电泳、等电聚焦	电荷不同	所有同工酶、亚型
离子交换色谱	亲和力不同	CK, LD
免疫分析法		
免疫抑制法	特异性抗体反应性不同	CK、LD、ACP
免疫化学测定法 RIA、EIA、FIA、CLIA	特异性抗体反应性不同	CK、LD、ACP、ALP、AMY
动力学分析法		
底物特异性分析法	底物 K_m、亲和力不同	ACP、CK、LD（α - 羟丁酸）
抑制剂分析法	小分子抑制剂的特异性抑制不同	LD（草酸）、ACP（L - 酒石酸）、ALP（L - 苯丙氨酸）、ChE（狄布卡因）
热失活分析法	热稳定性不同	LD、ALP
蛋白酶水解法	对蛋白酶敏感度不同	LD、AST

（赵　将）

第三节　临床医学中几种重要酶的测定

一、酶的代谢

（一）酶的释放

血清酶来源于组织细胞的代谢过程，细胞内酶溶于胞质或与细胞结构结合，虽然酶浓度细胞内比细胞外高 1 000 ~ 10 000 倍，但在健康人体，只能检测到很低的酶催化活性。病理情况下，由于细胞膜的直接损伤或缺氧和组织局部缺血导致细胞内酶释放到血液或组织液中。血清中酶升高的程度和过程取决于细胞内、外酶的浓度梯度、细胞内酶的分布和形式、器官损害的性质和原因、组织内缺氧的程度和持续的时间及器官灌注情况和当前的代谢活动等。

（二）酶合成增加

1. 组织细胞内酶的数量以及（或）生化活性增加　如青春期血清 ALP 活力的增加是由于成骨细胞的数量和活性增加引起的。

2. 酶诱导作用　组织细胞酶的合成增加，如肝细胞在乙醇、巴比妥酸、苯妥英的化学刺激下 γ - GGT 合成增高。

（三）血清酶的清除

肾是血清中低分子量酶的重要排泄途径，如 α - 淀粉酶，而大部分的酶首先在血浆中灭活，然后通过受体介导的细胞内摄作用吸收入网状内皮细胞系统内，再被分解为可重新利用的多肽和氨基酸。大部分酶的半衰期在 24 ~ 48h。

二、生物学因素和干扰因素对酶活性的影响

酶活性的升高或降低可能是生物因素或检测中的其他干扰因素所致。

（一）生物学因素

1. 标本采集　血清酶水平高于参考范围时，患者采血时的姿势和止血带的应用都可影响血清酶的浓度，如果采集样本时患者取坐位，以坐姿 15min 后抽血，那么酶活性估计要升高 5% ~ 10%。使用止

血带超过6min可致ALP、ALT、CK、GGT、和LD升高8%～10%。

2. 个体差　异酶的水平在不同的个体之间是有一定差异的。

3. 个体内变异　有报道称在6个月内测定以下酶的水平，在同一个体内有一定的变异系数，如CK 22.8%，ALT 30%，AST 12.2%，LD 10.3%，GGT 12.9%，ALP 7.4%。

4. 年龄　某些酶随年龄而变化，如老年人的ALP比中年人高，尤其是妇女。

5. 运动　运动可导致CK、AST和LD升高。

6. 饮食　长期禁食和高蛋白饮食都可导致氨基酸转移酶的升高。高脂肪的膳食后LD可升高，低脂肪膳食后LD下降。

7. 乙醇　乙醇可致GGT、ALT、AST和GLD升高。

8. 药物　许多药物可导致酶水平升高，可能是诱导和病理作用所致。如女性服用了炔雌醇后，酶的诱导作用使ALP和GGT升高。

（二）干扰因素

药物、溶血、高胆红素和样本中的代谢产物等是导致体内酶活性改变的重要干扰因素。

样本储存期酶的稳定性：将血清从全血中分离后，ALP、α-淀粉酶、ALT、AST、CK、ChE、GGT和LD在4～8℃至少可稳定4d。ALP、α-淀粉酶、ALT、AST、ChE在室温下可稳定3d。

（三）标本的采集、处理与储存

在实验室测定酶之前，标本要经过采集、运输、血清分离和储存等一系列处理过程。而血液离体后，酶活性还会有一定变化，处于一个动态变化过程。因此其中任何一个阶段处理不当，都有可能引起测定值变化。

除非测定与凝血或纤溶有关的酶，一般都采用血清作为测定标本。大多数抗凝剂都在一定程度上影响酶活性。

三、血清常用酶的测定

本部分只介绍临床常用酶的特性、测定方法和参考区间，具体的临床意义将在各器官功能中描述，在此不再赘述。

（一）碱性磷酸酶及其同工酶的测定

碱性磷酸酶（alkaline phosphatase，ALP）（EC3.1.3.1）是一组底物特异性较低，在碱性条件下能水解磷酸单酯化合物的酶。广泛分布于机体各器官组织，在肝、肾、胎盘、小肠、骨骼等组织含量较高。成年人血清中的ALP主要来源于肝，小部分来源于骨骼。

人体各组织的ALP由3种不同基因所编码，相应产生3类ALP同工酶：肠型、胎盘型和非特异组织型。非特异组织型是在酶蛋白合成后，经过不同形式的修饰和加工形成的肝型、胆型、肾型、骨骼型等酶的多种形式。

1. 测定方法

（1）总ALP的测定

1）IFCC方法测定原理：在氨基醇［X-OH，如2-氨基-2-甲基-1-丙醇（AMP），或二乙醇胺（DEA）］存在的情况下，ALP能将4-硝基苯磷酸盐（4-NPP或PNPP）上的一个磷酸基转移到氨基醇上，从而加速底物的去磷酸化，生成游离的对硝基苯酚（4-NP），后者在碱性溶液中呈现黄色。测定405nm处的吸光度增高速率来计算ALP催化活力。

$$4-NPP+AMP \xrightarrow{ALP} 4-NP+X-OPO_3H_2$$

2）DGKC方法测定原理：根据IFCC方法，但使用N-甲基-D-葡萄糖胺（MEG）作为缓冲液。将底物加入到反应混合物中即可引发酶促反应。

$$4-NPP+MEG \xrightarrow{ALP} 4-NP+MEG-Pi$$

（2）ALP 同工酶测定

1）电泳分离法：在碱性 pH 条件下，各型同工酶在支持介质乙酸纤维素条带或聚丙烯酰胺凝胶上向阳极迁移而被分离。乙酸纤维素条带上的迁移率：胆管 ALP > 肝 ALP > 骨ALP > 肠 ALP > 胎盘 ALP。聚丙烯酰胺凝胶上的迁移率：胎盘 ALP = 肝 ALP > 骨 ALP > 肠 ALP > 胆汁 ALP。聚丙烯酰胺凝胶电泳更适于测定骨 ALP。乙酸纤维素电泳适用于测定胆管 ALP。

由于电泳条带之间有重叠，故该法仅能定性评价骨和肝 ALP 的升高。

2）热灭活和化学抑制：在反应混合物中加入化学试剂或者预先对血清进行热处理，如 L - 苯丙氨酸可明显抑制胎盘 ALP 活性，肠 ALP 的化学抑制反应与胎盘 ALP 相似。胎盘 ALP 在 65℃时能耐受 10min，可以将胎盘 ALP 与肝 - 骨 - 肾组的 ALP 区分开来。

3）植物凝集素层析法：麦芽凝集素与骨特异性 ALP 的 N - 乙酰葡萄糖胺结合后沉淀，分离的骨 ALP 进行定量分析。该方法操作简便、特异性和灵敏度较好。

传统的热灭活法检测结果准确度差，易受干扰；电泳法虽能区分肠、胎盘来源的同工酶，但骨和肝同工酶的电泳条带重叠，不易准确定量。

2. 参考区间　ALP 活性与年龄有关，儿童由于骨骼的发育而比成年人高。

（1）IFCC 方法（37℃）：4 ~ 15 岁，54 ~ 369U/L。①男性 20 ~ 50 岁，53 ~ 128U/L；≥60 岁，56 ~ 119U/L。②女性 20 ~ 50 岁，42 ~ 98U/L；≥60 岁，53 ~ 141U/L。

（2）DGKC 方法（37℃）：男性 37 ~ 145U/L；女性 44 ~ 155U/L。

（二）α - 淀粉酶

人 α - 淀粉酶（α - amylase，AMY）即（1，4 - α - D - 葡聚糖葡聚糖水解酶，EC3. 2. 1. 1）作用于 α - 1，4 糖苷键，是一种钙依赖性金属蛋白酶，卤素和其他阴离子有激活作用，特别是氯化物是强有力的激活剂。其主要存在于胰腺和唾液腺中，因此有 2 种同工酶，即唾液型（S - AMY）和胰腺型（P - AMY），其分子量小，可以从肾小球滤过出现在尿液中。有时淀粉酶与抗淀粉酶自身抗体可形成高分子的巨型淀粉酶。

1. 检测方法　淀粉酶测定方法很多，最早的方法多以天然淀粉为底物，通过测定经 AMY 水解后淀粉的消耗量来测定 AMY 的活性；另一类是以活性染料淀粉结合物为底物的。由于以上方法的准确性差，步骤繁杂，不能自动化而逐渐少用。目前主要是以人工合成的麦芽单糖苷为底物的方法。主要的麦芽单糖苷有麦芽四糖、麦芽五糖和麦芽七糖，这里主要介绍以 4，6 - 亚乙基 - 4 - 硝基酚 - α - D - 麦芽七糖苷（$E-G_7-4-PNP$）作底物，辅助酶是多功能 α - 葡萄糖苷酶，简称 EPS 法的测定方法。

$$5E-G_7-4-NP+5H_2O \xrightarrow{AMS} E-G_3+G_4-4-NP+2E-G_4+2G_3-4-NP+2E-G_5+2G_2-4-NP$$

$$G_4-PNP+2G_3-PNP+2G_2-PNP+14H_2O \xrightarrow{\alpha-\text{葡萄糖苷酶}} 14G+5\ (4-NP)$$

2. 参考区间　血清淀粉酶（37℃），28 ~ 100U/L；尿液淀粉酶（37℃），≤120U/L。

（三）丙氨酸氨基转移酶和天冬氨酸氨基转移酶

氨基转移酶是一组催化 α - 酮酸与 α - 氨基酸之间氨基移换的酶。与临床诊断最有关联的氨基转移酶是丙氨酸氨基转移酶（alanine aminotransferase，ALT）（EC2. 6. 1. 2）和天冬氨酸氨基转移酶（aspartate aminotransferase，AST）（EC2. 6. 1. 1），磷酸吡哆醛（P5P）是转氨酶的辅基，它与酶蛋白结合后 ALT（或 AST）才具有催化活性。转氨酶广泛存在于肝、心肌、骨骼肌、肾、脑、胰腺、肺、白细胞和红细胞中。

1. 测定方法

（1）AST 测定原理：在 AST 催化下，从天冬氨酸转移 2 个氨基到 α - 酮戊二酸上，生成产物 L - 谷氨酸和草酸乙酸盐。后者通过苹果酸脱氢酶（malate dehydrogenase，MD）催化下转变成苹果酸，在 340nm 处检测 NADH 下降的速率，它与 AST 活性成比例。

$$L-\text{门冬氨酸}+2-\text{氧代戊二酸} \xrightleftharpoons{AST} L-\text{谷氨酸}+L-\text{草酰乙酸}$$

L－草酰乙酸＋NADH＋H^+ $\xrightarrow{MD}$ L－苹果酸＋NAD^+

（2）ALT 测定原理：在 ALT 催化下，从丙氨酸转移 2 个氨基酸到 α－酮戊二酸上，生成产物谷氨酸和丙酮酸。后者通过乳酸脱氢酶催化下转变成乳酸，在分光光度计下检测 NADH 下降的速率，它与 ALT 活性成比例。

L－丙氨酸＋2－氧代戊二酸 $\xrightarrow{ALT}$ L－谷氨酸＋L－丙酮酸

L－丙酮酸＋NADH＋H^+ $\xrightarrow{LD}$ L－乳酸＋NAD^+

2. 参考区间　IFCC 和 DGKC 方法（37℃）：男性 ALT≤40U/L，AST≤35U/L；女性 ALT≤34U/L，AST≤31U/L。

（四）胆碱酯酶

胆碱酯酶（cholinesterase，CHE）根据对底物特异性的差异分为 2 类。1 类为乙酰胆碱乙酰水解酶（EC3.1.1.7），旧称特异性胆碱酯酶、真胆碱酯酶（AChE）或胆碱酯酶Ⅰ，水解乙酰胆碱。它存在于红细胞、中枢神经系统灰质、肺和脾内，支配肌细胞的交感神经节的运动神经终板，不存在于血浆内。另 1 类为乙酰胆碱酰基水解酶（EC3.1.1.8），旧称非特异性胆碱酯酶、拟胆碱酯酶（PChE）、苯甲酰胆碱酯酶、胆碱酯酶Ⅱ，水解芳基或烷基胆碱酯，见于血浆、肝、肠黏膜、胰、脾和中枢神经系统的白质内。本文仅围绕乙酰胆碱酰基水解酶讨论。

1. 检测方法　PChE 的检测方法很多，目前主要以连续监测法和比色法应用最广泛。

（1）连续监测法测定原理：PChE 催化丁酰－乙酰或丙酰硫代胆碱水解，产生丁酸或丙酸与硫代胆碱；后者与无色的 5，5′－二硫代双（2－硝基苯甲酸）反应，形成黄色的 5－巯基－2－硝基苯甲酸（5－MNBA）。在 410nm 处测定吸光度的速率，从而计算处 PChE 的活性。

乙酰硫代胆碱 $\xrightarrow{PChE}$ 丁酸＋硫代胆碱

硫代胆碱＋二巯代硝基苯甲酸→5－MNBA＋2－硝基苯腙－5－巯基硫代胆碱

（2）苯甲酰胆碱比色法原理：苯甲酰胆碱可被 PChE 水解，生成反应产物苯甲酸和胆碱。可在 240nm 处测定苯甲酰胆碱吸光度的下降。

2. 参考区间

（1）丁酰硫代胆碱（37℃）：男性 4.62～11.5kU/L，女性 3.93～10.8kU/L。

（2）苯甲酰胆碱（37℃）：0.66～1.62kU/L。

（五）肌酸激酶及其同工酶测定

人类肌酸激酶（creatine kinase，CK）（EC2.7.3.2）是由不同的基因表达的亚基组成的多聚酶，各自的基因产物包括 CK－M（肌组织）、CK－B（脑）、CK－Mi（线粒体）。CK 主要以骨骼肌、心肌含量最多，其次是脑组织和平滑肌。在正常人群中，所测到的总 CK 活性主要是 CK－MM，其他 CK 同工酶和变异体仅微量或不易测出。若总 CK 活性增加，尤其是某一型同工酶活性增加，可提供有关器官受损的信息。

1. 检测方法　CK 的测定方法有比色法、酶偶联法、荧光法和生物发光法等。可以测定正向反应产物，也可以测定逆向反应的产物。由于逆向反应的速度是正向反应的 2～6 倍，敏感性高，是目前主要的测定方法。

（1）总 CK 检测原理：在 CK 催化作用下将磷酸基从肌酸磷酸盐可逆性地转移到 ADP 上，产生的 ATP 再以己糖激酶（Hexokinase，HK）作辅酶，葡萄糖－6－磷酸脱氢酶（G－6－P dehydrogenase，G6PD）做指示酶进行酶偶联反应。根据 340nm 处 NADPH 吸光度速率的变化，计算总 CK 活性。

磷酸肌酸＋ADP $\xrightarrow{CK}$ 肌酸＋ATP

ATP＋葡萄糖 $\xrightarrow{HK}$ ADP＋6－磷酸－葡萄糖

6－磷酸－葡萄糖＋$NADP^+$ $\xrightarrow{G6PD}$ 6－磷酸葡萄糖内酯＋NADPH＋H^+

（2）CK 同工酶测定

1）免疫抑制法原理：免疫抑制法临床应用的理论依据是假定仅 CK－MM 和 CK－MB 在肌损伤后被释放入血流。抗 CK－M 抗体能抑制所有 CK－M 的活性，剩下的是 CK－B 活性。样本中得到的 CK－MB 活性应该乘 2。巨 CK 不含有 CK－M 亚单位，不发生免疫抑制。在典型的巨肌酸激酶血症的病例中，测定后活性乘以 2 会出现 CK－MB 活性超过样本中总 CK 活性。

2）同工酶电泳原理：CK 在醋酸纤维纸条或琼脂凝胶上被分离，各活性条带用总 CK 试剂染色。根据反应中形成的 NADPH 的荧光强度（360nm）可以做定量分析，检测线性 2～10U/L。若样本用抗 CK－M 抗体作预先处理后再进行电泳分析，巨 CKⅠ型就能很明显区别于 CK－MB 和 CK－MM，巨 CKⅡ型与 CK－MM 也能被一起识别。除了自动化操作，电泳的程序比较费力、复杂、昂贵。因此仅适用于特殊实例。

3）CK－MB 浓度的免疫测定法：CK－MB 检测使用特异性的 CK－M 或 CK－B 单克隆抗体结合酶、荧光化学发光或电化学发光的免疫测定技术测定 CK－MB 的质量，检测的灵敏度和精确度都很高，检测下限≤1μg/L，上限 5μg/L。可在 15～30min 内获得结果。

2. 参考区间　CK 活性受年龄、性别、种族、体重指数、活动状态、基因变异等因素的影响。

（1）总 CK：男性 46～171U/L，女性 34～145U/L。

（2）CK－MB：①免疫抑制法：CK－MB＜25U/L，CK－MB/总 CK 在 6%～25%。②电泳法：CK－BB 0，CK－MB 0～3%，CK－MM 97%～100%，CK－MB 的阳性决定水平为 5%。

（六）γ－谷氨酰氨基转移酶

γ－谷氨酰氨基转移酶（L－γ－glutamyltransferase，GGT）（E 2.3.2.2）也称 γ－谷氨酰转肽酶，其催化 γ－谷氨酰基转移反应。主要分布在肾、胰、肝、肠和前列腺中，血清中 GGT 主要来源于肝、胆，以多种形式存在，在红细胞中含量甚低。

1. 测定方法　在 GGT 的催化下，谷氨酰残基从 L－γ－谷氨酰－3－羧基－对硝基苯胺（3－carboxy－GGPNA）转移到双苷氨肽上，同时生成 2－硝基－5－氨基苯甲酸，在 405nm 波长处检测这种复合物浓度增加时的吸光度变化，它与反应混合物中酶活性的浓度成正比：3－carboxy－GCPNA＋双甘肽$\xrightarrow{GGT}$2－硝基－5－氨基苯甲酸＋L－γ－谷氨酰－甘氨酰甘氨酸。

2. 参考区间　男性≤55U/L，女性≤38U/L。

（七）乳酸脱氢酶

乳酸脱氢酶（lactate dehydrogenase，LD）（EC1.1.1.27）是一种糖酵解酶，广泛存在于机体的各种组织中，其中以心肌、骨骼肌和肾含量最丰富，其次为肝、脾、胰腺、肺和肿瘤组织，红细胞中 LD 含量也十分丰富，是正常血清的 100 倍。由于其分布原因，LD 对诊断具有较高的灵敏度，但特异性较差。

LD 是由 H 亚基和 M 亚基组成的四聚体，其亚基的不同组合形成 5 种同工酶：LD_1（H_4）、LD_2（H_3M）、LD_3（H_2M_2）、LD_4（HM_3）和 LD_5（M_4）。其中 LD_1 和 LD_2 主要来源于心肌，LD_3 来源于肺、脾组织，LD_4 和 LD_5 主要来源于肝和骨骼肌。由于 LD 同工酶的组织分布特点，其检测具有病变组织定位作用。

1. 检测方法

（1）总 LD 测定原理：根据测定其催化的正反应或逆反应分为 L－P 反应和 P－L 反应。

1）L－P 反应：L－乳酸＋$NAD^+\xrightarrow{LD}$丙酮酸＋NADH＋H^+。

2）P－L 反应：丙酮酸＋NADH＋$H^+\xrightarrow{LD}$L－乳酸＋NAD^+。

L－P 反应的 pH 为 8.8～9.8，而 P－L 反应的 pH 为 7.4～7.8。

在动力学分析中通过测定 NADH 吸光度的变化来反映酶的活性。对于正反应，在 340nm 处测得的 NADH 的吸光度增加，对于逆反应，由于 NADH 氧化为 $NADH^+$，测得的吸光度值则下降。

（2）LD同工酶的检测

1）化学法抑制含M亚基的LD_1同工酶测定：将1，6－己二醇或高氯酸钠加入到含样本反应液中，选择性地抑制含M亚基的LD同工酶，由于LD_1由4个H亚基组成，因此只有它才能被测定。同工酶LD_1催化基质2－酮丁酸为羟丁酸的速度比其他同工酶要高，因此也可以单独用2－酮丁酸脱氢酶测定LD_1的活性。

2）电泳法LD同工酶的测定：在碱性pH下，LD同工酶可以在琼脂凝胶或醋酸纤维薄膜上电泳分离。电泳向正极迁移速度取决于同工酶的亚基组成。含H亚基的同工酶移动速度最快，含M亚基移动的速度最慢，因此LD_1有最快的迁移率，LD_5最慢。在琼脂凝胶上LD_5几乎停留在原点（负极）。在醋酸纤维薄膜电泳，没反应生成的丙酮酸与四唑盐结合形成肉眼可见的同工酶片段。在琼脂凝胶电泳，凝胶37℃孵育在凝胶上覆盖乳酸和NAD^+，产生NADH的荧光，用365nm波长激发后于410nm处测定。

2. 参考区间

（1）L－P：成人女性135～215U/L，男性135～225U/L，儿童180～360U/L。

（2）P－L：95～200U/L。

（3）LD同工酶琼脂糖电泳法：LD_1 14%～26%；LD_2 29%～39%；LD_3 20%～26%；LD_4 8%～16%；LD_5 6%～16%。

（八）脂肪酶

脂肪酶（lipase，LPS）（EC 3.1.1.3）是一组特异性较低的脂肪水解酶，主要来源于胰腺、胃及小肠，但胰腺组织是其他组织的5 000倍，血清的20 000倍。脂肪酶作用于酯和水界面的脂肪，只有当底物呈乳剂状态时，LPS才具有水解作用。由于早期的测定方法缺乏准确性和重复性，限制了其在临床上的广泛应用。目前由于测定方法的改进，其准确性和重复性均有较大提高，对急性胰腺炎的诊断特异性和灵敏度均高于淀粉酶。

1. 检测方法　脂肪酶测定的方法很多，如比浊测定法、pH－stat滴定法、比色法（可分为酶偶联显色比色法、干化学法、紫外分光光度法）等，目前临床使用最普遍的是比浊法。

（1）比浊法原理：三酰甘油与水制成的乳胶液，因其胶束对入射光的吸收及散射而具有乳浊状态。胶束中的三酰甘油在脂肪酶的作用下水解，使胶束分裂，浊度或光散射因而减低，减低的速率与脂肪酶的活性有关。

（2）酶偶联显色比色法

1，2－二酰甘油＋$H_2O \xrightarrow{\text{胰脂肪酶}}$2－单酸甘油酯→脂肪酸

2－单酸甘油酯＋$H_2O \xrightarrow{\text{单酸甘油脂肪酶}}$甘油＋脂肪酸

甘油＋ATP $\xrightarrow{\text{甘油激酶}}$3－磷酸甘油＋ADP

3－磷酸甘油＋$O_2 \xrightarrow{\text{磷酸甘油氧化酶}}$磷酸二羟丙酮＋$H_2O_2$

$2H_2O_2$＋4－AAP＋TOOS $\xrightarrow{\text{过氧化物酶}}$醌亚胺染料＋$4H_2O$

TOOS：N－乙基N－（－2－羟基3－磺丙基－m－甲苯胺）

（3）新色原比色法：1，2－二月桂基－rac－丙三氧基－3－戊二酸试灵酯由2个甘油酯和1个酯组成，LPS在碱性条件下水解底物生成不稳定的戊二酸－6′－甲基试卤灵，在碱性条件下自发的水解为戊二酸和甲基试卤灵，后者是蓝紫色的发光基团，在577nm有最大吸收峰，其吸光度的变化与LPS活性相关。

1，2－二月桂基－rac－丙三氧基－3－戊二酸试灵酯$\xrightarrow{\text{脂肪酶}}$1，2－二月桂基甘油＋戊二酸－6′－甲基试卤灵

戊二酸－6′－甲基试卤灵$\xrightarrow{OH^-}$戊二酸＋甲基试卤灵

2. 参考区间　比浊法，≤7.9U/L；酶偶联比色法：≤45U/L；新色原比色法，≤38U/L。

（九）酸性磷酸酶

酸性磷酸酶（acid phosphatase，ACP）（CE3. 1. 3. 2）是指反应体系 pH7. 0 以下，酶活性最大的所有磷酸酶，它的主要来源是血小板、红细胞、骨、网状内皮系统的细胞和前列腺。衍生于前列腺的同工酶，在诊断前列腺癌时起重要作用，前列腺 ACP 可作为肿瘤标记物。来自于前列腺和血小板的 ACP 可以被酒石酸盐抑制，剩余的活性即称为前列腺 ACP。

1. 检测方法 ACP 反应以 α－萘基磷酸盐或者对一硝基苯磷酸盐为底物，在 pH4. 5 ~6. 0 的条件下释放无机磷酸盐。如反应的产物是硝基酚，由于在酸性条件下，其摩尔吸光系数小，故应在反应的终点加入碱性液以提高反应的摩尔吸光系数。如反应的产物是 α－萘酚，则偶联有色的偶氮试剂如固红 TR 盐，通过在 405nm 处监测偶氮化合物生成的速率来测定 ACP 的活性。

2. 参考区间 底物对－硝基苯磷酸盐（37°C），4. 8 ~13. 5U/L；酒石酸盐抑制 ACP≤3. 7U/L；底物 α－萘基磷酸盐（37℃），男性≤4. 7U/L，酒石酸盐抑制 ACP≤1. 6U/L；女性≤3. 7U/L。

（十）谷氨酸脱氢酶

谷氨酸脱氢酶（glutamate dehydrogenase，GLD）（EC1. 4. 1. 3）作为一个线粒体酶，存在于所有组织中，其中肝、心肌和肾含量最高。然而，仅在细胞坏死时，此酶在血清中浓度才升高。

1. 测定方法 GLD 在 NADH 存在催化下，转移铵到 2－氧化谷氨酸上。形成谷氨酸和 NAD。在 340nm 处监测 NADH 的吸光度下降速率，即与反应体系中 GLD 的活性成正比。

$$2-\text{氧化谷氨酸} + NADH + NH_4^+ \xrightarrow{GLD} L-\text{谷氨酸} + NAD^+ + H_2O$$

2. 参考区间 成年人，男性≤8. 0U/L，女性≤6. 0U/L。

（赵 将）

第九章

常见疾病实验诊断

第一节　心脏疾病的实验诊断

一、肌酸激酶 CK－MB 质量测定

（一）生化及生理

肌酸激酶在骨骼肌含量最高，其次是心肌和脑。CK 分子量 86kD，在肝脏被清除。CK 是心肌中重要的能量调节酶，在 ATP 提供的能量下，催化肌酸生成磷酸肌酸（CP）和 ADP，CP 可以运送至细胞质中并储存。这种能量的储存形式比直接储存 ATP 好，在线粒体可以通过氧化磷酸化获取能量。CK 分子量 86kD，在肝脏被清除。

CK 是由 M 和 B 两类亚基组成的二聚体。在细胞质内存在 3 种同工酶，即 CK－BB（CK_1），CK－MB（CK_2）和 CK－MM（CK_3）。在细胞线粒体内还存在另一 CK 同工酶，即所谓线粒体 CK（CK－Mt），也称 CK_4。CK－BB 存在于脑组织中，CK－MM 和 CK－MB 存在各种肌肉组织中，不同肌肉同工酶的比例不同，骨骼肌中 98%～99% 是 CK－MM，1%～2% 是 CK－MB；心肌内 80% 左右也是 CK－MM，但 CK－MB 占心肌总 CK 的 15%～25%。各种 CK 同工酶还可根据电泳不同的等电点分出若干亚型，如 CK－MB 可分为 CK－MB_1 和 CK－MB_2。

（二）检测方法

利用酶免疫分析技术检测 CK－MB 质量提高了 CK－NIB 在 AMI 早期诊断和微小心肌梗死患者中的诊断敏感性。新一代方法是用单克隆抗体检测 CK－MB 质量，用两株抗 CK－MB 的单抗检测 CK－MB 蛋白量，其检测限为 1μg/L，诊断 AMI 较酶法更敏感、稳定、更快。

（三）标本要求与保存

血清或血浆，肝素抗凝，不需空腹采血。标本在冷藏（4℃）可保存 24 小时，冷冻（－20℃）可长期保存。

（四）参考区间

CK－MB 质量：<5.0μg/L。

（五）临床意义

（1）心肌梗死：在胸痛发作的最初 6 小时内 CK－MB 质量的敏感性明显优于 CK－MB 活性检测。在胸痛发作的最初 6～7 小时内 CK－MB 质量的诊断敏感性同肌红蛋白相似。CK－MB 的临床特异性高于肌红蛋白。在不同的时间重复此项检测有助于确诊 AMI。溶栓治疗第 90 分钟和治疗前相比，若 CK－MB 质量增加 >24μg/（L·h）或测定值增加 >4 倍，提示梗阻的血管再灌注成功。

（2）心绞痛：由于 CK－MB 质量检测的高敏感性，其对微小心肌梗死（如可能为严重的不稳定心绞痛）的诊断价值明显优于传统的酶活性测定。伴有 CK－MB 质量增加的不稳定心绞痛患者数月后心

肌梗死的发生和死亡都明显高于 CK－MB 质量正常的稳定心绞痛患者。

（3）心肌疾病含急性心肌炎：CK、CK－MB 水平也可增高，但增高的水平不及心肌梗死那么明显。

（4）肌损伤：由于 CK－MB 质量在骨骼肌损伤时也会增加，因此询问病史和观察症状时要加以注意。CK－MB 质量同 CK 活性比率的决定水平取决于检测方法。骨骼肌损伤时 37℃测定 CK 活性的比率为 <0.025（2.5%）。

（六）影响因素

血红蛋白 <0.47mmol/L（750mg/dl）、胆红素 <850μmol/L（50mg/dl）、三酰甘油 <15.4mmoL/L（1 350mg/dl）对检测无影响。

二、肌钙蛋白 I（TnI）测定

（一）生化及生理

肌钙蛋白 I 是抑制亚单位，抑制肌动蛋白与肌蛋白的偶联，使心肌或骨骼肌松弛。cTnI 分子量为 22kDa，各种 TnI 由于基因碱基对序列不同，分别编码的慢骨骼肌 TnI（sTnI）、快骨骼肌 TnI（fTnI）和 cTnI 氨基酸序列不全相同。cTnI 只有 46.2%、41.4% 氨基酸序列与 sTnI、fTnI 同源。因此，恰当选择氨基酸序列，就可以制备出特异的抗 cTnI 单抗，识别来自心肌的 TnI，可使识别特异性达 100%。cTnI 的基因位于 19p13.2～19q13.2。实际上，目前检测的 cTnI 多以复合物形式存在，在 AMI 中 90% 是 cTnI－cTnC 复合物，在 AMI 患者血中仅见 5% 的 cTnI－cTnT。cTnI－cTnC 复合物中由于 cTnC 的保护作用，cTnI 的中心区（第 28～110 位氨基酸）比较稳定，是制备抗体常选用的抗原决定簇区段。

（二）检测方法

ELISA 法、胶体金标免疫层析技术、电化学发光法、胶乳增强透射比浊法。肌钙蛋白测定多用免疫学技术，ELISA 法适宜大批量检查，对于单个标本检查有不便之处；胶体金标免疫层析技术，虽简单、方便、快速，但多数作为定性测定。近来发展的心肌梗死诊断仪，利用干片分析技术，可作定量测定 Mb、CK－MB 质量及 cTnI，但需专用仪器且价格昂贵；电化学发光法（试剂盒）简单、方便、准确、可靠、可定量，但需专门的仪器和配套试剂，成本较高，较大的医院目前常用；胶乳增强透射比浊法，目前已有试剂盒供应，可在各型自动生化分析仪上使用，通用性强，已在临床上使用。

胶乳增强透射比浊法：应用特异的抗－cTnI 抗体使之与胶乳颗粒表面结合，样本与胶乳试剂在缓冲液中混合后，样本中的 cTnI 与胶乳颗粒表面的抗体结合，使相邻的胶乳颗粒彼此交联，发生凝集反应产生浊度改变，该浊度改变与样本中的 cTnI 成正比。

（三）标本要求与保存

血清。标本量 0.8mL，至少 0.3mL。患者标本采集后需在 4 小时内检测。标本贮存于 2～8℃，可稳定 24 小时；－20℃以下冰冻可保存更长时间，但融化后必须离心，避免反复冻融。

（四）参考区间

胶乳增强透射比浊法 95% 单侧上限为 0.8μg/L。各实验室用根据自己的条件建立本地参考值及诊断标准。

ELISA 法：cTnI <0.2μg/L，>1.5μg/L 为诊断临界值。

电化学发光法：参考范围 <0.03μg/L，AMI 诊断的判断值（cut－off）为 0.5μg/L。

（五）临床意义

（1）急性心肌梗死：cTnI 是心肌损伤的敏感特异的指标。cTnI 是早期晚期诊断 AMI 的确定性标志物，心肌梗死发生后 4～8 小时血清中 cTnI 水平即可升高，12～14 小时达到峰值，升高持续时间较长，可达 6～10 天。cTnI 的诊断特异性优于 Mb 和 CK－MB，用于对急性心肌梗死的诊断有重要价值，特别是对无 Q 波不典型心电图改变的心肌梗死更有重要价值。

在 AMI 时，所有生化标志物的敏感度都与时间有关。对于胸痛发作 4 小时以内的患者，首先应测定 Mb 水平；3 小时后得到的血液标本，应同时评价 Mb 和 cTnI，其阳性结果，都可确认为 AMI；阴性结果可排除心肌损伤。当结果不一致时，需进一步联合检查至胸痛发作后 9 小时，此时所有的生化标志物都达到最大的敏感性。

（2）不稳定心绞痛：cTnI 增高，但其增高水平不如心肌梗死那么明显。cTnI 在判断微小心肌损伤时颇有价值，不稳定型心绞痛患者常发生微小心肌损伤，对于这种微小的心肌损伤，CK－MB 常常不敏感，阳性率仅为 8%，cTnI 对不稳定型心绞痛阳性率可达 39%，这种损伤只有检测血清 cTnI 才能确诊。

（3）评估溶栓疗法：cTnI 在评估溶栓疗法的成功与否，观察冠状动脉是否复通是一项很好的标志物。溶栓成功的病例 cTnI 呈双峰，第一个峰高于第二个峰。研究表明，用 cTnI 评估复通，90 分钟时优于 CK－MB 和肌红蛋白，如果结合其他诊断 AMI 指标如心电图的 Q 波、S－T、T 变化，效果更好。

（4）心肌疾病：用于心肌炎、心肌病的诊断，cTnI 比 CK－MB 敏感得多，据报道，84% 心肌炎患者 cTnI 升高，心肌病 cTnI 亦可升高，但应注意的是，cTnI 阴性也不能排除心肌炎、心肌病的可能。

（六）影响因素

（1）本法敏感性为 0.3μg/L，线性范围可达 25μg/L，校准曲线至少稳定 30 天，如测定条件改变，应重新制备校准曲线。

（2）严重溶血或黄疸可造成负干扰，血液应充分凝固、及时分离血清，以确保除去纤维蛋白或其他颗粒物质。部分标本中含有某些高滴度嗜异性抗体和类风湿因子，可能会影响试验结果。

（3）肌钙蛋白主要以 TnC－TnI－TnT 复合物形式存在，外周血中的 cTnI 既有游离形式，又有不同复合物的形式（I－C、I－T 以及 T－I－C）。在 AMI 患者中以 cTnI－TnC 复合物形式占多数（90% 以上）。在使用 EDTA 抗凝时，cTn 复合物会因钙离子被螯合而出现降解，影响测定值的真实性。

三、肌钙蛋白 T（TnT）测定

（一）生化及生理

肌钙蛋白 T 是原肌球蛋白结合亚单位，其作用是将肌钙蛋白 C 和肌钙蛋白 I 连接到肌动蛋白和原肌球蛋白上，共同完成对心肌或骨骼肌收缩的调节。cTnT 属于心肌肌原纤维蛋白，分子量为 37kDa，绝大多数 cTnT 以复合物的形式存在于细丝上，而 6% ~8% 的 cTnT 以游离的形式存在于心肌细胞胞质中，当心肌细胞损伤时释放于血清中。自 1986 年推出 cTnT 检测试剂以来，世界多个国家已经广泛应用血清 cTnT 诊断 AMI。近年发现应用 cTnT 对急性心肌梗死、不稳定心绞痛患者监测可以发现一些轻度和微小心肌损伤。

（二）检测方法

ELISA 法、电化学发光法。最初的 cTnT 检测试剂是由生物素标记的鼠抗人 cTnT 单克隆抗体制备的，此抗体和骨骼肌的 sTnT 有 3.6% 的交叉反应，最低检测限 0.04μg/L，第二代试剂减少了和骨骼肌的交叉反应，最低检测限为 0.02μg/L。目前已有电化学发光检测试剂盒，该试剂盒所用的抗体和第二代相同，最低检测限为 0.01μgL，试验可在 9 分钟内完成。第二代试剂 99.6% 非心脏病患者 <0.01μg/L，心肌损伤的判断值（cut－off）>0.08μg/L。

（三）标本要求与保存

血清。标本量 0.8mL，至少 0.3mL。4 ~25℃时 cTnT 检测值 24 小时减少 <5%。－20℃冰冻血清或血浆至少可稳定 3 个月。

（四）参考区间

ELISA 法：cTnT 为 0.02 ~0.13μg/L，>0.2μg/L 为诊断临界值，>0.5μg/L 可诊断 AMI。

电化学发光法：cTnT 为 <0.1μg/L。

（五）临床意义

cTnI 和 cTnT 的临床应用价值相同，目前检测 cTnI 或 cTnT 方法的心肌特异性都已达到 100%。cTnT

检测在 ACS 中的临床意义主要有：①确定诊断，cTnT 在判断微小心肌损伤方面有价值；②危险性分类；③估计病情；④治疗指导。

（1）急性心肌梗死：cTnT 是心肌损伤的敏感特异的指标。cTnT 是早期晚期诊断 AMI 的确定性标志物。AMI 发病后 3～6 小时，血清 cTnT 即升高，10～24 小时达峰值，峰值可为参考值的 30～40 倍，恢复正常需要 10～15 天。对无 Q 波型、亚急性心肌梗死或 CK－MB 无法诊断的患者更有价值。cTnT 常用于判断急性心肌梗死范围的大小，用放射性核素^{201}Tl 和^{99m}Tc 确定急性心肌梗死面积并和心肌标志物比较，发现 CK－NIB、cTnT 和放射性核素检测的结果相关系数分别为 0.56 和 0.75。

（2）微小心肌损伤：微小心肌损伤时 cTnT 可增高，因此 cTnT 在判断微小心肌损伤时颇有价值，不稳定型心绞痛患者常发生微小心肌损伤，不典型心肌梗死如局灶性心肌坏死、无 Q 波型、S－T 段不抬高型等心梗患者有重要的诊断价值。对于这些微小的心肌损伤，CK－MB 常常不敏感，阳性率仅为 8%，cTnT 对不稳定型心绞痛阳性率可达 39%，这种损伤只有检测血清 cTnT 才能确诊。

（3）溶栓疗法评价：cTnT 在评估与观察冠状动脉经溶栓后是否复通的一项很好的标志物。溶栓成功的病例 cTnT 呈双峰，第一个峰高于第二个峰。研究表明，用 cTnT 评估复通，90 分钟时优于 CK－MB 和肌红蛋白，如果结合其他诊断 AMI 指标如心电图的 Q 波、S－T 段、T 波变化，效果更好。

（4）心肌疾病：用于心肌炎、心肌病的诊断，cTnT 比 CK－MB 敏感得多，据临床报道，84% 心肌炎患者 cTnT 升高，心肌病 cTnT 亦可升高，但 cTnT 阴性也不能排除心肌炎、心肌病的可能，应结合临床。

（六）影响因素

透析治疗患者大剂量摄入生物素（>5mg/d）会干扰检测。此时，患者的检测必须在最后一次摄入生物素后 8 小时进行。类风湿因子、血红蛋白 <0.62mmol/L（10g/dl）、胆红素 <428μmol/L（25mg/dl）、三酰甘油 <17.1mmol/L（1 500mg/dl）不会干扰酶免疫分析。新的检测方法对骨骼肌的 TnT 无交叉反应。

四、肌红蛋白（Mb）测定

（一）生化及生理

Mb 是一种氧结合蛋白，和血红蛋白一样含有亚铁血红素，能结合和释放氧分子，因而有贮氧和运输氧的功能。Mb 存在于心肌和骨骼肌中，分子量小，仅为 17.8kD，位于细胞质内，易从坏死或损伤的肌细胞中快速释放出来，可早期在血中升高，为早期诊断 AMI 的标志物。其血浆的半衰期为 8～10 分钟。正常时血中 Mb 含量很低，由肾脏排泄，当心肌和骨骼肌损害时，血中和尿中 Mb 水平升高，故测定 Mb 对急性心肌梗死的早期诊断、心肌梗死复发时的早期诊断最有意义。

（二）检测方法

测定肌红蛋白的方法有很多，荧光免疫测定法、分光光度法、电泳法、层析法、化学发光法及电化学发光法等。免疫化学法比较灵敏，但抗血清必须是对 Mb 特异的。对流免疫电泳是一种定性方法，灵敏度只有 2mg/mL，不适宜检测心肌梗死。红细胞凝集试验，试剂制备难以标准化；胶乳凝集试验是个半定量试验，是用肉眼判断终点，具有一定的主观性，而且一些含有高浓度类风湿因子的血清会产生干扰。放射免疫试验灵敏度高，特异性强，但使用放射性核素，造成对环境的污染，现已少用。胶乳增强透射比浊法灵敏度高，特异性好，测定速度快，适用于各类型生化自动分析仪，现已在临床上普遍使用。目前常用荧光免疫测定法、化学发光法及电化学发光法，可定量、敏感、特异。

胶乳增强透射比浊法：Mb 致敏胶乳颗粒是大小均一的聚苯丙烯胶乳颗粒悬液，颗粒表面包被有兔抗人 Mb 抗体。样本中的 Mb 与胶乳颗粒表面的抗体结合后，使相邻的胶乳颗粒彼此交联，发生凝集反应产生浊度。该浊度与样本中的 Mb 浓度呈正比，在 570nm 处测定吸光度，可计算样本中 Mb 的浓度。

（三）标本要求与保存

血清。标本量 0.8mL，至少 0.3mL。避免溶血。分离后标本在室温（25℃）、冷藏（4℃）或冷冻（－20℃）条件下稳定 14 天。可反复冻融 3 次。

尿样本。应尽快检测，碱性条件（pH8～9）下4℃可稳定至少1周，建议碱性化后冷冻保存。

（四）参考区间

健康成年人血清肌红蛋白：
男性：28～72μg/L。
女性：25～58μg/L。
尿肌红蛋白＜17μg/L。

（五）临床意义

Mb升高见于：

（1）急性心肌梗死：AMI发病后3小时内Mb开始升高，6小时内阳性率75%，6～12小时达峰值，12～24小时阳性率59%，18～30小时恢复到正常水平。由于AMI时Mb升高早于其他心肌标志物，故对于AMI早期诊断和再梗死的发现有重要价值，但其特异性较差，仍应结合临床。急性胸痛发作6～10小时如Mb阴性可除外AMI。

（2）急性骨骼肌损伤（挤压综合征）、肾衰竭、心力衰竭和某些肌病。

（3）肌红蛋白尿症：主要见于遗传性肌红蛋白尿症（可伴有皮肌炎、肌营养不良、多发性肌炎）、挤压综合征和某些病理性肌肉组织变性、炎症等。

（六）影响因素

本法血红蛋白＞0.12mmol/L（200mg/dl）和三酰甘油＞6.9mmol/L（600mg/dl）时会引起干扰。脂血样本应离心去脂（15 000×g，10分钟）。

五、A型利钠肽测定

（一）生化及生理

心房利钠肽（ANP）又称A型利钠肽（A－type natriuretic peptide，ANP）。主要由心房的心肌细胞分泌，其126个氨基酸的前体（proANP）的C末端有28个氨基酸。ANP有许多重要的生理效应，如尿钠排泄、血管舒张、抑制肾素和醛固酮分泌以及在维持体内水平衡和血压方面起重要作用。刺激ANP分泌最主要的因素是心房扩张，因此心力衰竭常伴有ANP的增高。

ANP通过心房肽的作用于特异性受体结合而从血浆中迅速清除（半衰期2.5分钟）。98个氨基酸组成的N末端心房利钠肽原（N－terminal pro－atrial natriuretic peptide，NT－proANP）与ANP等量地释放入血循环，由于其半衰期较长（1～2小时），血浆浓度比ANP高约50倍。而与ANP不同，EDTA血浆样本无需冷冻，室温或运输途中可稳定数天。因此NT－proANP可作为常规的实验室检测指标之一。

（二）检测方法

ELISA法、RIA法、化学发光免疫测定等。对于NT－proANP而言，一般采用夹心ELISA法，将针对N端区域的抗体作为捕获抗体，将针对中间区域或C端区域的抗体作为指示抗体。近年来，已成功建立夹心化学发光免疫测定方法，采用抗GRGPVV DSS－DRSALLKSKL片段（NT－proANP73－97片段）抗体作为捕获抗体，将抗PEVppWTGEVSPAQRDGGAL（NT－proANP53－72片段）抗体作为指示抗体，人工合成NT－proANP53－90多肽作为标准品。由于这两种抗体识别NT－proANP中间区域，故检测的NT－proANP被称为中间区NT－proANP（midregion of pro－atrial natriuretic peptide，MR－proANP）。

（三）标本要求与保存

EDTA血浆。标本量0.8mL，至少0.5mL。立即检测，否则冷冻（－20℃）保存。

（四）参考区间

NT－proANP：18.4～163.9pmol/L。

（五）临床意义

（1）心力衰竭：由于心房扩张是 ANP 释放的主要诱因，因此肺毛细血管楔嵌压，左心房舒张末压和NT－proANP 的血浆浓度之间存在一定的相关，与肺动脉收缩压相关最明显，而在无临床症状的 NYHA Ⅰ级患者中，射血分数和 NT－proANP 的相关不明显。无临床症状的 NYHA Ⅰ级患者中血浆 NT－proANP 的浓度会显著升高，但 ANP 值很少出现增高，因此应用 NT－proANP 可诊断隐匿性心力衰竭。

未经治疗而 NT－proANP 值正常者患心力衰竭的可能性较小。因此初级医师在心脏病专家到来之前或在做进一步的心脏病学评估之前，检测 NT－proANP 特别有帮助。

对心脏病专家而言，利钠肽的作用仅限于心力衰竭的协助诊断、监测病程和疗效观察以及评估预后。NT－proANP 已成功地应用于这些目的。纽约心脏病协会制订了心力衰竭的分级分类，NT－proANP 的浓度于此密切相关（表9－1）。表中不同 NYHA 等级之间有明显重叠，在中等至严重的心力衰竭中测得的 NT－proANP 值 >2.5nmol/L。

表9－1　心力衰竭不同阶段（NYHA 分级）NT－proANP 值

NYHA 分级	NT－proANP（nmol/L）
NYHAⅠ＝正常运动时无症状	0.265～1.219（中位数 0.725）
NYHAⅡ＝限制体力运动	0.343～9.000（中位数 1.527）
NYHAⅢ＝轻微运动时出现症状	0.351～9.000（中位数 1.705）
NYHAⅣ＝静息时也有症状	2.419～7.730（中位数 5.172）

目前，尚没有明确的研究表明可利用 NT－proANP 对心力衰竭进行特异性的诊断，因为在许多具有相似症状的疾病中都会出现 NT－proANP 值的增高，例如支气管哮喘、慢性阻塞性肺炎。ANP 值的升高与心肺疾病有关，一般而言所有与高血容量有关的疾病可使心房扩张（如肾衰），导致血中利钠肽含量增高。对心力衰竭的诊断目前临床主要应用以下所述的 BNP。

（2）急性心肌梗死的预后：研究显示，NT－proANP 升高对左心室功能障碍和 AMI 的死亡率有独特的预报价值。AMI 患者在亚急性期 NT－proANP 的浓度升高提示长期预后较差。

（六）影响因素

样本采集应尽量在相同的条件下进行，如每天相同的时间，仰卧静躺 15 分钟后采血，以使结果有可比性。老年患者的日间生理变异为 30%～40%，年轻人仅 10%。过度活动和心动过速会使 NT－proANP 增高。应考虑除外肝、肾疾病，因为 ANP 和 NT－proANP 部分通过肝肾清除，在肝肾疾病患者中，ANP 的分泌会由于水潴留而在体内积聚，因此肾衰和肝硬化患者体内的 NT－proANP 值会增高。ANP 检测的交叉反应为 <0.01%。

六、B 型利钠肽测定

（一）生化及生理

脑利钠肽（brain natriuretic peptide，BNP）主要的合成分泌部位在心室，故常称为 B 型利钠肽（B－type natriuretic peptide，BNP）。

心室肌和脑细胞可表达 134 个氨基酸的 B 型利钠肽原前体（pre proBNP），在细胞内水解下信号肽后，108 个氨基酸的 B 型利纳肽原（proBNP）被释放入血。血液中的 proBNP 在肽酶的作用下进一步水解，生成等摩尔的 32 个氨基酸的 BNP 和 76 个氨基酸的 N 末端 B 型利钠肽原（N－terminal proBNP，NT－proBNP），分子量分别为 4 000 和 10 000，二者均可反映 BNP 的分泌状况。

在正常时，BNP 在心肌细胞内以前体（proBNP）形式存在，当心室压力增高、容积增大时，proBNP 水解成活性形式的 BNP 和非活性形式的 NT－proBNP 两个片段（前者代谢途径可不受肾脏影响，后者常由肾脏代谢清除），从心肌细胞内大量释放入血，使血中 BNP 和 NT－proBNP 均升高。

（二）检测方法

放射免疫法、酶联免疫法、荧光免疫法和电化学发光法测定。对于 BNP 和 NT－proBNP 的临床应用，现主要用电化学发光法，快速、定量、敏感、特异。

（三）标本要求与保存

EDTA 血浆。标本量 0.8mL，至少 0.5mL。立即检测，否则冷冻（－20℃）保存。

（四）参考区间

BNP：1.5～9.0pmol/L，判断值为＞22pmol/L。

NT－proBNP：心力衰竭诊断的 NT－proBNP 界值建议：年龄＜50 岁为450pg/mL，50～70 岁为900pg/mL，＞70 岁为1 800pg/mL。＜300pg/mL（非年龄依赖性）基本可排除心力衰竭。

（五）临床意义

（1）心力衰竭诊断：由于 BNP 在心力衰竭早期即可升高，且升高水平与心力衰竭程度呈正比，在心力衰竭患者中无论有无症状，BNP 水平可明显升高，因此，BNP 水平升高可作为无症状性心力衰竭或早期心力衰竭诊断的筛选指标。由于灵敏度高，如 BNP 水平不升高，基本上可排除心力衰竭的诊断。

血 NT－proBNP 水平与年龄相关，老年人比年轻人高。由于 NT－proBNP 水平与年龄有关，心力衰竭诊断的 NT－proBNP 界值建议：年龄＜50 岁为 450pg/mL，50～70 岁为 900pg/mL，＞70 岁为 1 800pg/mL。＜300pg/mL（非年龄依赖性）基本可排除心力衰竭。在急诊情况下，当 NT－proBNP＞10 000pg/mL，则诊断急性心力衰竭的可能性很大。以上用于心力衰竭诊断时，仍应结合临床考虑。

由于 BNP 代谢途径不受肾脏影响，BNP 升高更能反映心力衰竭时是由于衰竭的心室所引起，但 NT－proBNP 半衰期长，为 1～2 小时（BNP 为 20 分钟），且血浆浓度比 BNP 高、个体变异小、体外较稳定、无需样本预处理等优点，故目前临床认为 BNP 和 NT，proBNP 两者均可用于心力衰竭的诊断，具有高度的敏感性和特异性，两者临床价值相同，但后者目前更广泛、更适用于临床。

（2）心力衰竭分级：通常血浆中 ANP/BNP 的比率＞1，在心力衰竭严重的病例中，由于 BNP 量超出 ANP 而使该比率改变。NYHAⅠ级的患者，其静息时 BNP 值（12±9.8）pmol/L，比同龄健康人明显增高。BNP 浓度随 NYHA 分级而升高。NYHAⅡ为（21±20）pmol/L，NYHAⅢ/Ⅳ为（44±16）μmol/L。同 NT－proANP 一样，各阶段之间明显重叠。美国心脏协会（AHA）对心力衰竭分级及 BNP 水平见表 9－2，认为 BNP 是评估心力衰竭有无及其严重程度的单个最准确的指标，但应结合临床进行评估。

表 9－2　心力衰竭不同阶段（NYHA 分级）BNP 值

NYHA 分级	BNP（pg/L）
NYHAⅠ＝正常运动时无症状	244±286
NYHAⅡ＝限制体力运动	389±374
NYHAⅢ＝轻微运动时出现症状	640±447
NYHAⅣ＝静息时也有症状	817±435

（3）心力衰竭治疗监测：BNP 是一种对容积敏感的激素，半衰期短（18～22 分钟），可用于指导利尿药及血管扩张药的临床应用，有利于心力衰竭的治疗，降低其病死率。抗心力衰竭药物均可降低 NT－proBNP 水平，当治疗后其值下降大于 30% 时，提示心血管死亡的可能性小，如治疗后其值不降反升，且升高幅度大于 30% 时，提示患者预后不好。

（4）左心室超负荷：除了用于无症状心力衰竭（NYHA Ⅰ级）的早期诊断，监测病程严重程度外，BNP 还是左心室超负荷（如动脉高压或肥大性梗阻性心肌病）的合适的标志物。所有的研究都显示了 BNP 与左心室射血分数有极好的相关性（负相关），因此能为左心室射血分数的替代检测指标予以协助诊断。可用于左室肥厚、肥厚梗阻性和扩张性心肌病的判断。

（5）心肌梗死后心功能情况、梗死面积和预后判断：用于心脏手术的术前、术后的心功能评估，且可为临床提供选择最佳手术时机。可用于降低高危人群（高血压、糖尿病、冠心病等）发生心力衰竭所致的心血管风险，有效降低患者的发病率和病死率。

（6）鉴别呼吸困难：肺源性呼吸困难与心源性呼吸困难临床上有时鉴别困难，检测 BNP/NT－

proBNP 水平，显示前者水平不高，后者高，可协助临床鉴别。

（六）影响因素

样本采集应标准化。肾脏和肝脏疾病以及血容量过多都会导致血中 BNP 浓度增高。梗阻性肺部疾病也会引起 BNP 浓度的增高。

（赵　将）

第二节　肝、胆、胰疾病的实验诊断概述

为发现肝胆损伤及了解、评估肝脏各种功能状态而设计的众多实验室检测方法，广义上可统称为肝功能试验（liver function test，LFTs），主要包括反映肝脏代谢功能状态的相关指标、反映肝损伤的相关指标及肝纤维化的相关指标。用于急性胰腺炎的实验诊断指标主要包括胰腺自身消化后释放入血液的消化酶；用于胰腺功能减退的实验室指标主要包括几种胰腺外分泌功能评价实验。

肝、胆、胰腺疾病实验诊断主要基于上述器官病理状态下导致的生物化学代谢功能变化及损伤标志物的改变，现分述如下：

一、蛋白质代谢功能变化

除γ球蛋白、von Willebrand 因子以外的大多数血浆蛋白，如清蛋白、糖蛋白、脂蛋白、多种凝血因子、抗凝因子、纤溶因子及各种转运蛋白等均在肝脏合成。当肝组织广泛破坏时，上述血浆蛋白质合成减少，尤其是清蛋白减少，导致低清蛋白血症。在肝硬化患者，由于门脉高压导致氨基酸输入肝脏减少是蛋白质合成减少的另一个原因。临床上可出现水肿，甚至出现腹腔积液与胸腔积液。γ球蛋白为免疫球蛋白，由 B 淋巴细胞及浆细胞产生。当肝脏受损，尤其是慢性炎症时，刺激单核－吞噬细胞系统，γ球蛋白生成增加。当患严重肝病时血浆纤维蛋白原、凝血酶原等凝血因子合成减少，临床上出现皮肤、黏膜出血倾向。体内氨基酸及核酸代谢产生的氨在肝脏内通过鸟氨酸循环合成尿素、经肾脏排出体外，从而维持血氨正常水平，当肝细胞严重损害时，尿素合成减少，血氨升高，临床上表王贝为肝性脑病。由于肝脏参与蛋白质的合成代谢与分解代谢，通过检测血浆蛋白含量及蛋白组分的相对含量（蛋白电泳）、凝血因子含量及血氨浓度，可了解肝细胞有无慢性损伤及其损害的严重程度。

二、脂类代谢功能变化

血清脂类包括胆固醇、胆固醇酯、磷脂、三酰甘油及游离脂肪酸。肝脏除合成胆固醇、脂肪酸等脂类外，还能利用食物中脂类及由脂肪组织而来的游离脂肪酸，合成三酰甘油及磷脂等，并能合成极低密度脂蛋白、高密度脂蛋白，以及酰基转移酶等；血液中的胆固醇及磷脂也主要来源于肝脏。虽然没有临床医师将血脂检测异常作为肝脏疾病的诊断指标，但需要清楚地认识到肝脏疾病可导致脂代谢异常。在严重肝脏损伤，主要包括 HDL，特别是 HDL3 水平下降；卵磷脂胆固醇脂肪酰基转移酶（lecithin－cholesterol acyl transferase，LCAT）缺陷及脂蛋白脂肪酶活性降低。但在酒精性肝炎时，酒精可诱导肝细胞表达 Apo A1 增加，故血清 HDL 水平升高。在胆管阻塞时，患者血浆中出现异常大颗粒脂蛋白，称为阻塞性脂蛋白 X（lipoprotein，LP－X），同时血液中胆固醇及磷脂含量增高，在肝脏合成磷脂发生障碍时，会造成脂肪运输障碍而导致肝细胞内脂肪沉积，形成脂肪肝。基于 PT、γ－GT 及 Apo A1 水平可计算 PGA 指数，可用于区别酒精性肝炎及肝硬化。

三、胆红素代谢变化

胆红素是血液循环中衰老红细胞在肝、脾及骨髓的单核－吞噬细胞系统中分解和破坏的产物。红细胞破坏释放出血红蛋白，然后代谢生成游离珠蛋白和血红素，血红素（亚铁原卟啉）经微粒体血红素氧化酶的作用，生成胆绿素，进一步在胆绿素还原酶作用下被催化还原为胆红素。正常人由红细胞破坏生成的胆红素占总胆红素的 80%～85%，其余 15%～20% 来自含有亚铁血红素的非血红蛋白物质（如

肌红蛋白、过氧化氢酶及细胞色素酶）及骨髓中无效造血的血红蛋白，这种胆红素称为旁路胆红素（shunt bilirubin）。以上形成的胆红素称为游离胆红素（free bilirubin），在血液中与清蛋白结合形成的复合体，称为非结合胆红素（unconjugated bilirubin）。非结合胆红素不能自由透过各种生物膜，故不能从肾小球滤过。以清蛋白为载体的非结合胆红素随血流进入肝脏，在窦状隙与清蛋白分离后，迅速被肝细胞摄取。肝细胞清除非结合胆红素的效率非常高，达每天5mg/kg。游离胆红素在肝细胞内和Y、Z蛋白（主要是Y蛋白，又称配体结合蛋白）结合后，再与谷胱甘肽转移酶B结合并被运送到肝细胞的光面内质网（SER），在那里胆红素与配体结合蛋白分离，在葡萄糖醛酸转移酶存在时，与胆红素尿苷二磷酸葡萄糖醛酸作用，形成单葡萄糖醛酸胆红素和双葡萄糖醛酸胆红素，即结合胆红素（conjugated bilirubin）。结合胆红素被转运到与小胆管相连的肝窦状隙的肝细胞膜表面，直接被排入小胆管，而非结合胆红素不能穿过肝细胞膜。一旦胆红素进入胆小管，便随胆汁排入肠道，在肠道细菌作用下进行水解、还原反应，脱去葡萄糖醛酸和加氢，生成尿胆素原（urobilinogen）和尿胆素（urobilin），大部分随粪便排出，约20%的尿胆原被肠道重吸收，经门脉入肝，重新转变为结合胆红素，再随胆汁排入肠腔，这就是胆红素的肠肝循环，在肠肝循环过程中仅有极少量尿胆原进入体循环，从尿中排出。

当红细胞破坏过多（溶血性贫血）、肝细胞胆红素转运蛋白缺陷（Gilbert综合征）、葡萄糖醛酸结合缺陷（Gilbert综合征、Crigler - Najjar综合征）、排泄障碍（Dubin - Johnson综合征）及胆管阻塞（各型肝炎、胆管炎症等）均可引起胆红素代谢障碍，临床上通过检测血清总胆红素、结合胆红素、非结合胆红素、尿内胆红素及尿胆原，借以诊断有无溶血及判断肝、胆系统在胆色素代谢中的功能状态。

四、胆汁酸代谢变化

胆汁的主要成分是胆汁酸盐（bile salts）、胆红素和胆固醇，其中以胆汁酸盐含量最多。肝细胞胆固醇动态平衡较大程度依赖于胆固醇转化为胆汁酸，肝细胞以胆固醇为原料直接合成的胆汁酸称为初级胆汁酸，包括胆酸（cholic acid）及鹅脱氧胆酸（chenodeoxycholic acid）。初级胆汁酸随胆汁进入肠道后，经肠道菌群7α - 脱羟化作用，胆酸转变为脱氧胆酸（deoxycholic acid），鹅脱氧胆酸转变为石胆酸（lithocholic acid），称为次级胆汁酸，以上胆汁酸在肝细胞内与甘氨酸或牛磺酸结合，称为结合胆汁酸，如甘氨胆酸、甘氨鹅脱氧胆酸、牛磺胆酸及牛磺鹅脱氧胆酸等。结合胆汁酸是由肝脏分泌入胆汁的主要形式，在肠道细菌作用下，可使结合胆汁酸被水解脱去甘氨酸或牛磺酸而成游离胆汁酸。在回肠，尤其在回肠末端有95%胆汁酸被重吸收经门静脉入肝脏，在肝中已水解脱去牛磺酸或甘氨酸的胆汁酸又重新形成结合胆汁酸，继之又分泌入胆汁，此即胆汁酸的肠肝循环。据测定，这样的肠肝循环每餐后约进行3次。肠道中石胆酸水溶性小，极大部分自粪便中排出，每天从粪便中丢失的胆汁酸等量由肝脏合成补充。由于胆汁酸能使疏水脂类在水中乳化为细小微团，因此具有促进脂类食物及脂溶性维生素在肠道的消化吸收，并维持胆汁中胆固醇的溶解状态。体内50%胆固醇以胆汁酸形式排泄，当胆汁酸合成减少，常导致肝内胆色素性或胆固醇性结石形成。此外胆汁酸还能促进胆汁分泌，具有重要的利胆作用。

胆汁酸在肝脏中由胆固醇合成，随胆汁分泌入肠道，经肠道细菌分解后由小肠重吸收，经门静脉入肝，被肝细胞摄取，少量进入血液循环，因此胆汁酸测定能反映肝细胞合成、摄取及分泌功能，并与胆管排泄功能有关。它对肝胆系统疾病诊断的灵敏度和特异性高于其他指标。可作空腹或餐后2小时胆汁酸测定，后者更灵敏。

五、肝胆摄取、排泄功能变化

肝脏有两条输出通路，即除肝静脉与体循环联系之外，还通过胆管系统与肠道相联接。位于肝细胞之间的毛细胆管，相互连接成网并与小叶间胆管相通，接受肝细胞分泌出的胆汁。体内物质代谢的终末产物，有外界进入体内的药物、染料、毒物，或从肠道吸收来的非营养物质，以及一些肝内代谢产物（如胆色素、胆汁酸盐、胆固醇），均可经过肝细胞的摄取、代谢、转运，最后随胆汁的分泌而排出体外。当肝脏功能受损及肝血流量减少时，上述物质的排泄功能便降低，因此外源性地给予人工色素（染料）、药物来检测肝脏排泄功能是经常应用的肝功能检查方法之一。临床上常运用静脉注射靛氰绿、利多卡因或磺溴酞钠等来了解肝脏的摄取与排泄功能。

六、肝、胆、胰损伤相关血清酶及同工酶变化

肝脏是人体含酶最丰富的器官，酶蛋白含量约占肝总蛋白含量的2/3。肝细胞中所含酶种类已知数百种，在全身物质代谢及生物转化中都起重要作用，但常用于临床诊断不过十余种。有些酶具有一定组织特异性，测定血清中某些酶的活性或含量可用于诊断肝胆疾病。如有些酶存在于肝细胞内，当肝细胞损伤时细胞质内的酶释放入血流，使血清中的这些酶活性升高，如丙氨酸氨基转移酶（ALT）、天门冬氨酸氨基转移酶（AST）、醛缩酶、乳酸脱氢酶（LDH）；乙醇等可使线粒体释放AST增加。有些酶是由肝细胞合成，当患肝病时，这些酶活性降低，如凝血酶。一些凝血因子Ⅱ、Ⅶ、Ⅸ、Ⅹ合成需维生素K参与，而维生素K在肠道的吸收依赖于胆汁中的胆汁酸盐，故当胆汁淤积时这些酶因子合成不足。胆管阻塞时，胆小管膜上的某些酶在胆盐作用下从膜上建立下来并返流入血，致使血清中这些酶的活性升高，如碱性磷酸酶（ALP）、γ-谷氨酰转肽酶（γ-GT）。

同工酶（isoenzymes）是指具有相同催化活性，但分子结构、理化性质及免疫学反应等都不相同的一组酶，因此又称同工异构酶。这些酶存在于人体不同组织，或在同一组织、同一细胞的不同亚细胞结构内。因此同工酶测定可提高酶学检查对肝、胆、胰疾病诊断及鉴别诊断的特异性。

七、胰腺外分泌功能变化

胰腺外分泌功能为分泌具消化作用的胰液，胰液主要含有水、电解质和多种重要的消化酶，它们包括：胰淀粉酶、胰蛋白酶、糜蛋白酶、胰脂肪酶和磷脂酶A2等。急性胰腺炎是由于胰酶溢入胰腺组织内使胰腺自我消化而引起的急性出血性坏死，常伴血液淀粉酶和脂肪酶高；慢性胰腺炎由于持续炎症导致不可逆的胰腺功能和形态改变。各种原因引起胰腺实质受损如炎症（慢性胰腺炎）、纤维化（囊性纤维化）可以引起胰腺分泌功能减退；或结石、肿瘤、损伤等病变压迫胰管，影响胰液排入肠腔，均可致胰腺外分泌功能紊乱，应当注意的是胰腺外分泌功能障碍可能是慢性胰腺炎及胰腺癌等疾患最重要的临床表现。为了诊断慢性胰腺炎及胰腺癌等病变所致的胰外分泌功能障碍，已设计出了多种测定胰外分泌功能的方法，可分为两大类：直接法和间接法。

（赵　将）

第三节　肝、胆、胰疾病的常用实验检测

一、蛋白质代谢功能检测

（一）血清总蛋白和清蛋白、球蛋白比值测定

90%以上的血清总蛋白（serum total protein，STP）和全部的血清蛋白（albumin，A）是由肝脏合成，因此血清总蛋白和清蛋白含量是反映肝脏合成功能的重要指标。清蛋白是正常人体血清中的主要蛋白质组分，肝脏每天大约合成120mg/kg，半衰期19～21天，分子量为66 000kDa，属于非急性时相蛋白，在维持血浆胶体渗透压、体内代谢物质转运及营养等方面起着重要作用。血浆胶体渗透压下降可致肝脏合成清蛋白增加，细胞因子尤其是IL-6可致肝脏合成清蛋白减少。总蛋白含量减去清蛋白含量，即为球蛋白（globulin，G）含量。球蛋白是多种蛋白质的混合物，其中包括含量较多的免疫球蛋白和补体、多种糖蛋白、金属结合蛋白、多种脂蛋白及酶类。球蛋白与机体免疫功能及血浆黏度密切相关。根据清蛋白与球蛋白的量，可计算出清蛋白与球蛋白的比值（A/G）。

临床意义：血清总蛋白降低一般与清蛋白减少相平行，总蛋白升高同时有球蛋白升高。由于肝脏具有很强的代偿能力，且清蛋白半衰期较长，因此只有当肝脏病变达到一定程度和在一定病程后才能出现血清总蛋白的改变，急性或局灶性肝损伤时STP、A、G及A/G多为正常。因此它常用于检测慢性肝损伤，并可反映肝实质细胞储备功能。

1. 血清总蛋白及清蛋白增高　主要由于血清水分减少，使单位容积总蛋白浓度增加，而全身总蛋白量并未增加，如各种原因导致的血液浓缩（严重脱水，休克，饮水量不足）、肾上腺皮质功能减退等。

2. 血清总蛋白及清蛋白降低　①肝细胞损害影响总蛋白与清蛋白合成：常见肝脏疾病有亚急性重症肝炎、慢性中度以上持续性肝炎、肝硬化、肝癌等，以及缺血性肝损伤、毒素诱导性肝损伤。清蛋白减少常伴有γ球蛋白增加，清蛋白含量与有功能的肝细胞数量成正比。清蛋白持续下降，提示肝细胞坏死进行性加重，预后不良；治疗后清蛋白上升，提示肝细胞再生，治疗有效。血清总蛋白 <60g/L 或清蛋白 <25g/L 称为低蛋白血症，临床上常出现严重水肿及胸、腹腔积液。②营养不良：如蛋白质摄入不足或消化吸收不良。③蛋白丢失过多：如肾病综合征（大量肾小球性蛋白尿）、蛋白丢失性肠病、严重烧伤、急性大失血等。④消耗增加：见于慢性消耗性疾病，如重症结核、甲状腺功能亢进及恶性肿瘤等。⑤血清水分增加：如水钠潴留或静脉补充过多的晶体溶液。先天性低清蛋白血症较为少见。

3. 血清总蛋白及球蛋白增高　当血清总蛋白 >80g/L 或球蛋白 >35g/L，分别称为高蛋白血症（hyperproteinemia）或高球蛋白血症（hyperglobulinaemia）。总蛋白增高主要是因球蛋白增高，其中又以γ球蛋白增高为主，常见原因有：①慢性肝脏疾病：包括自身免疫性慢性肝炎、慢性活动性肝炎、肝硬化、慢性酒精性肝病、原发性胆汁性肝硬化等；球蛋白增高程度与肝脏病严重性相关；②球蛋白血症：如多发性骨髓瘤、淋巴瘤、原发性巨球蛋白血症等；③自身免疫性疾病：如系统性红斑狼疮、风湿热、类风湿关节炎等；④慢性炎症与慢性感染：如结核病、疟疾、黑热病、麻风病及慢性血吸虫病等。

4. 血清球蛋白浓度降低　主要是因合成减少，见于：①生理性减少：小于3岁的婴幼儿；②免疫功能抑制：如长期应用肾上腺皮质激素或免疫抑制剂；③先天性低γ球蛋白血症。

5. A/G 倒置　清蛋白降低和（或）球蛋白增高均可引起 A/G 倒置，见于严重肝功能损伤及 M 蛋白血症，如慢性中度以上持续性肝炎、肝硬化、原发性肝癌、多发性骨髓瘤、原发性巨球蛋白血症等。

（二）血清 α_1 - 抗胰蛋白酶

α_1 - 抗胰蛋白酶（α_1 - antitrypsin，AAT）由肝脏合成，分子量 51.8kDa，是蛋白酶抑制物（proteinase inhibitor，Pi），含量虽比另一蛋白酶抑制物 α_2 - 巨球蛋白低，但 AAT 占血清中抑制蛋白酶活力的 90% 左右。AAT 分子较小，可透过毛细血管进入组织液。AAT 能抑制胰蛋白酶、糜蛋白酶、胶原蛋白酶，以及白细胞起吞噬作用时释放的溶酶体蛋白水解酶，形成不可逆的酶 - 抑制物复合体。AAT 具有多种遗传表型，其表达的蛋白质有 M 型、Z 型和 S 型，人群中最多见的是 PiMM 型，占 95% 以上，其他还有 PiZZ、PiSS、PiSZ、PiMZ 和 PiMS。对蛋白酶的抑制作用主要依赖于 M 型蛋白的浓度，若将 PiMM 的蛋白酶抑制能力定为 100%，则 PiMS、PiMZ、PiSS、PiSZ 和 PiZZ 相对活力分别为 80%、60%、60%、35% 和 15%。

临床意义：

AAT 缺陷与肝病：新生儿 PiZZ 型和 PiSZ 型与其胆汁淤积、肝硬化和肝细胞癌的发生有关；PiZZ 型新生儿由于 Z 蛋白在门脉周围干细胞蓄积，10% ~20% 在出生数周后易忠新生儿肝炎，最后可因活动性肝硬化致死。PiZZ 表型的某些成人也会发生肝损害。

AAT 缺陷与其他疾病：PiZZ 型、PiSZ 型个体常出现年轻时（20 ~30 岁）肺气肿。当吸入尘埃和细菌引起肺部多形核白细胞活跃吞噬时，溶酶体弹性蛋白酶释放；如果 M 型 AAT 蛋白缺乏，蛋白水解酶可作用于肺泡壁的弹性纤维而导致肺气肿发生。低血浆 AAT 还可出现在胎儿呼吸窘迫综合征。

（三）铜蓝蛋白

铜蓝蛋白（ceruloplasmin，Cp）电泳位置在 α_2 球蛋白区带，是由肝实质细胞合成的单链多肽，含糖 8% ~9.5%，肽链和糖总分子量平均为 132kDa。每分子 Cp 含 6 ~8 个铜原子，由于含铜而呈蓝色；血浆铜 95% 存在于 Cp 中，另 5% 呈可扩散状态，在血循环中 Cp 可视为铜的没有毒性的代谢库。Cp 主要参与氧化还原反应，根据其他物质的性质，它既作为氧化剂又能作为抗氧化剂。Cp 具有铁氧化酶作用，能将 Fe^{2+} 氧化为 Fe^{3+}，Fe^{3+} 可结合到转铁蛋白上，对铁的转运和利用非常重要。同时，Cp 具有抑制膜脂质氧化的作用。

临床意义：主要作为 Wilson 病的辅助诊断指标。Wilson 病是一种常染色体隐性遗传病，因血浆 Cp 减少，血浆游离铜增加，游离铜沉积在肝可引起肝硬化，沉积在脑基底核的豆状核则导致豆状核变性，因而该病又称为肝豆状核变性。但该病的原因不全是 Cp 减少，因为有一小部分患者 Cp 水平正常；可能是铜掺入 Cp 时所需的携带蛋白减少，从而导致 Cp 结合铜减少。患者其他相关指标变化包括血清总铜降低、游离铜增加和尿铜排出增加。

（四）血清蛋白电泳

在碱性环境中（pH8.6）血清蛋白质均带负电，在电场中均会向阳极泳动，因血清中各种蛋白质的颗粒大小、等电点及所带的负电荷多少不同，它们在电场中的泳动速度也不同。清蛋白分子质量小，所带负电荷相对较多，在电场中迅速向阳极泳动；γ 球蛋白因分子质量大，泳动速度最慢。临床的电泳方法有多种，临床上应用最多的是醋酸纤维素膜法及琼脂糖凝胶法。血清蛋白经电泳后，先进行染色，再用光密度计扫描，即可对血清蛋白的电泳区带进行相对定量。电泳后从阳极开始依次为清蛋白、α_1 球蛋白、α_2 球蛋白、β 球蛋白和 γ 球蛋白五个区带，结果常用光密度计扫描图表示。

临床意义：

1. 肝脏疾病　急性及轻症肝炎时电泳结果多无异常。慢性肝炎、肝硬化、肝细胞肝癌（常并发肝硬化）时，清蛋白降低，α_1、α_2、β 球蛋白也有减少倾向；γ 球蛋白增加，典型者 β 和 γ 区带融合，出现 β - γ 桥，在慢性活动性肝炎和失代偿的肝硬化增加尤为显著。

2. M 蛋白血症　如骨髓瘤、原发性巨球蛋白血症等，清蛋白浓度降低，单克隆 γ 球蛋白明显升高，亦有 β 球蛋白升高，偶有 α 球蛋白升高。大部分患者在 γ 区带、β 区带或与 γ 区带之间可见结构均一、基底窄、峰高尖的 M 蛋白。

3. 肾病综合征、糖尿病肾病　清蛋白降低；由于血脂增高，可致 α_2 及 β 球蛋白（是脂蛋白的主要成分）增高，γ 球蛋白不变或相对降低。

4. 其他　结缔组织病伴有多克隆 γ 球蛋白增高，先天性低丙种球蛋白血症 γ 球蛋白降低，蛋白丢失性肠病表现为清蛋白及 γ 球蛋白降低，α_2 球蛋白则增高。

（五）血清前清蛋测定

前清蛋白（prealbumin，PAB）由肝细胞合成，分子量为 62 000kDa，比清蛋白小，醋酸纤维素膜电泳上向阳极的泳动速度较清蛋白快，在电泳图谱上位于清蛋白前方可以看到一条染色很浅的区带。前清蛋白是一种载体蛋白，能与甲状腺素结合，因此又叫甲状腺素结合前清蛋白（thyroxin binding prealbumin），并能运输维生素 A。

前清蛋白半衰期较其他血浆蛋白短（约 2 天），因此它比清蛋白更能早期反映肝细胞损害。它的血清浓度明显受营养状况及肝功能改变的影响。

临床意义：

1. 降低　见于：①营养不良、慢性感染、晚期恶性肿瘤；②肝胆系统疾病：肝炎、肝硬化、肝癌及胆汁淤积性黄疸。对早期肝炎、急性重症肝炎有特殊诊断价值。

2. 增高　见于 Hodgkin 病。

（六）血浆凝血因子测定

除组织因子及由内皮细胞合成的 vW 因子外，其他凝血因子几乎都在肝脏中合成；凝血抑制因子如抗凝血酶Ⅲ（AT - Ⅲ）、α_2 巨球蛋白、α_1 抗胰蛋白酶、C_1 脂酶抑制因子及蛋白 C 也都在肝脏合成。此外，纤维蛋白降解产物在肝脏代谢。凝血因子半衰期比清蛋白短得多，尤其是维生素 K 依赖因子（Ⅱ、Ⅶ、Ⅸ、Ⅹ），如因子Ⅶ的半衰期只有 1.5 ~6 小时，因此在肝功能受损的早期，清蛋白检测完全正常，而维生素 K 依赖的凝血因子却有显著降低，故在肝脏疾病早期可用凝血因子检测作为过筛试验。

肝病患者也可表现为血小板数量减少或功能障碍。酒精和肝炎病毒均可抑制骨髓的巨核细胞生成，引起血小板减少；肝硬化和急性暴发性肝衰竭患者，由于凝血抑制因子合成减少，激活的凝血因子清除减少，或组织促凝血酶原激酶的释放，可导致弥散性血管内凝血（DIC），DIC时多种凝血因子及血小板的消耗增加。

在胆汁淤积患者中，由于肠道胆盐缺乏，影响肠腔对脂溶性维生素K的吸收，维生素K依赖因子不能被激活，引起凝血障碍，临床检验凝血酶原时间延长时可通过给予维生素K而被纠正。大部分纤维蛋白原在肝脏合成，且其合成潜力很大，除非严重的肝实质损害，多数情况不引起纤维蛋白原降低。因子Ⅷ部分在肝外生成，在肝病时，多数正常或偶可升高。此外因子Ⅷ和纤维蛋白原一样，是一种急性时相反应蛋白，其升高还与组织坏死及炎症反应等因素有关。

在肝脏疾患时，通常进行的过筛试验有：

1. 凝血酶原时间（prothrombin time，PT）测定　在待检血浆中加入Ca^{2+}和组织因子（组织凝血活酶），观测血浆的凝固时间。它反映血浆因子Ⅱ、Ⅴ、Ⅶ、Ⅹ含量，其灵敏度稍差，但能判断肝病预后。正常参考值大致为：11～14秒。在急性缺血性肝损伤及毒性肝损伤PT延长>3秒，而在急性病毒性或酒精性肝炎PT延长极少超过3秒；慢性肝炎患者PT一般均在正常范围内，但在进展为肝硬化后，PT则延长。PT延长是肝硬化失代偿期的特征，也是诊断胆汁淤积，肝脏合成维生素K依赖因子Ⅱ、Ⅴ、Ⅶ、Ⅹ是否减少的重要实验室检查。在急性重型肝炎时，如PT延长、纤维蛋白原及血小板都降低，则可诊断为DIC。利用PT、肌酐、胆红素及INR四种检测指标还可对终末期肝病患者进行MELD评分，以决定患者进行肝移植的优先权。

2. 活化部分凝血活酶时间（activated partial thromboplastin time，APTT）测定　在受检血浆中加入接触因子激活剂、部分磷脂和Ca^{2+}后，观察其凝血时间。正常参考值大致为30～42秒。严重肝病时，因子Ⅸ、Ⅹ、Ⅺ、Ⅻ合成减少，致使APTT延长；维生素K缺乏时，因子Ⅸ、Ⅹ不能激活，APTT亦可延长。

3. 凝血酶时间（thrombin time，TT）测定　于受检血浆中加入“标准化”凝血酶试剂，测定开始出现纤维蛋白丝所需时间。正常参考值大致为16～18秒。TT延长主要反映血浆纤维蛋白原含量减少或结构异常和FDP的存在，因子Ⅶ、Ⅸ、Ⅹ也有影响。肝硬化或急性暴发性肝功能衰竭并发DIC时，TT是一个常用的检测手段。

4. 肝促凝血酶原试验（hepatic thromboplastin test，HPT）　HPT能反映因子Ⅱ、Ⅶ、Ⅹ的综合活性，试验灵敏度高，但由于其灵敏度太高，故与预后相关性较差。

5. 抗凝血酶Ⅲ（AT－Ⅲ）测定　AT－Ⅲ主要在肝脏合成，70%～80%凝血酶由其灭活，它与凝血酶形成1∶1共价复合物而抑制凝血酶。严重肝病时由于肝脏合成AT－Ⅲ增加、消耗增多以及跨毛细血管流过率改变等原因致使血浆AT－Ⅲ活性明显降低，并发DIC时降低更显著。

（七）血氨测定

血氨（blood ammonia）来源于肠道中未被吸收的氨基酸及未被消化的蛋白质在大肠杆菌作用下脱去氨基生成的氨，及血液中的尿素渗入肠道，经大肠杆菌分解作用生成的氨经肠道吸收入血，经门静脉进入肝脏。氨对中枢神经系统有高度毒性，家兔血中氨含量如果达到50mg/L，即中毒死亡。肝脏是唯一能解除氨毒性的器官，大部分氨在肝内通过鸟氨酸循环生成尿素，经肾脏排出体外，一部分氨在肝、肾、脑等中与谷氨酸合成谷氨酰胺，肾脏分泌氨中和肾小管腔中H^+，形成铵盐随尿排出体外。肝脏利用氨合成尿素，是保证血氨正常的关键，在肝硬化及暴发性肝衰竭等严重肝损害时，如果80%以上肝组织破坏，氨就不能被解毒，氨在中枢神经系统积聚，引起肝性脑病。

用于血氨测定的标本必须在15钟内分离出血浆，以避免细胞代谢造成血氨的假性升高。

临床意义：

1. 升高　①生理性增高见于进食高蛋白饮食或运动后；②病理性增高见于严重肝损害（如肝硬化、肝癌、重症肝炎等）、上消化道出血、尿毒症及肝外门脉系统分流形成。

2. 降低　低蛋白饮食、贫血。

二、脂类代谢功能检查

（一）血清胆固醇和胆固醇酯测定

内源性胆固醇（cholesterol）80%是由肝脏合成，血浆中 LCAT 全部由肝脏合成，在 LCAT 作用下，卵磷脂的脂肪酰基转移到胆固醇羟基上，生成胆固醇酯（cholesterol ester）。当肝脏严重损伤时，胆固醇及 LCAT 合成减少，由于 LCAT 的减少或缺乏，导致胆固醇酯的含量减少。

临床意义：

（1）肝细胞损害时，LCAT 合成减少，胆固醇的酯化障碍，血中胆固醇酯减少；在肝脏严重损害如肝硬化、暴发性肝衰竭时，血中总胆固醇也降低。

（2）胆汁淤积时，由于胆汁排出受阻而返流入血，血中出现阻塞性脂蛋白 X，同时肝合成胆固醇能力增加，血中总胆固醇增加，其中以游离胆固醇增加为主。胆固醇酯与游离胆固醇比值降低。

（3）营养不良及甲状腺功能亢进症患者，血中总胆固醇减少。

（二）阻塞性脂蛋白 X 测定

当胆管阻塞、胆汁淤积时，由于胆汁排泄受阻，胆汁内的磷脂逆流入血，血中出现大颗粒脂蛋白，称为阻塞性脂蛋白 X（lipoprotein X，LP－X），它是一种异常的低密度脂蛋白。

临床意义：

脂蛋白－X（lipoprotein－X，LP－X）为胆汁淤积时在血液中出现的异常脂蛋白，是胆汁淤积的敏锐而特异的生化指标，对胆汁淤积的临床诊断有重要意义。

1. 胆汁淤积性黄疸的诊断　血清 LP－X 阳性有助于胆汁淤积性黄疸的诊断。

2. 肝内、外阻塞的鉴别诊断　LP－X 的定量与胆汁淤积程度相关，肝外阻塞比肝内阻塞引起胆汁淤积程度严重，一般认为其含量＞2 000mg/L 时提示肝外胆管阻塞。

三、胆红素代谢检查

（一）血清总胆红素测定

血清中胆红素与偶氮染料发生重氮化反应有快相与慢相两期，前者为可溶性结合胆红素，后者为不溶解的非结合胆红素。应用 Jendrassik－Grof 方法，使用茶碱和甲醇作为溶剂，以保证血清中结合与非结合胆红素完全被溶解，并与重氮盐试剂起快速反应，即为血清中的总胆红素（serum total bilirubin，STB）。

临床意义：

1. 判断有无黄疸、黄疸程度及演变过程　当 STB＞17.1μmol/L，但＜34.2μmol/L 时为隐性黄疸或亚临床黄疸；34.2～171μmol/L 为轻度黄疸，171～342μmol/L 为中度黄疸，＞342μmol/L 为高度黄疸。在病程中检测可以判断疗效和指导治疗。

2. 根据黄疸程度推断黄疸病因　溶血性黄疸通常＜85.5μmol/L，肝细胞黄疸为 17.1～171μmol/L，不完全性梗阻性黄疸为 171～265μmol/L，完全性梗阻性黄疸通常＞342μmol/L，

3. 根据总胆红素、结合及非结合胆红素升高程度判断黄疸类型　若 STB 增高伴非结合胆红素明显增高提示为溶血性黄疸，总胆红素增高伴结合胆红素明显升高为胆汁淤积性黄疸，三者均增高为肝细胞性黄疸。

（二）血清结合胆红素与非结合胆红素测定

血清中不加溶解剂，当血清与重氮盐试剂混合后快速发生颜色改变，在 1 分钟时测得的胆红素即为结合胆红素（conjugated bilirubin，CB）。总胆红素减去结合胆红素即为非结合胆红素（unconjugated bilirubin，UCB）。

临床意义：

根据结合胆红素与总胆红素比值，可协助鉴别黄疸类型，如 CB/STB＜20%提示为溶血性黄疸，

20% ~50% 常为肝细胞性黄疸，比值 >50% 为胆汁淤积性黄疸。结合胆红素测定可能有助于某些肝胆疾病的早期诊断。肝炎的黄疸前期、无黄疸型肝炎、失代偿期肝硬化、肝癌等，30% ~50% 患者表现为 CB 增加，而 STB 正常。

（三）尿液胆红素检查

非结合胆红素不能透过肾小球屏障，因此不能在尿中出现：而结合胆红素为水溶性，能够透过肾小球基底膜在尿中出现。正常成年人尿中含有微量胆红素，大约为 3.4μmol/L，通常的检验方法不能被发现，当血中结合胆红素浓度超过肾阈（34mmol/L）时，结合胆红素可自尿中排出。采用加氧法检查，胆红素被氧化为胆绿素而使尿呈绿色；若用重氮反应法检查，胆红素成为重氮胆红素，尿呈紫色。

临床意义：

尿胆红素试验阳性提示血中结合胆红素增加，见于：

（1）胆汁排泄受阻：肝外胆管阻塞，如胆石症、胆管肿瘤、胰头癌等；肝内小胆管压力升高如门脉周围炎症、纤维化，或因肝细胞肿胀等。

（2）肝细胞损害：病毒性肝炎，药物或中毒性肝炎，急性酒精肝炎。

（3）黄疸鉴别诊断：肝细胞性及梗阻性黄疸尿内胆红素阳性，而溶血性黄疸则为阴性。先天性黄疸中 Dubin - Johnson 和 Rotor 综合征尿内胆红素阳性，而 Gilbert 和 Crigler - Najjar 综合征则为阴性。

（4）碱中毒时胆红素分泌增加，可出现尿胆红素试验阳性。

（四）尿中尿胆原检查

在胆红素肠肝循环过程中，仅有极少量尿胆原进入血液循环，从肾脏排出。尿中尿胆原为无色不稳定物质，可与苯甲醛（Ehrlich 试剂）发生醛化反应，生成紫红色化合物，从而可进行定性和定量的检查。

临床意义：尿中尿胆原在生理情况下仅有微量，但受进食和尿液酸碱度的影响，在餐后或碱性尿中，由于肾小管对尿胆原重吸收减少和肠道尿胆原生成增加，故尿中尿胆原稍增加；相反在酸性尿中则减少。若晨尿稀释 4 倍以上仍呈阳性，则为尿胆原增多。

1. 尿胆原增多　见于：①肝细胞受损，如病毒性肝炎，药物或中毒性肝损害及某些门脉性肝硬化患者；②循环中红细胞破坏增加及红细胞前体细胞在骨髓内破坏增加，如溶血性贫血及巨幼细胞贫血；③内出血时由于胆红素生成增加，尿胆原排出随之增加；充血性心力衰竭伴肝瘀血时，影响胆汁中尿胆原转运及再分泌，进入血中的尿胆原增加；④其他：如肠梗阻、顽固性便秘，使肠道对尿胆原回吸收增加，使尿中尿胆原排出增加。

2. 尿胆原减少或缺如　见于：①胆管梗阻，如胆石症、胆管肿瘤、胰头癌、Vater 壶腹癌等，完全梗阻时尿胆原缺如，不完全梗阻时则减少，同时伴有尿胆红素增加；②新生儿及长期服用广谱抗生素时，由于肠道细菌缺乏或受到药物抑制，使尿胆原生成减少。

临床通过血中结合胆红素、非结合胆红素测定及尿内尿胆红素、尿胆原的检查对黄疸诊断与鉴别诊断有重要价值。

四、胆汁酸代谢检查

胆汁酸的合成、分泌、重吸收及加工转化等均与肝、胆、肠等密切相关，因此肝、胆或肠道疾病必然影响胆汁酸代谢，而胆汁酸代谢异常势必影响到上述脏器功能及胆固醇代谢水平。血清胆汁酸测定可作为一项灵敏的肝清除功能实验，尤其适用于可疑有肝病但其他生化指标正常或有轻度异常的患者诊断。此外，动态监测餐后血清 TBA 水平，可以观察急性肝炎的慢性过程或慢性肝炎的纤维化过程。

临床意义：

总胆汁酸增高见于：①肝细胞损害，如急性肝炎、慢性活动性肝炎、肝硬化、肝癌、酒精性肝病及中毒性肝病；②胆管梗阻，如肝内、肝外的胆管梗阻；③门脉分流，肠道中次级胆汁酸经分流的门脉系统直接进入体循环；④进食后血清胆汁酸可一过性增高，此为生理现象。

肝硬化患者初级胆汁酸/次级胆汁酸比值下降，而在阻塞性黄疸患者初级胆汁酸/次级胆汁酸比值显著升高。

五、肝胆摄取、排泄功能检查

（一）靛氰绿滞留率试验（indocyanine green retention ratio，ICGR）

靛氰绿（ICG）是一种感光染料，注入血液后迅速与清蛋白及 α_1 - 脂蛋白结合，随血液经过肝脏时，90%以上被肝细胞摄取，再以原形从胆管排泄，不进行肠肝循环，也不经过肝外组织清除及肾脏排泄，不参与体内化学反应。清除率主要取决于肝血流量、正常的肝细胞数量以及胆管排泄的通畅程度，上述功能障碍时，血浆 ICG 消除率 K 值明显降低，血中 ICG 滞留率 R 值则明显升高。

注意事项：静脉注射试验前必须做 ICG 皮肤试验以除外过敏反应，然后以 5mg/kg 体重 ICG 的剂量静脉快速注射，30 秒内注射完毕，然后每隔 5 分钟静脉采血 1 次，共 4 次，再进行分光光度计测定，算出滞留率。

临床意义：

1. ICG 滞留率增加　见于：①肝功能损害，如慢性肝炎时 ICG 滞留率多在 15% ~20%，慢性活动性肝炎则更高，肝硬化时平均滞留率为 35% 左右，肝炎恢复期 ICG 滞留率常较早恢复正常；②胆管阻塞。

2. 先天性黄疸的鉴别诊断　Dubin - Johnson 综合征 ICG 滞留率正常；Gilbert 综合征正常，有时可轻、中度升高；而 Rotor 综合征患者 ICG 滞留率多 >50%。

3. 手术前肝脏功能储备功能评估　R_{151CG}是目前能全面反映肝脏储备功能少有的指标之一，对肝脏手术切除方案的制定具有指导意义。

（二）利多卡因试验

肝脏对利多卡因摄取率较高，利多卡因经肝脏内细胞色素 P450 酶系作用，氧化脱乙基而代谢生成单乙基甘氨酰二甲苯（monoethylg - lycinexylidide，MEGX），利多卡因肾脏清除率低，血清中 MEGX 浓度不受肾功能损害的影响，因此测定 MEGX 浓度可反映肝功能状态。利多卡因试验作为一定量肝功能试验，与慢性肝病组织学变化相一致，能够正确反映正常肝细胞储备功能及不同程度肝细胞损害。

静脉注射利多卡因 1mg/kg，15min 后采血测定血清 MEGX 浓度。

临床意义：

（1）利多卡因试验对肝脏贮备功能的评价：随着肝功能损害的加重，MEGX 浓度不断降低，与定量反映肝硬化不同程度肝功能损害的 Child - Pugh 积分相关良好。肝硬化患者中 MEGX 浓度降低的原因可能是：①随着慢性肝病的进展，有功能的肝细胞总数减少，药酶数量及代谢活性减弱，利多卡因的清除能力降低；②肝硬化患者，门体分流引起利多卡因在肝脏摄取率大为降低，清除率主要取决于肝脏的内在清除能力。

（2）利多卡因试验还可作为肝移植时选择供肝的依据，并用于预测肝移植后移植肝存活状况。

六、肝、胆、胰损伤相关血清酶及同工酶检查

（一）血清氨基转移酶及其同工酶测定

1. 血清氨基转移酶　氨基转移酶（aminotransferases）简称转氨酶（transaminase），是一组催化氨基酸与 α - 酮酸之间的氨基转移反应的酶类，用于肝功能检查主要是丙氨酸氨基转移酶（alanineaminotransferase，ALT，旧称谷氨酸丙酮酸转移酶，GPT）和天门冬氨酸氨基转移酶（aspartate aminotransferase，AST，旧称谷氨酸草酰乙酸转移酶，GOT）。在氨基转移时他们都是以磷酸吡哆醛（维生素 B_6）和磷酸吡哆胺为其辅酶，ALT 催化 L - 丙氨酸与 α - 酮戊二酸之间的氨基转移反应，生成 L - 谷氨酸和丙酮酸，AST 催化 L - 门冬氨酸与 α - 酮戊二酸之间的氨基转移反应，生成 L - 谷氨酸和草酰乙酸。ALT 主要分布在肝脏，其次是骨骼肌、肾脏、心肌等组织中；AST 主要分布在心肌，其次在肝脏、骨骼

肌和肾脏组织中。在肝细胞中，ALT 主要存在于非线粒体中，而大约 80% 的 AST 存在于线粒体内。由上可知 ALT 与 AST 均为非特异性细胞内功能酶，正常时血清的含量很低，但当肝细胞受损时，肝细胞膜通透性增加，胞质内的 ALT 与 AST 释放入血浆，致使血清 ALT 与 AST 的酶活性升高，在中等程度肝细胞损伤时，ALT 漏出率远大于 AST；此外 ALT 与 AST 的血浆半衰期分别为 47 小时和 17 小时，因此 ALT 测定反应肝细胞损伤的灵敏度较 AST 为高。但在严重肝细胞损伤时，线粒体膜亦损伤，可导致线粒体内 AST 的释放，血清中 AST/ALT 比值升高。

临床意义：

（1）急性病毒性肝炎：ALT 与 AST 均显著升高，可达正常上限的 20～50 倍，甚至 100 倍，但 ALT 升高更明显。通常 ALT＞300U/L，AST＞200U/L，DeRitis 比值常＜1，是诊断急性病毒性肝炎重要的检测手段。在肝炎病毒感染后 1～2 周，转氨酶达高峰，在第 3 周到第 5 周逐渐下降，DeRitis 比值逐渐恢复正常，但转氨酶的升高程度与肝脏损伤的严重程度无关。在急性肝炎恢复期，如转氨酶活性不能降至正常或再上升、DeRitis 比值有升高倾向提示急性病毒性肝炎转为慢性。急性重症肝炎时，病程初期转氨酶升高，以 AST 升高显著，如在症状恶化时，黄疸进行性加深，酶活性反而降低，即出现“胆酶分离”现象，提示肝细胞严重坏死，预后不佳。

（2）慢性病毒性肝炎：转氨酶轻度上升（100～200U）或正常，DeRitis 比值同样常＜1。若 AST 升高较 ALT 显著，即 DeRitis 比值＞1，提示慢性肝炎进入活动期可能。

（3）酒精性肝病、药物性肝炎、脂肪肝、肝癌等非病毒性肝病，转氨酶轻度升高或正常，且 DeRitis 比值均＞1，其中肝癌时 DeRitis 比值＞3。

（4）肝硬化：转氨酶活性取决于肝细胞进行性坏死程度，DeRitis 比值常＞2，终末期肝硬化转氨酶活性正常或降低。

（5）肝内、外胆汁淤积，转氨酶活性通常正常或轻度上升。

（6）急性心肌梗死后 6～8 小时，AST 增高，18～24 小时达高峰，其值可达参考值上限的 4～10 倍，与心肌坏死范围和程度有关，4～5 天后恢复，若再次增高提示梗死范围扩大或新的梗死发生。

（7）其他疾病：如骨骼肌疾病（皮肌炎、进行性肌萎缩）、肺梗死、肾梗死、胰梗死、休克及传染性单核细胞增多症，转氨酶轻度升高（50～200U）。

2. AST 同工酶　在肝细胞中有两种 AST 同工酶（isoenzymes of AST），存在于胞质组分者称为上清液 AST（supernatant AST，ASTs）；存在于线粒体中者称为线粒体 AST（mitochondrial AST，ASTm）。正常血清中大部分为 ASTs，ASTm 仅占 10% 以下；当肝细胞受到轻度损害，线粒体未遭破坏，血清中 ASTs 漏出增加，而 ASTm 正常如肝细胞严重损害，线粒体遭到破坏，此时血清中 ASTm 升高，因此 ASTm 升高表明肝细胞坏死严重。

临床意义：

轻、中度急性肝炎，血清中 AST 轻度升高，其中以 ASTs 上升为主，ASTm 正常；重症肝炎、急性重型肝炎、酒精性肝病时血清中 ASTm 升高；氟烷性肝炎、Reye 综合征、妊娠脂肪肝、肝动脉栓塞术后及心肌梗死时 ASTm 也升高。

（二）碱性磷酸酶及其同工酶测定

1. 碱性磷酸酶（alkaline phosphatase，ALP）　在碱性环境中能水解磷酸酯产生磷酸。ALP 主要分布在肝脏、骨骼、肾、小肠及胎盘中，血清中 ALP 以游离的形式存在，极少量与脂蛋白、免疫球蛋白形成复合物，由于血清中大部分 ALP 来源于肝脏与骨骼，因此常作为肝脏疾病的检查指标之，胆管疾病时可能由于 ALP 产生过多而排泄减少，引起血清中 ALP 升高。

临床意义：生理情况下，ALP 活性增高主要与骨生长、妊娠、成长、成熟和脂肪餐后分泌等相关。病理情况下，血清 ALP 测定常用于肝胆疾病和骨骼疾病的临床诊断和鉴别诊断，尤其是黄疸的鉴别诊断。

（1）肝胆系统疾病：各种肝内、外胆管阻塞性疾病，如胰头癌、胆管结石引起的胆管阻塞、原发性胆汁性肝硬化、肝内胆汁淤积等，ALP 明显升高，且与血清胆红素升高相平行；累及肝实质细胞的肝胆疾病（如肝炎、肝硬化），ALP 轻度升高。

（2）黄疸的鉴别诊断：ALP 和血清胆红素、转氨酶同时测定有助于黄疸鉴别诊断。①胆汁淤积性黄疸，ALP 和血清胆红素明显升高，转氨酶仅轻度增高；②肝细胞性黄疸，血清胆红素中等度增加，转氨酶活性很高，ALP 正常或稍高；③肝内局限性胆管阻塞（如原发性肝癌、转移性肝癌、肝脓肿等），ALP 明显增高，ALT 无明显增高，血清胆红素大多正常。

（3）骨骼疾病：如纤维性骨炎、佝偻病、骨软化症、成骨细胞瘤及骨折愈合期，血清 ALP 升高。

（4）其他：营养不良、严重贫血、重金属中毒、胃、十二指肠损伤、结肠溃疡等时，ALP 也有不同程度的升高。血清 ALP 活性降低比较少见，主要见于呆小症。ALP 过少症，维生素 C 缺乏症。

2. 碱性磷酸酶同工酶（isoenzymes of alkaline phosphatase） 可根据琼脂凝胶电泳分析、热抑制反应（56℃，15 分钟）及其抗原性不同区分为 6 种：ALP1 至 ALP6。根据其来源不同，ALP2、ALP3、ALP4、ALP5 分别称为肝型、骨型、胎盘型和小肠型，ALP1 是细胞膜组分和 ALP2 的复合物，ALP6 是 IgG 和 ALP2 复合物。

临床意义：

（1）在胆汁淤积性黄疸，尤其是癌性梗阻时，100% 出现 ALP1，且 ALP1 > ALP2。

（2）急性肝炎时，ALP2 明显增加，ALP1 轻度增加，且 ALP1 < ALP2。

（3）80% 以上的肝硬化患者，ALP5 明显增加，可达总 ALP 40% 以上，但不出现 ALP1。

（三）γ－谷氨酰转移酶及同工酶测定

1. γ－谷氨酰转移酶（γ－glutamyl transferase，GGT） 旧称 γ－谷氨酰转肽酶（γ－glutamyl transpeptidase，γ－GT），它是催化谷胱甘肽上 γ－谷氨酰基转移到另一个肽或另一个氨基酸上的酶。GGT 主要存在于细胞膜和微粒体上，参与谷胱甘肽的代谢。肾脏、肝脏和胰腺含量丰富，但血清中 GGT 主要来自肝胆系统。GGT 在肝脏中广泛分布于肝细胞的毛细胆管一侧和整个胆管系统，因此当肝内合成亢进或胆汁排出受阻时，血清中 GGT 增高。

临床意义：

（1）胆管阻塞性疾病：原发性胆汁性肝硬化、硬化性胆管炎等所致的慢性胆汁淤积，肝癌时由于肝内阻塞，诱使肝细胞产生多量 GGT，同时癌细胞也合成 GGT，均可使 GGT 明显升高，可达参考值上限的 10 倍以上。此时 GGT、ALP、5′－核苷酸酶（5′－NT）、亮氨酸氨基肽酶（LAP）及血清胆红素呈平行增加。

（2）急、慢性病毒性肝炎、肝硬化：急性肝炎时，GGT 呈中等度升高；慢性肝炎、肝硬化的非活动期，酶活性正常，若 GGT 持续升高，提示病变活动或病情恶化。

（3）急、慢性酒精性肝炎、药物性肝炎、脂肪肝等：GGT 可升高，ALT 和 AST 仅轻度增高，甚至正常；显著性升高是酒精性肝病的重要特征，酗酒者当其戒酒后 GGT 可随之下降。

（4）其他：脂肪肝、胰腺炎、胰腺肿瘤、前列腺肿瘤等 GGT 亦可轻度增高。

2. γ－GT 同工酶 血清中 γ－GT 同工酶（isoenzymes of γ－glutamyl transferase）有三种形式，但还缺少理想方法加以测定。γ－GT1（高分子质量形式）存在于正常血清、胆管阻塞及恶性浸润性肝病中。γ－GT2（中分子质量形式）由两种成分组成，主要成分存在于肝脏疾病中，据报道 γ－GT2 对肝癌的敏感性与特异性均较高，在 AFP 阴性肝癌中其阳性率为 86.4%；若与 AFP 联合检测使肝癌诊断正确率达 94.4%，另一种成分存在于胆管阻塞性疾病。γ－GT3 为低分子质量复合物，尚无重要意义。也有人认为 γ－GT 的这些不同形式是蛋白质翻译后的变体，而非通常意义上的同工酶。

（四）α－L－岩藻糖苷酶（α－L－fucosidase，AFU）

α－L－岩藻糖苷酶为溶酶体酸性水解酶，广泛分布于人体组织（肝、脑、肺、肾、胰、白细胞、纤维组织等）细胞溶酶体中，血清和尿液中含有一定量。其主要生理功能是参与含岩藻糖苷的糖蛋白、糖脂等生物活性大分子物质的分解代谢。该酶缺乏时，上述生物大分子中岩藻糖苷水解反应受阻，引起岩藻糖苷蓄积病。

临床意义：

1. 用于岩藻糖苷蓄积病的诊断　如遗传性岩藻糖苷酶缺乏症时 AFU 降低，出现岩藻糖蓄积，患儿多于 5 ~ 6 岁死亡。

2. 用于肝细胞癌与其他肝占位性病变的鉴别诊断　肝细胞癌时 AFU 显著增高，其他肝占位性病变时 AFU 增高阳性率低于肝癌；肝细胞癌手术切除后 AFU 降低，复发时又升高。其活性动态曲线对判断肝癌治疗效果、估计预后和预报复发有极重要的意义，甚至优于 AFP。AFU 和 AFP 联合应用，可提高原发性肝癌的阳性诊断率。慢性肝炎和肝硬化患者血清 AFU 也增加，但一般仅轻度升高。

（五）谷氨酸脱氢酶测定

血清谷氨酸脱氢酶（glutamine dehydrogenase，GLDH 或 GDH）是仅存在于细胞线粒体内的酶，可使 L - 谷氨酸和其他氨基酸脱氢。以肝脏含量最高，其次为心肌和肾脏，少量含于脑、骨骼肌和白细胞中。在肝脏，GDH 主要分布于肝小叶中央区肝细胞线粒体中，其活性测定是反映肝实质（线粒体）损害的敏感指标，反映肝小叶中央区的坏死。其测定是利用其使谷氨酸脱氢的逆反应的速率法。

临床意义：正常人血清 GDH 活力很低，肝脏疾病肝细胞线粒体受损害时其活性显著升高，其活性升高程度与线粒体受损程度有关。

（1）肝细胞坏死：如卤烷致肝细胞中毒坏死时 GDH 升高最明显（可达参考值上限 10 ~ 20 倍）；酒精中毒伴肝细胞坏死时，GDH 增高比其他指标敏感。

（2）慢性肝炎、肝硬化：GDH 升高较明显。慢性肝炎时 GDH 升高可达参考值上限 4 ~ 5 倍，肝硬化时升高 2 倍以上。

（3）急性肝炎：急性肝炎弥漫性炎症期无并发症时，GDH 向细胞外释放较少，其升高程度不如 ALT 升高明显。GDH 升高反映肝小叶中央区坏死，而 ALT 主要分布于肝小叶周边部。

（4）肝癌、阻塞性黄疸时 GDH 活力正常。

（六）5′ - 核苷酸酶

5′ - 核苷酸酶（5′ - nucleotidase，5′ - NT）是一种碱性单磷酸酯酶，能专一水解核苷酸。此酶广泛存在于人体各组织，如肝、胆、肠、脑、心、胰等，定位于细胞质膜上。在肝内，此酶主要存在于胆小管和窦状隙膜内。

临床意义：与 ALP 类似。5′ - NT 和 ALP 的测定结果在胆管梗阻、肝内占位性病变或浸润性病变时有很高的相关性。如 5′ - NT 活性大于正常的 2 ~ 3 倍以上时，对鉴别肝细胞性黄疸与胆汁淤积性黄疸（肝外或肝内性）有一定的参考价值。妊娠时 5′ - NT 升高，可能是胎盘释放 5′ - NT。

（七）淀粉酶

淀粉酶（amylase，Amy）又称 α - 1，4 - 葡聚糖水解酶淀粉酶，主要由唾液腺和胰腺分泌，属水解酶类，催化淀粉及糖原水解。淀粉酶分 α、β 两类。β 淀粉酶又称淀粉外切酶，仅作用于淀粉的末端，每次分解一个麦芽糖。人体中淀粉酶属 α - 淀粉酶，又称淀粉内切酶，不仅作用于末端，还可随机地作用于淀粉分子内部的 α - 1，4 糖苷键，降解产物为葡萄糖、麦芽糖及含有 α - 1，6 糖苷键支链的糊精。血清中淀粉酶主要有两种同工酶，即同工酶 P（来源于胰腺）和同工酶 S（来源于唾液腺和其他组织）；另一些少量的同工酶为二者的表型或翻译后的修饰物。同工酶用以提高淀粉酶诊断胰腺炎的特异性。

临床意义：

（1）急性胰腺炎、流行性腮腺炎，血和尿中淀粉酶显著升高，一般认为，在急性胰腺炎发病的 2 小时血清淀粉酶开始升高，可为参考值上限的 5 ~ 10 倍，12 ~ 24 小时达高峰，可为参考值上限的 20 倍，2 ~ 5 天下降至正常。如超过 500U 即有诊断意义，达 350U 时应怀疑此病。尿淀粉酶在发病后 12 ~ 24 小时开始升高，达峰值时间较血清慢，当血清淀粉酶恢复正常后，尿淀粉酶可持续升高 5 ~ 7 天，故在急性胰腺炎的后期测尿淀粉酶更有价值。

（2）胰腺癌、胰腺外伤、胆石症、胆囊炎、胆总管阻塞、急性阑尾炎、肠梗阻和溃疡病穿孔、种手术、休克、外伤、使用麻醉剂和注射吗啡后，淀粉酶均可升高，但常低于 500U。合成淀粉酶的组织发生肿瘤（如卵巢癌、支气管肺癌）等也可使淀粉酶升高。

（3）1%～2%人群中可出现巨淀粉酶血症，血中淀粉酶和免疫球蛋白（IgG或IgA）形成大分子的免疫复合物，临床表现为血中淀粉酶持续升高，尿中淀粉酶正常或下降。进一步实验室检查可发现血中淀粉酶分子量增高，此现象不和具体疾病有关，增高者也多无临床症状，注意应与病理性淀粉酶升高相区分。

（4）当肾功能严重障碍时，血清淀粉酶可增高，而尿淀粉酶降低。

（5）正常人血清中的淀粉酶主要由肝脏产生，故血清及尿中淀粉酶同时减低见于肝病。

（6）血、尿淀粉酶总活性测定用于急性胰腺炎等疾病的诊断已有很长的历史，但由于淀粉酶组织来源较广，故该指标在诊断中特异性稍差。现认为测定P型淀粉酶的活性及其占淀粉酶总活性的比例是诊断急性胰腺炎的可靠指标。

（八）脂肪酶（Lipase，LPS）

分子量约38 000kDa，是一群低度专一性的酶。主要来源于胰腺，其次为胃及小肠，能水解多种含长链（8～18碳链）脂肪酸的甘油酯。

临床意义：

（1）人体脂肪酶主要来源于胰腺。血清脂肪酶增高常见于急性胰腺炎及胰腺癌，偶见于慢性胰腺炎。急性胰腺炎时脂肪酶和淀粉酶均可增高，但血清淀粉酶增高的时间较短，而脂肪酶增高可持续10～15天，其增高的程度高于淀粉酶，而且特异性高，因此脂肪酶对急性胰腺炎的诊断更优于淀粉酶。

（2）胆总管结石、胆总管癌、胆管炎、肠梗阻、十二指肠溃疡穿孔急性胆囊炎、脂肪组织破坏（如骨折、软组织损伤、手术或乳腺癌）肝炎、肝硬化、有时亦可见增高。

（3）测定十二指肠液中脂肪酶对诊断儿童囊性纤维化（cystic fibrosis）有帮助，十二指肠液中脂肪酶水平过低提示此病的存在。

（4）由于早期测定脂肪酶的方法缺乏准确性、重复性，曾限制了其在临床上的广泛应用。1986年Hoffmann籼等首先将游离脂肪酸的酶法测定的原理用来测定脂肪酶，使脂肪酶的测定方法有了较大改进，其准确性、重复性以及实用性得到了很大的提高。近年来，许多研究者报道脂肪酶测定对急性胰腺炎诊断的特异性和灵敏性已高于淀粉酶。

（九）尿胰蛋白酶原Ⅱ

胰蛋白酶原是胰蛋白酶的非活性前体，分子量24 000kDa，由胰腺泡细胞分泌进入胰汁，它能水解精氨酸或赖氨酸间之肽键，也能水解由肽键相连的其他天然氨基酸或化合物。它还具有酯酶的活性，能水解连接于赖氨酰或精氨酰肽的酯键。人体有两种形式的胰蛋白酶原，胰蛋白酶原Ⅰ与胰蛋白酶原Ⅱ尿胰蛋白酶由于分子量比较小，所以很容易由肾小球滤出，但是肾小管对两者的回吸收却不同，对胰蛋白酶原Ⅱ的回吸收低于胰蛋白酶原Ⅰ，因此，尿中前者的浓度较大。在急性胰腺炎时尿中胰蛋白酶原Ⅱ的浓度明显升高。

临床意义：

急性胰腺炎时胰腺蛋白酶过早激活，肽蛋白酶原大量释放入血。肾小管对胰蛋白酶原Ⅱ的重吸收率比胰蛋白酶原Ⅰ低，因此尿中多为胰蛋白酶原Ⅱ，使急性胰腺炎时尿胰蛋白酶原Ⅱ的浓度明显升高。所以，尿胰蛋白酶原Ⅱ可作为筛查急性胰腺炎的可靠指标，如结果呈阳性，表明患者需进一步检查，以便确诊。

尿胰蛋白酶原Ⅱ辅助诊断急性胰腺炎较血、尿淀粉酶及血清脂肪酶简便、快速，并可降低急腹症患者急性胰腺炎的漏诊风险。阴性结果很大程度上可排除急性胰腺炎，阳性结果则应结合血、尿淀粉酶及血清脂肪酶检测或影像学加以分析。目前尿胰蛋白酶原Ⅱ的检测多为定性方法，虽不能得到具体的检测数值，但试纸条具有快速、简便的优点，能满足临床急诊的需要。

七、肝纤维化相关实验室检查

肝纤维化是肝内结缔组织增生的结果，结缔组织主要成分是胶原。肝纤维化的实验室检查包括单胺氧化酶、脯氨酰羟化酶、Ⅲ型前胶原 N 末端肽、Ⅳ型胶原及其分解片段、层黏连蛋白、纤维连接蛋白、波形蛋白及透明质酸等的测定。

（一）Ⅲ型前胶原氨基末端肽测定

慢性肝炎、肝硬化患者肝脏的结缔组织的生物合成增加，其主要成分是胶原。在胶原生成初期，首先生成前胶原，前胶原受到肽酶切割分离，成为Ⅲ型胶原和Ⅲ型前胶原氨基末端肽（amino terminal procollagen type Ⅲ peptide，PⅢP），部分进入血中。PⅢP 常被用做肝脏纤维化的检测指标，多以放射免疫法加以检测。

临床意义：

（1）肝炎：急性病毒性肝炎时，血清 PⅢP 增高，但在炎症消退后 PⅢP 恢复正常，若 PⅢP 持续升高提示转为慢性活动性肝炎。因此 PⅢP 检测还可鉴别慢性持续性肝炎与慢性活动性肝炎。在酒精性肝炎时，PⅢP 也明显增高，并与 PH 活性相关，此酶与胶原合成所必需的羟脯氨酸合成有关。

（2）肝硬化：血清 PⅢP 含量能可靠地反映肝纤维化程度和活动性及肝脏的组织学改变，是诊断肝纤维化和早期肝硬化的良好指标。伴有肝硬化的原发性肝癌，血清 PⅢP 明显增高。但与原发性血色病患者的肝纤维化程度无相关性。

（3）用药监护及预后判断：血清 PⅢP 检测可用于免疫抑制剂（如甲氨蝶呤）治疗慢性活动性肝炎的疗效监测，并可作为慢性肝炎的预后指标，如慢性肝炎 PⅢP 持续升高，提示有肝硬化的趋势。

（4）在肺纤维化、骨髓纤维化及某些恶性肿瘤患者血清 PⅢP 也增高。

（二）Ⅳ型胶原及其分解片段（7S 片段和 NC1 片段）

Ⅳ型胶原（collegen Ⅳ，CⅣ）分布于肝窦内皮细胞下，是构成基膜的主要成分，由三股螺旋中心区、氨基末端 7S 片段和羧基末端球状 NC1 片段组成网状结构。血清 7S、CⅣ、NC1 主要从基膜降解而来，而不是由胶原合成而产生，故可作为反映胶原降解的指标。在肝纤维化过度增生时，CⅣ的含量增加伴随着 CⅣ降解酶活性的增加，所以 CⅣ的合成和降解都处于较高水平。CⅣ与层黏连蛋白有高度亲和性，过度沉积使肝窦毛细血管化，肝窦组织结构和肝血流改变，使肝细胞营养受限，从而加剧肝脏病变。现认为，在肝纤维化早期已有 CⅣ的沉积。血清 CⅣ及其产物的增加是肝纤维化早期的表现。

临床意义：

1. 肝硬化早期诊断　慢性迁延性肝炎、慢性活动性肝炎和肝硬化 CⅣ NC1 分别为 6.0 ± 2.9、10.2 ± 2.0、13.5 ± 3.0μg/mL。血清 CⅣ在轻型慢性肝炎、慢性活动性肝炎和肝纤维化时增高，血清水平依次递增。在 CⅣ与 7S 片段平行检测中发现，其在肝纤维化时的相关系数分别为 0.519 和 0.628，可见后者更为密切。血清 NC1、7S 含量的升高与血清层黏连蛋白、PⅢP 的升高是一致的。肝纤维化早期血中 PⅢP、7S、NC1 含量均增高，以 7S 及 NC1 为明显，7S 及 NC1 含量在反映肝细胞坏死和纤维化发展趋势方面优于 PⅢP，提示 CⅣ合成增多是肝纤维化的早期表现之一。

2. 用药疗效及预后判断　在慢性丙型肝炎时，血清 CⅣ不仅可作为评价肝纤维化程度的一个重要指标，还可以预测干扰素、抗丙型肝炎病毒抗体的疗效。故认为干扰素的疗效主要与血清 CⅣ水平、丙型肝炎病毒基因类型有关，血清 CⅣ大于 250μg/mL 时，干扰素治疗无效。

3. 其他　在与基底膜相关的疾病时，可出现 CⅣ水平的升高，如甲状腺功能亢进、中晚期糖尿病、硬皮病等。

（三）单胺氧化酶

单胺氧化酶（monoamine oxidase，MAO）为一种含铜的酶，分布在肝、肾、胰、心等器官，肝中 MAO 来源于线粒体，在有氧情况下，催化各种单胺的氧化脱氢反应，即：$R-CH-NH_2+H_2O+O_2 \rightarrow RCHO+NH_3+H_2O_2$，可通过检测底物的减少量、氧的消耗量和 NH_3 的生成量来确定 MAO 的活性。MAO 可加速胶原纤维的交联，血清 MAO 活性与体内结缔组织增生呈正相关，因此临床上常用 MAO 活性测定来观察肝脏纤维化程度。

临床意义：

1. 肝脏病变 80%以上的重症肝硬化患者及伴有肝硬化的肝癌患者MAO活性增高，但对早期肝硬化反应不敏感。急性肝炎时MAO大多正常，但若伴有急性重型肝炎时，MAO从坏死的肝细胞溢出使血清中MAO增高。轻度慢性肝炎MAO大多正常，中、重度慢性肝炎有50%患者血清MAO增高，表明有肝细胞坏死和纤维化形成。

2. 肝外疾病 慢性充血性心力衰竭、糖尿病、甲状腺功能亢进、系统硬化症等，或因这些器官中含有MAO，或因心功能不全引起心源性肝硬化或肝窦长期高压，MAO也可升高。

（四）脯氨酰羟化酶测定

脯氨酰羟化酶（prolyl hydroxylase，PH）是胶原纤维合成酶，能将胶原α-肽链上的脯氨酸羟化为羟脯氨酸。在脏器发生纤维化时，PH在该器官组织内的活性增加，当肝纤维化时，肝脏胶原纤维合成亢进，血清中PH增高，因此测定血中PH活性可作为肝纤维化的指标。

临床意义：

1. 肝脏纤维化的诊断 肝硬化及血吸虫性肝纤维化，PH活性明显增高。原发性肝癌因大多伴有肝硬化，PH活性亦增高，而转移性肝癌、急性肝炎、轻型慢性肝炎，PH大多正常，当肝细胞坏死加重伴胶原纤维合成亢进时，PH活性增加，慢性中、重度肝炎因伴有明显肝细胞坏死及假小叶形成，PH活性增高。

2. 肝脏病变随访及预后诊断 慢性肝炎、肝硬化患者，其PH活性进行性增高，提示肝细胞坏死及纤维化状态加重，若治疗后PH活性逐渐下降，提示治疗有效，疾病在康复过程中。

八、胰腺外分泌功能检测

为了诊断慢性胰腺炎及胰腺癌等病变所致的胰外分泌功能障碍，已设计出了多种测定胰外分泌功能的方法，可分为两大类：直接法和间接法。

（一）直接胰功能实验

直接法为通过静脉给予一种或几种促胰分泌激素，收集胰液测定体积、成分和酶活性。

（二）间接胰功能实验

间接法为通过试验检测十二指肠引流物样本中胰酶的量，有关胰酶消化底物生成的产物，或测定血浆中相关激素的浓度及其他反映胰分泌功能不足的标志物。

胰外分泌有着非常大的功能贮备，如用胆囊收缩素刺激消化酶分泌试验检测胰功能，只有当该功能降至正常的10%时，才会出现吸收不良。因此只有在中、重度胰外分泌功能紊乱时，一些依赖消化酶将底物转化为产物的试验才会产生出异常结果。而间接试验方法则可提供较敏感和特异的检测，但该方法主要的缺点是需要十二指肠插管，操作要求高。由于影像技术的改进发展，使用这些试验来诊断胰腺疾病已大为减少。然而胰外分泌功能试验仍然是一种不可替代的功能评价试验方法。

（赵 将）

第四节 肝脏功能异常的实验筛查及肝脏疾病的实验诊断策略

临床上常将血浆总蛋白、清蛋白、总胆红素、直接胆红素、氨基转移酶（AST、ALT）、ALP、LDH、γ-GT测定等组合成肝功能实验。上述肝功能组合实验可用于肝脏功能异常的筛查及初步判断，在检测、诊断肝脏疾病，以及评价肝脏疾病严重程度、监测治疗、评估预后等方面均有重要价值。同样，肝功能实验在指导进一步诊断流程中也非常有价值。通过上述肝功能实验诊断指标的组合，可用于多数肝脏疾病的分类鉴别诊断。

在血浆酶中血浆转氨酶和ALP是最有用的肝、胆损伤检测指标，因为在大多数情况下它们可用于肝细胞疾病与胆汁淤积性疾病的鉴别诊断，但无法用于肝细胞疾病与肝外胆管阻塞性疾病的鉴别诊断，同样要认识到，还有肝细胞疾病与胆管阻塞性疾病同时存在的病理状况。我们可以偶尔见到患者氨基酸转移酶或 ALP 活性单独升高，ALP 活性单独升高在临床上非常难以解释，在儿童通常见于良性一过性高 ALP 血症；在成人必须首先确定 ALP 是肝源性的，办法是进行 ALP 同工酶测定，或者测定其他胆管酶如 5′-NT、γ-GT，后两者往往在胆汁淤积时与 ALP 活性并行升高，随后的诊断是通过计算机断层扫描以明确肝脏占位性病变或通过超声或胆管造影明确胆管疾病。升高的 AST 和 ALT 活性可见于临床许多疾病，为了确定上述两种酶活性升高是否与肝脏疾病相关，有必要停用所用药物及酒精（尤其是当 AST > ALT 时）。如果 AST 及 ALT 持续升高，应该进行超声检查确定是否与非酒精性脂肪肝有关，以及进行 HBV、HCV 血清学实验，大约 50% 以上的肝源性酶活性单独升高都是上述原因造成。常需要肝活检以进行更明确的诊断。对于肝纤维化的诊断没有实验诊断指标比肝活检更可靠。

血浆清蛋白测定通常用于评价肝脏疾病的慢性化及严重程度。例如：血浆清蛋白浓度在终末性慢性肝病降低，然而，这种目的的应用在有时是有限的。因为血浆清蛋白浓度在严重的急性肝脏疾病及其他非肝脏疾病也可降低。动态测定血浆清蛋白可以评价肝脏疾病严重程度。

动态测定 PT 可用于区分胆汁淤积性疾病与严重的肝细胞疾病。事实上，PT 应该在维生素 K 注射后进行再次测定。因为胆汁淤积引起维生素 K 吸收障碍 PT 时间延长。如果患者在维生素 K 注射后 PT 得以纠正，则患者为胆汁淤积性疾病，如果患者 PT 未得以纠正，则患者为严重的肝细胞疾病。

动态测定胆红素有助于在几种肝脏疾病时（酒精性肝炎、肝硬化）评价肝脏损伤的严重程度。在急性肝炎时，血清胆红素升高晚于血清酶活性的升高；同时由于 δ-胆红素的存在，导致血清胆红素的升高持续时间长于尿胆红素，胆红素的升高在大多数肝脏疾病主要是由于结合胆红素的增高，通常以直接胆红素为代表。非结合胆红素升高通常不是由肝脏疾病导致。尽管严重的急性肝炎和肝硬化通常与非结合胆红素主要升高有关。

可以偶尔见到患者出现血清胆红素单独升高而其他肝功能诊断指标正常。非结合胆红素升高通常是由于胆红素产生增加（溶血、横纹肌溶解、较大血肿）或者胆红素结合功能障碍（Gilbert 综合征、Crigler-Najjar 综合征、Atazanavir 药物诱导酶活性抑制、新生儿生理性黄疸时肝功能不成熟）所致。结合胆红素增加常见于严重的疾病个体，在结合胆红素分泌的遗传性缺陷（Dubin-Johson 综合征及 Rotor 综合征），结合胆红素升高较为少。

（赵　将）

第五节　各种肝脏疾病的实验诊断

一、急性肝损伤的实验诊断

在较短时间内迅速发生的肝细胞损伤统称为急性肝损伤（acute hepatic injury），主要包括各种急性病毒性肝炎、急性缺血性肝损伤及急性毒性肝损伤等。急性肝损伤的主要实验室检测变化特征：氨基转氨酶显著升高，AST > 200U/L，ALT > 300U/L，通常超过正常参考值上限 8 倍以上，50% 以上的急性肝损伤患者血清 AST、ALT 超过正常参考值上限 10 倍以上。急性肝缺血性损伤及毒性损伤时血清 AST 或 ALT 常超过其正常参考值上限 50 倍以上，AST 峰值常 > 3 000U/L，但在无并发症的酒精性肝炎，ALT 及 AST 升高一般都在正常参考值上限 8 倍以下。急性肝损伤患者 DeRitis 比值常 < 1，但酒精性肝炎 DeRitis 比值 > 2，毒性肝损伤及缺血性肝损伤早期 DeRitis 比值 > 1。急性肝损伤常常伴有血清胆红素的升高，蛋白质合成代谢变化不大。但在急性缺血性肝损伤及急性毒性肝损伤时则可发生改变。ALP 可升高，但仅有不到 10% 的患者 ALP 升高超过参考值上限 3 倍以上。儿童急性病毒性肝炎极少发生黄疸，仅有 1% 的急性肝炎儿童血清总胆红素峰值超过 171μmol/L。在成人，70% 的急性甲型肝炎、33% ~ 50% 的急性乙型肝炎、20% ~ 33% 的急性丙型肝炎均出现黄疸。急性肝损伤时，血清胆红素升高以结合胆红素为主，这一点与阻塞性黄疸一致。

急性甲型及乙型肝炎通常为自限性疾病，大多数患者可完全恢复，但 80% ~ 85% 的急性丙型肝炎可发展为慢性肝炎。虽然急性肝损伤极少导致严重的肝损害及急性肝衰竭，但还是应检测这种可能性。转氨酶活性似乎只与肝脏损伤的病因有关，而与肝损伤的严重程度无关。病毒性肝炎患者转氨酶活性与胆红素浓度仅有微弱的相关性，缺血性肝损伤时上述两者完全无关。转氨酶峰值与疾病预后也无关，在患者状况恶化后转氨酶活性反而下降。PT 则是急性肝损伤预后的最重要的预测指标。在急性病毒性肝炎患者如果血清总胆红素 >257μmol/L，PT 延长在 3 秒以上，预示严重肝损伤的发生，应警惕肝衰发生的可能性；如果 PT 延长在 20 秒以上，则预示患者具有死亡的高度危险性。对于醋氨酚引起的急性毒性肝损伤，如果 PT 时间持续升高超过 4 秒以上同样预示严重肝损伤的发生。

急性肝损伤患者的初步实验室评估还应包括：药物史、病毒性肝炎标志物检测（anti - HAV IgM、HBsAg、anti - HBc IgM、anti - HCV）。当病毒性肝炎标志物为阴性、AST > 参考值上限 100 倍时，应考虑毒性肝损伤或缺血性肝损伤。

二、慢性肝损伤的实验诊断

在较长的时间内（>6 个月）肝细胞发生持续性损伤被称为慢性肝损伤（chronic hepatic injury），主要包括慢性病毒性肝炎、自身免疫性肝炎、Wilson 氏病、血色素沉着症、原发性胆汁性肝硬化、原发性硬化性胆管炎等。病理改变为进行性肝坏死及炎症，常伴有肝纤维化，可发展为肝硬化，并具有发生肝细胞癌的危险性。慢性肝损伤时，血清转氨酶活性轻到中度升高，通常在其正常参考值上限 4 倍以下，少数患者血清转氨酶活性可在正常参考值之内。大多数慢性肝损伤患者血清 ALT 的升高往往大于 AST 的升高，但慢性酒精性肝炎患者血清 AST 升高则大于 ALT 的升高。如果患者有饮酒史，且 DeRitis 比值 >2，则可诊断为慢性酒精性肝炎。此外，当慢性肝损伤发展为肝硬化时，ALT 可正常，AST 却仍然升高。胆红素代谢及排泄基本正常，血清 ALP 往往在正常参考值内。

对于慢性肝损伤的过筛检查，应局限于无症状的高危人群。ALT 对于代谢性或药物诱导性慢性肝损伤的筛查是最有效的筛查实验，而对于慢性酒精性肝损伤应同时检测 AST。

对于慢性病毒性肝炎的确诊需要进行病毒血清学实验。如果病毒血清标志物为阴性，且血清 ALT 长期轻度升高，则应考虑其他原因导致的慢性肝损伤。血色素沉着症为常染色体隐性遗传性疾病，为 6 号染色体上 HFE 基因点突变引起，血清转铁蛋白饱和度 >45%、非饱和铁结合能力 <28%、HFE 基因 C282Y 基因突变可用于血色素沉着症的实验诊断。Wilson 氏病同样是常染色体隐性遗传性疾病，是因 13 号染色体上编码用于铜转运的 ATPase 基因突变所致，对于具有慢性肝损伤或脂肪肝，且年龄在 40 岁以下的患者通过测定血清铜蓝蛋白则可进行诊断，Wilson 氏病患者血清铜蓝蛋白水平降低，血清总铜降低，游离铜升高，尿铜排泄增加。自身免疫性肝炎可占慢性肝炎的 18%，可分为 1、2、3 型。1 型最为常见，具有较高滴度的抗核抗体及抗平滑肌抗体，ALT 升高，ALP 可轻度升高或不升高，γ 球蛋白升高；2 型主要发生在儿童，抗肝 - 肾微粒体抗体为阳性；3 型主要发生在年轻妇女，可溶性肝抗原为阳性。原发性胆汁性肝硬化、原发性硬化性胆管炎是发生胆管破坏的自身免疫性疾病，ALT、AST、GGT、ALP 均升高。原发性胆汁性肝硬化发生肝内胆管损伤，80% 的患者同时发生 Sjogren 综合征，抗线粒体抗体为阳性；原发性硬化性胆管炎时肝内及肝外胆管均损伤，70% 的患者同时患有炎症性肠病，大约 2/3 的患者核周抗中性粒细胞胞质抗体为阳性。α_1 - 抗胰蛋白酶缺陷是由于 α_1 - 抗胰蛋白酶单个氨基酸替换所致，常导致新生儿肝炎、慢性肝损伤的发生，可通过 α_1 - 抗胰蛋白酶表型分型进行诊断。

三、肝硬化的实验诊断

慢性肝损伤可反复长期引起肝损伤，使细胞外基质过量沉积及异常分布，从而导致肝纤维化（liver fibrosis）的发生，引起进行性肝功能不全、门脉高压，最终导致肝硬化的发生，肝硬化（liver cirrhosis）的病理基础则是肝纤维化，在慢性肝炎发展为肝硬化的过程中，可发生许多实验诊断指标的变化肝纤维化过程中，血清 DeRitis 比值逐渐升高，纤维化程度越高，则比值越高；肝硬化时血清 DeRitis 比值常 > 2。此外，肝硬化时血小板减少、PT 延长、清蛋白合成减少、球蛋白增加。用于评价肝纤维化的实验诊断指标目前主要有两类：一是反映胶原产生及降解的血清标志物：MAO、PH、PⅢP、Ⅳ型胶原及其降解片断等、透明质酸（hyaluronic acid，HA）、层黏连蛋白（lamLnin，LN）等；另一类是通过测定血清多种非胶原相关成分，然后计算肝纤维化分数，如 Fibrotest（测定 ApoA1、结合珠蛋白、α_2－微球蛋白、γ－GT）、ELF－test（测定组织金属蛋白酶抑制剂－1、PⅢ、透明质酸）、Hepascore（测定胆红素、γ－GT、α_2－微球蛋白、透明质酸、性别及年龄）、Waiscore（测定 ALT、AST、PLT）。

（赵　将）

第六节　急性及慢性胰腺炎的实验诊断

一、急性胰腺炎的实验诊断

急性胰腺炎（acute pancreatitis，AP）是指多种病因引起的胰酶激活，继以胰腺局部炎症反应为主要特征，伴或不伴有其他器官功能改变的疾病。临床上，大多数患者的病程呈自限性；20%～30%患者临床经过凶险。总体病死率为5%～10%。临床上表现为急性、持续性腹痛（偶无腹痛），血清淀粉酶活性增高≥正常值上限3倍，影像学提示胰腺有或无形态改变，排除其他疾病者。可有或无其他器官功能障碍。少数病例血清淀粉酶活性正常或轻度增高。

（一）诊断依据

临床表现在诊断急性胰腺炎中的重要地位。持续性中上腹痛、血清淀粉酶增高、影像学改变，排除其他疾病，可以诊断本病。

（1）患者常有腹痛、腹胀、恶心、呕吐、发热等症状。严重者常出现休克症状。

（2）临床生化检查：常见患者血清及尿中淀粉酶及脂肪酶含量升高，可见患者血中的钙、钾、钠离子水平下降。

（3）放射影像学检查：如腹部B超、增强CT扫描等可作为辅助性诊断指标。

（二）实验室诊断

1. 淀粉酶　血清淀粉酶测定具有重要的临床意义，尿淀粉酶变化仅作参考，血清淀粉酶活性高低与病情不呈相关性。急性胰腺炎发病的8～12小时血清淀粉酶开始升高，可为参考值上限的5～10倍，12～24小时达高峰，可为参考值上限的20倍，2～5天下降至正常。如超过500单位即有诊断意义。尿淀粉酶在发病后12～24小时开始升高，达峰值时间较血清慢，当血清淀粉酶恢复正常后，尿淀粉酶可持续升高5～7天，故在急性胰腺炎的后期测尿淀粉酶更有价值。当血清淀粉酶升高而P－同工酶不高时可除外急性胰腺炎的诊断（血清淀粉酶持续增高要注意：病情反复、并发假性囊肿或脓肿、疑有结石或肿瘤、肾功能不全、巨淀粉酶血症等）。要注意鉴别其他急腹症引起的血清淀粉酶增高。

2. 脂肪酶　血清脂肪酶活性测定也具有重要临床意义，尤其当血清淀粉酶活性已经下降至正常，或其他原因引起血清淀粉酶活性增高，血清脂肪酶活性测定有互补作用。同样，血清脂肪酶活性与疾病严重度不呈正相关。

3. 其他项目　包括白细胞，血糖，肝功能，血钙、血气分析及DIC等指标异。暂时性血糖升高（>10mmol/L）反映胰腺坏死，表示预后严重。暂时性低钙血症与临床严重程度平行。患者多有轻重不等的脱水，呕吐频繁可有代谢性碱中毒。重症者脱水明显并出现代谢性酸中毒，伴血钾、血镁和血钙下降，血钙低于1.75mmol/L时将出现手足抽搐，可见于出血坏死性胰腺炎。C反应蛋白（CPR），发病72h后CRP>150mg/L提示胰腺组织坏死。动态测定血清白细胞介素－6水平，增高提示预后不良。

二、慢性胰腺炎的实验诊断

慢性胰腺炎（chronic pancreatitis，CP）是由于各种因素造成的胰腺组织和功能的持续性、永久性损害。胰腺出现不同程度的腺泡萎缩，胰管变形、纤维化及钙化，并出现不同程度的胰腺外分泌和内分泌功能障碍，从而出现相应的临床症状。

早在1963年3月的马赛会议把胰腺炎分为四种类型：①急性；②复发性急性；③慢性复发性；④慢性。以后1988年马赛－罗马会议又把慢性胰腺炎按其病理变化分为慢性阻塞性、慢性钙化性和慢性炎症性3个类型。由于这类患者在临床上不易取得胰腺组织活检，故这样的分类对临床帮助不大。以后Owyang提出按病因可分为酒精性、胆管疾病相关性、遗传营养不良性、外伤或急性坏死性胰腺炎后、甲状旁腺功能亢进高钙血症性及其他等六种类型。我国学者则提出反复发作型、脂肪痢型及无症状型三种临床分类，似在临床上对指导治疗有一定帮助，但仍未能解决复发性急性及慢性反复发作性胰腺炎未出现胰功能不全临床表现时的临床区别。慢性胰腺炎新的分类，称为“TIGAR－O”，首次将基因突变归入了慢性胰腺炎的分类。

（一）诊断依据

慢性胰腺炎临床表现轻重不一，且无特异性，诊断常有一定困难。至今尚无有关CP诊断的金标准。一些国家及地区已制订出区域性诊断规范，但大都是依据CT及ERCP等影像改变来制订，缺乏权威性。典型的CP五联征即持续性上腹部疼痛，胰腺钙化，胰腺假性囊肿，脂肪泻和糖尿病，可作为诊断依据，但仅少数患者具有五联征表现。目前临床上诊断的慢性胰腺炎大多数是中度至重度胰腺结构与外分泌功能障碍者。早期轻型的CP目前诊断仍较困难。因为胰腺有较大的储备代偿功能，至今尚无敏感的胰腺外分泌功能试验。凡有反复上腹疼痛发作历史或已证实为复发性胰腺炎的患者，特别是伴有糖尿病或脂肪泻者，均应考虑有慢性胰腺炎的可能性，须进一步检查胰腺外分泌功能及有关检查，方能确定诊断。

（二）实验室诊断

1. BT－PABA（苯甲酰－酪氨酰－对氨基苯甲酸）试验　亦称为胰功肽试验，一种间接测定胰腺外分泌功能的方法，其敏感性和特异性均较高。

2. Lundh试餐试验　国外自20世纪40年代已应用至今，国内在1981年首次由吴云林教授报道其临床应用。

3. 促胰液素试验或促胰酶素－促胰液素试验（P－S试验）　此试验比较精确，但需特别的双腔管（Dreiling管），试剂须进口，因此仅在科研上采用，在临床上不宜推广。

4. ^{131}I－三油酸酯和^{131}I－油酸对比吸收试验　可反映胰脂肪酶的含量，本试验虽不如化学测定法敏感，但方法简便，且可用于随访病情和观察药物疗效，故在临床上可推广采用。

5. 粪便中脂肪球检测　慢性胰腺炎时，粪便经苏丹Ⅲ染色后，镜下可见大量脂肪球，当高倍视野下脂肪球超过100个，可考虑脂肪吸收不良的诊断。

6. 胰腺内分泌功能测定　CP晚期，如胰岛β－细胞分泌功能受损，胰岛素分泌不足时，可导致继发性糖尿病。表现为空腹血糖多次>7.2mmol/L，或餐后2h血糖>11.1mmol/L及口服葡萄糖耐量曲线（OGTT）异常。

（苗文静）

第十章 常见细菌检验

第一节 厌氧球菌

厌氧球菌（Anaerobic cocci）是临床厌氧感染的重要病原菌，约占临床厌氧菌分离株的25%，其中主要包括革兰阳性的消化球菌属、消化链球菌属以及革兰阴性的韦荣球菌属。

一、消化球菌属

黑色消化球菌（Peptococcus niger）是消化球菌属中唯一的菌种。

（一）临床意义

黑色消化球菌通常寄居在女性阴道处，偶见于临床其他标本。该菌常与需氧菌混合引起腹腔感染、肝脓肿、外阴、阴道及盆腔感染等。

（二）微生物学检验

革兰阳性球菌。直径0.3～1.3μm，单个、成双、短链或成堆排列。无芽孢，无荚膜。专性厌氧菌，生长缓慢，厌氧培养2～4天形成黑色不溶血的小菌落。不发酵糖，触酶阳性，靛基质试验、尿素酶试验、硝酸盐还原试验均阴性。对青霉素、红霉素、氯霉素、洁霉素、四环素及甲硝唑敏感。

标本黑色有臭味是该细菌感染的重要特点。接种血琼脂平板，同时接种含血清硫乙醇酸盐培养基或庖肉培养基，经厌氧培养2～4天后，观察菌落形态，革兰染色观察菌体形态和排列做出初步报告。根据生化反应、抗菌药物敏感试验以及气液相色谱分析代谢做出最后报告。

二、消化链球菌属

消化链球菌属（Peptostreptococcus）由厌氧消化链球菌、不解糖消化链球菌等9个菌种组成，代表菌为厌氧消化链球菌（Panaerobius）。

（一）临床意义

在临床标本中以厌氧消化链球菌最常见。可引起人体各部组织和器官的感染；常与金黄色葡萄球菌或溶血性链球菌协同引起严重的创伤感染，称厌氧链球菌肌炎。该菌亦可通过原发病灶如口腔、牙周等引起细菌性心内膜炎。在临床标本分离株中，消化链球菌占20%～35%，仅次于脆弱类杆菌。

（二）微生物学检验

革兰阳性球形或卵圆形，大小不等，菌体直径0.3～1μm，常呈双或呈短链状排列。无鞭毛，无芽孢，无荚膜。专性厌氧，在35～37℃、pH7～7.5时生长最佳。营养要求较高，需羊血和血清培养基才能生长。在厌氧血平板上，菌落直径0.5～1mm、灰白色、凸起、不透明、边缘整齐，一般不溶血，偶有甲型或乙型溶血。生化反应不活泼，在硫乙醇酸钠液体培养基中，呈颗粒状沉淀生长。在其平板上生化反应较为明显，吐温-80可促进其生长。触酶阴性，发酵葡萄糖，不发酵乳糖，不水解胆汁七叶苷，吲哚、尿素酶、硝酸盐还原试验均为阴性，对多聚茴香磺酸钠（SPS）特别敏感。

本属细菌的培养物常有恶臭气味。通过形态、染色、培养特性、生化反应等可与黑色消化球菌鉴别。

三、韦荣球菌属

韦荣球菌属（Veillonella）为革兰阴性厌氧球菌。韦荣球菌属有9个种，其中小韦荣球菌（V. parvala）和产碱韦荣球菌（Valaclescens）最常见。

（一）临床意义

韦荣球菌是口腔、咽部、胃肠道和女性生殖道的正常菌群，为条件致病菌。临床标本可采自软组织脓肿和血液。临床分离率小于1%。小韦荣球菌可引起上呼吸道感染，而产碱韦荣球菌多见于肠道感染。

（二）微生物学检验

韦荣球菌属形态相似，为革兰阴性球菌。直径0.3～0.5μm，多排列成对、近似奈瑟球菌。无鞭毛、无芽孢、专性厌氧。血琼脂平板上生长良好，培养48小时后，形成直径1～2mm圆形、凸起、灰白色或黄色混浊菌落，不溶血；在硫乙醇酸盐肉汤中混浊生长，产生小气泡。新鲜培养物立即置紫外线下照射，菌落可显红色荧光，接触空气后荧光消失。生化反应不活泼，不分解糖类，还原硝酸盐。

取临床标本作直接涂片，如发现革兰阴性小球菌、成对或短链或不规则排列，疑为韦荣球菌。分离培养时可用血琼脂平板，厌氧血琼脂平板或韦荣球菌培养基，分别在需氧和厌氧环境中培养2～3天观察结果。同时可接种硫乙醇酸盐肉汤或庖肉培养基，观察生长情况与形态，并作生化反应进行鉴定。

（苗文静）

第二节　葡萄球菌属

葡萄球菌属（Staphylococcus）广泛分布在自然界，存在于环境、空气、牛奶、食品及人体和动物体。在动物体内葡萄球菌主要存在于哺乳动物和鸟类的皮肤、皮肤腺体和黏膜上，也可在宿主的口腔、血液、乳腺、肠道、泌尿生殖道和上呼吸道发现。葡萄球菌可能与宿主有互利或共生的关系。葡萄球菌是医院感染的重要微生物，可通过皮肤伤口、针刺或医疗器械直接植入而进入宿主组织，导致感染发生。另外，葡萄球菌也是化脓性感染的最常见病原菌。

一、分类学特征

伯杰鉴定细菌学手册将葡萄球菌归属于微球菌科，葡萄球菌属。以往根据生化反应和产生色素不同，将其分为金黄色葡萄球菌（S. aureus）、表皮葡萄球菌（S. epidermidis）和腐生葡萄球菌（S. saprophyticus）三个种。Kloos和Schleifer 1975年根据对糖类的分解、牛红细胞溶解、凝固酶、硝酸盐还原等试验将葡萄球菌分为10个种，增加了模仿葡萄球菌、孔氏葡萄球菌、木糖葡萄球菌、溶血葡萄球菌、华纳氏葡萄球菌、人葡萄球菌和头状葡萄球菌。伯杰系统手册（1986）已增加至20种，到1989年又增加了一些新的种别。伯杰鉴定细菌学手册报告葡萄球菌属包括致病与非致病的葡萄球菌32个种，15个亚种。数十年来，研究者根据形态、色素、产生的酶和毒素、生化反应和DNA G+C含量、核酸杂交等对葡萄球菌的分类和鉴定作了不懈努力，迄今已有35个种，17个亚种。

在葡萄球菌中，除中间葡萄球菌可产生血浆凝固酶，猪葡萄球菌产血浆凝固酶不定外，只有金黄色葡萄球菌能产生血浆凝固酶，称为血浆凝固酶阳性的葡萄球菌，其余统称为凝固酶阴性葡萄球菌（coagulase negative staphylococcus，CONS）。60%～70%的金黄色葡萄球菌可被相应噬菌体裂解，表皮葡萄球菌不敏感。用噬菌体可将金黄色葡萄球菌分为4～5组26型。肠毒素型食物中毒由Ⅲ和Ⅳ群金黄色葡萄球菌引起，Ⅱ群对抗生素产生耐药性的速度比Ⅰ和Ⅳ群缓慢很多。造成医院感染严重流行的是工群中的52、52A、80和81型菌株。引起疱疹性和剥脱性皮炎的菌株通常是Ⅱ群71型。另外还可利用质粒大小、抗原结构血清学和抗生素等方法对葡萄球菌进行分型。

二、生物学特性

（一）形态特性

典型的葡萄球菌呈球形或稍呈椭圆形，直径0.5～1.5μm，平均0.8μm。致病性葡萄球菌一般较非致病者小，可单个、成双、四联或呈短链状排列，亦可呈不规则葡萄串样排列。固体培养基上由于在多个平面不规则分裂形成葡萄串状，在液体培养基上菌体可在一个平面分裂，常排列成对或成短链。葡萄球菌无鞭毛，不能运动，不形成芽孢，除极幼龄的培养物可见荚膜外，一般不形成荚膜。易被常用的碱性染料着色，革兰染色阳性。衰老、死亡或被白细胞吞噬后的葡萄球菌，以及耐药的某些菌株可呈革兰染色阴性。

（二）培养特性

为需氧或兼性厌氧菌，除腐生葡萄球菌和金黄色葡萄球菌厌氧亚种为专性厌氧外，其余菌种在有氧条件较厌氧条件生长迅速。葡萄球菌对营养要求不高，在普通培养基上生长良好，在含有血液和葡萄糖的培养基中生长更佳。20%～30%的CO_2环境中有利于毒素产生。10～45℃均能生长，但28～38℃生长较好，最适温度为35～37℃。PH为4.5～9.8，最适为7.4～7.6。葡萄球菌耐盐性强，在10%～15%的氯化钠培养基中能够生长。在肉汤培养基中24小时后呈均匀混浊生长。在琼脂平板上经35℃ 24～48小时培养形成圆形、凸起、边缘整齐、表面光滑、湿润、有光泽、不透明的菌落，直径约为1～5mm。不同种的菌株产生不同的色素，如金黄色、白色、柠檬色。在20℃或在含有糖类、牛乳及血清培养基中色素形成较好，在液体培养基中则不产生色素。葡萄球菌在血琼脂平板上形成的菌落较大，有的菌株菌落周围形成明显的透明溶血环（β溶血），也有不发生溶血者。凡溶血性菌株大多具有致病性。在倾注培养时，深层及表层的菌落均有溶血者多为金黄色葡萄球菌。

（三）生化反应

多数葡萄球菌能分解葡萄糖、麦芽糖和蔗糖，一部分能分解乳糖及甘露醇，产酸不产气。曾用分解甘露醇和明胶液化试验来判断葡萄球菌致病力，但已发现有些非致病菌也能分解甘露醇和液化明胶，故不能以上述两种方法作为判断致病力的唯一标准。有致病力的葡萄球菌凝固酶多阳性，但一些凝固酶阴性的葡萄球菌也引起人类感染。葡萄球菌不产生吲哚，甲基红试验一般阳性，VP反应多为阳性。可以将亚甲蓝、石蕊还原为无色，分解尿素产氨，H_2S产生不定，触酶试验多为阳性，仅解糖葡萄球菌及金葡菌厌氧亚种触酶阴性。

（四）抗原结构

葡萄球菌抗原构造复杂，已发现的有30种以上，目前仅对少数几种葡萄球菌抗原的化学组成及生物学活性有所了解。

1. 葡萄球菌A蛋白（staphylococcal protein A，SPA）　存在于细菌细胞壁的一种表面蛋白，与细胞壁的黏肽相结合。它可与人及多种哺乳动物血清中的IgG的Fc段结合，因而可用含SPA的葡萄球菌作为载体，结合特异性抗体，进行协同凝集试验。A蛋白有抗吞噬作用，还有激活补体替代途径等活性。SPA是一种单链多肽，与细胞壁肽聚糖呈共价结合，是完全抗原，有种属特异性。所有来自人类的菌株均有此抗原，动物源株则少见。此外，SPA与IgG结合后所形成的复合物还具有多种生物学活性，如激活补体、抗吞噬、促细胞分裂、引起超敏反应、损伤血小板等。

2. 多糖抗原　具有群特异性，存在于细胞壁，借此可以分群。A群多糖抗原磷壁酸的化学组成为N-乙酰葡糖胺核糖醇残基。B群多糖抗原磷壁酸的化学组成是N-乙酰葡糖胺甘油残基。

3. 荚膜抗原　几乎所有金黄色葡萄球菌菌株的表面有荚膜多糖抗原的存在。表皮葡萄球菌仅个别菌株有此抗原。

三、微生物学检验

(一) 标本采集

该菌属细菌是无芽孢细菌中抵抗力最强的细菌，易从感染部位获得标本。可根据病种及检查目的不同，采集不同标本。常见的标本有脓液、渗出液及咽拭子。如疑为菌血症，可采取血标本。脑膜炎可采集脑脊液，疑食物中毒应采集剩余食物、呕吐物及粪便标本。采集皮肤、黏膜标本时应避免病灶周围正常菌群污染。调查院内感染或环境污染，可从各种物品和仪器上采集。

(二) 检验方法

1. 直接涂片镜检 取标本涂片，革兰染色后镜检，根据细菌形态、排列和染色性可做出初步判断。无菌标本如脑脊液、关节穿刺液直接涂片镜检，检见细菌有重要临床意义。其他体液标本如同时检见炎性细胞则镜检结果有重要参考意义，可报告为“检见葡萄球菌样革兰阳性球菌”。进而根据镜检结果选择合适方法进行分离鉴定。

2. 分离培养 根据不同的标本类型，选择合适的培养基接种（如血琼脂平板，甘露醇和高盐培养基等）进行分离培养。每一临床标本均应接种血琼脂板；血液、脑脊液等标本可先行肉汤增菌，随后在血平板上分离；对混有杂菌的标本，如粪便等可另外接种于高盐甘露醇培养基进行选择性培养，孵育过夜后挑选可疑菌落进行涂片、染色、镜检，选择性培养可延长到48～72小时以便形成可区别的菌落。

在琼脂平板上经35℃24小时孵育，大部分葡萄球菌的菌落约1～3mm大小，但是多数凝固酶阴性葡萄球菌经过夜培养其菌落仍不能相互区别，平板应继续室温放置2～3天。金黄色葡萄球菌厌氧亚种、解糖葡萄球菌、耳葡萄球菌、马胃葡萄球菌、小牛葡萄球菌、缓慢葡萄球菌等生长缓慢的细菌，通常需要24～36小时才可形成可见的菌落。

由于可产生脂溶性色素，金黄色葡萄球菌的典型菌落呈奶油黄色或柠檬色等，圆形、光滑、稍凸起、边缘整齐，在血平板上大多数金黄色葡萄球菌可产生透明溶血环。典型的凝固酶阴性葡萄球菌的菌落则为无色素、光滑、圆形、凸起、不透明。

3. 微生物学鉴定 常见的葡萄球菌可通过其生理生化试验鉴定。另外，葡萄球菌可应用其分子表型特征如细胞脂肪酸的组成或应用其基因型特征如染色体限制性酶切片段等进行种的鉴定。

在血琼脂板上，葡萄球菌典型菌落呈圆形、稍凸起、边缘整齐、表面光滑、湿润、有光泽、产色素、溶血的菌落。菌落较大，直径为1～5mm的菌落。凝固酶阴性的葡萄球菌菌落无色、表面光滑、凸起、不透明。表皮葡萄球菌对高盐有一定耐受力，可在高盐培养基上生长（微球菌的某些菌株也能生长）。自选择培养基上挑取可疑菌落作鉴定，平板应继续室温放置2～3天，通过观察菌落性状有助于菌种鉴定。3天时金黄色葡萄球菌菌落较大，6～8mm，光滑、凸起，产金黄色或橙色色素。表皮葡萄球菌菌落相对较小，3～6mm，无色素。

经镜检明确为革兰染色阳性球菌后，选可疑菌落作触酶试验。取待测菌落置于洁净玻片上，加3%过氧化氢一滴，产生气泡为触酶试验阳性。在革兰阳性球菌中，葡萄球菌及微球菌触酶均呈阳性。触酶试验需注意：①从血琼脂板上挑取菌落时不能将培养基一同挑起，因为红细胞含有触酶，可产生假阳性结果。②试验步骤不能颠倒，即不可先加触酶试剂，再取菌落，因为接种环若为白金将产生假阳性结果，镍质接种环则不会产生气泡。③试验菌应用培养18～24小时的细菌，不能用陈旧培养物进行试验，否则可致假阴性结果。④触酶试剂应避光保存于4℃冰箱。

血浆凝固酶试验是鉴定与急性感染有关的致病性葡萄球菌的主要试验之一。葡萄球菌中金黄色葡萄球菌、中间葡萄球菌和猪葡萄球菌凝固酶均阳性。另外，路邓葡萄球菌和施氏萄球菌凝固酶亦呈阳性。凝固酶试验有玻片法和试管法两种。试管法检测游离凝固酶，玻片法检测结合凝固酶。试管法具有确定意义，玻片法则广泛用于快速筛选。有10%～15%的金黄色葡萄球菌凝固酶试验呈阴性结果。实验使用的血浆为EDTA抗凝血浆，常用EDTA抗凝兔血浆。如用人类血浆必须确定无感染性病原体存在，并具有凝固能力。凝固酶试管法试验：取0.1mL心脑浸液肉汤过夜培养物置于试管中（最好用玻璃试管），加0.5mL血浆，混匀后置37℃水浴4小时，倾斜试管成90°观察凝块形成。有些菌种如个别金黄色葡萄球菌株、中间葡萄球菌、猪葡萄球菌等需孵育超过4小时，后两者甚至可能需要12～24小时才能形成凝块。当孵育时间超过4小时，必须注意以下几点：①某些菌株产生葡激酶，可以使凝块溶解产生假阴性。②使用的不是无菌血浆可产生假阳性或假阴性。③所取菌落不纯，由污染的微生物导致错误结果。凝固酶玻片法试验是一种快速、经济的方法。试验时挑取少量培养物加一滴蒸馏水，制成均匀的高浓度细菌悬液，然后加入一滴血浆，于10秒内观察结果。由于可能出现自凝和假阳性结果，该试验不能自高盐琼脂平板挑取可疑菌落进行实验。当疑为金黄色葡萄球菌，玻片法试验阴性时，应行试管法进行确证。

耐热核酸酶试验：热稳定性是金黄色葡萄球菌核酸酶所特有的，而且也是金黄色葡萄球菌菌株的特性。其试验方法是将24小时肉汤培养物沸水浴处理15分钟，用接种针穿刺接种于甲苯胺蓝DNA琼脂平板，35℃培养1小时，在刺种线周围蓝色琼脂变为淡粉色者为阳性。大多数金黄色葡萄球菌、施氏葡萄球菌、中间葡萄球菌和猪葡萄球菌试验阳性，表皮葡萄球菌、模仿葡萄球菌、肉葡萄球菌等呈弱阳性。

碱性磷酸酶试验：将待测菌种点种在硝基酚磷酸盐MH琼脂上（pH5.6～6.8），孵育18～24小时。细菌产生的碱性磷酸酶使无色的硝基酚磷酸盐水解，生成黄色硝基酚，点种的细菌菌苔周围呈现黄色为阳性。金黄色葡萄球菌、施氏葡萄球菌、中间葡萄球菌、猪葡萄球菌和大多数表皮葡萄球菌碱性磷酸酶试验阳性。

吡咯烷酮芳基酰胺酶（PYR）试验：酶活性可通过水解吡咯烷酮-β-萘胺进行检测，其水解产物与相应的显色剂作用产生红色反应。溶血葡萄球菌、路邓葡萄球菌、施氏葡萄球菌和中间葡萄球菌常呈阳性反应。

其他鉴定试验：鸟氨酸脱羧酶试验、脲酶试验、β半乳糖苷酶试验、VP试验、新生霉素敏感试验、多黏菌素B耐药试验等常用于葡萄球菌种间鉴别。目前商品化鉴定系统多应用糖发酵、传统鉴定试验及酶的产色底物试验，常见的有API staph鉴定板条、VITEK GPI鉴定板卡、Uiten革兰阳性鉴定卡、Microscan系统、Miniten系统等。

肠毒素测定：对于食物中毒患者的呕吐物、粪便或剩余食物在作细菌分离鉴定的同时，接种于肉汤培养基中，孵育后加热煮沸30分钟以破坏其他毒素，取滤液注射于6～8周龄的幼猫腹腔。一般，猫在注射后4小时内出现呕吐、腹泻、体温升高或死亡提示有肠毒素存在的可能。动物常在1～2天内中毒死亡。近年来，采用免疫学方法检测葡萄球菌肠毒素方法繁多，如反向间接血凝、ELISA、放射免疫等方法较快速敏感。

4. 三种常见的葡萄球菌的鉴定　见表10-1。

表10-1　三种葡萄球菌的主要生理生化特征

性状	金黄色葡萄球菌	表皮葡萄球菌	腐生葡萄球菌
菌落色素	金黄色	白色	白色或柠檬色
血浆凝固酶	+	-	-
甘露醇	+	-	-
溶血素	+	-	-
SPA	+	-	-
耐热核酸酶	+	-	-
磷壁酸核糖醇型	+	-	+
磷壁酸甘油型	-	+	+
致病性	强	弱或无	无

四、耐药性

耐甲氧西林葡萄球菌（methicillin resistant staphylococcus，MRS）的耐药机制是由于其染色体上携带

mecA 基因，该基因编码一种称之为 PBP_{2a}。的青霉素结合蛋白（penicillin binding protein，PBP）。青霉素结合蛋白是一种参与细菌细胞壁合成的酶，也是 β 内酰胺类药物的作用靶位。PBP_{2a}与 β 内酰胺类抗生素的亲和力极低，在高浓度抗生素存在时，PBP_{2a}仍可正常工作，参与细胞壁肽聚糖的合成，从而使细菌表现出对甲氧西林以及其他 β 内酰胺类药物的耐药性。

MRS 具有异质性，即在耐药群体中虽然都携带有耐药基因信息，但仅有少部分（10^{-8} ~ 10^{-4}）细菌细胞在体外检测时表达耐药表型。对于异质性耐药株的检测在很大程度上依赖于合适的体外培养条件以促进其耐药表型的表达，这些条件包括中性 pH、较低的温度（30 ~ 35℃）、高盐（2% ~4% NaCl）以及较长的孵育培养时间。

MRS 呈多重耐药，除对包括所有头孢菌素、碳青霉烯类、青霉素 + 青霉素酶抑制剂等抗生素均耐药外，还可对包括大环内酯类、氨基糖苷类、喹诺酮类等抗生素耐药。有重要临床意义的多重耐药葡萄球菌包括甲氧西林耐药金黄色葡萄球菌（MRSA）、甲氧西林耐药表皮葡萄球菌（MRSE）和甲氧西林耐药溶血葡萄球菌（MRSH）等。

MRS 是医院内感染的重要病原菌，感染多发生于免疫缺陷患者、老弱患者及手术、烧伤后的患者等，极易导致感染暴发流行。由于其呈多重耐药，治疗困难，死亡率高，即使使用目前认为最有效的万古霉素治疗严重感染，死亡率仍可达 10% ~30%，有时高达 50%。

此外，最近几年还出现了对万古霉素中介耐药的金黄色葡萄球菌（vancomycin - intermediate staphylococcus aureus，VISA），2002 年美国还发现了 2 例对万古霉素耐药的金黄色葡萄球菌（vancomycin resistant staphylococcus aureus，VRSA）感染病例。另外，万古霉素耐药葡萄球菌具有异质性，即该耐药株含有两个亚群，主群对万古敏感，次群耐药。万古霉素是治疗 MRSA 非常有效的一类药物，通常被认为是治疗革兰阳性球菌最后一道防线。所以 VISA 和 VRSA 的出现引起了世界各国普遍的高度重视。

影响 MRS 感染诊断的因素很多，纸片药敏试验检出 MRS 往往比平皿二倍稀释法假阳性高。PCR 技术检测 mecA 基因法可确诊是否为 MRS 感染，PCR 法与平皿二倍稀释法符合率较高。有条件的临床检验实验室应建立 PCR 快速诊断 MRS 技术。如无 PCR 法最好用平皿二倍稀释法复核。凡能确诊为 MRS 感染的患者应及时使用万古霉素，或用其他糖肽类抗生素如去甲万古霉素，或替考拉宁等进行治疗。

五、凝固酶阴性葡萄球菌

凝固酶阴性葡萄球菌（CONS）是人类正常菌群的主要成员，过去认为不致病，现认为已经成为医源性感染的常见病原菌。CONS 特别是表皮葡萄球菌是院内感染的重要病原菌之一。其感染主要与修复或置入装置使用增加及免疫功能低下患者增加有关。表皮葡萄球菌引起人工瓣膜性心内膜炎、静脉导管感染、腹膜透析性腹膜炎、人工关节感染等。腐生葡萄球菌是人类尿路感染，特别是女性尿路感染的重要病原菌，还可引起创伤感染、败血症。溶血性葡萄球菌主要与心内膜炎、败血症、腹膜炎以及伤口、骨和关节感染有关。感染的发生与细菌产生荚膜多糖和糖萼有关。某些凝固酶阳性的葡萄球菌在人体内由于免疫功能低下或使用抗生素，可以转变成 CONS 或凝固酶弱阳性的葡萄球菌，但体外放置数天后可恢复。CONS 诊断可依据凝固酶阴性、不能分解甘露醇及不产色素来判断。

（苗文静）

第三节 链球菌属

链球菌属（Streptococcus）细菌是触酶阴性，球形或卵圆形、直径 <2μm，成对或呈长短不一的链状排列的革兰染色阳性细菌。本属细菌无芽孢、无动力、有些可形成荚膜。尽管链球菌可在有氧条件下生长，但不能合成血红素复合物，因此不能进行呼吸代谢。部分肺炎链球菌及某些草绿色链球菌种生长需要提高 CO_2 水平（5%）；其营养要求较高，普通培养基生长不良，在添加血或血清的复合培养基上可促进链球菌生长。链球菌可发酵葡萄糖和其他糖类，乳酸是其主要的代谢终产物。链球菌分解葡萄糖不产气，可产生亮氨酸氨基肽酶，但很少产生吡咯烷酮芳基酰胺酶（PYR），只有 A 群链球菌和一些肺

炎链球菌可产生 PYR。此属细菌种类多，分布广，大多数存在于水、空气、尘埃、人及动物粪便中，健康人的鼻咽部、肠道等均可检出本属细菌。有些菌为人体正常菌群，有些则可引起人类重要的疾病。

一、分类学特征

链球菌属有多种分类方法，尚未统一，本节主要介绍以下几种。

（一）根据溶血能力分类

根据链球菌在血琼脂平板上的溶血作用，将其分成三大类。

1. α-溶血性链球菌　此类链球菌通常称为草绿色链球菌，在羊血琼脂平板上，其菌落周围有 1～2mm 宽的草绿色溶血环，镜下可见溶血环内有尚未溶解的红细胞。这类链球菌多为条件致病菌。

2. β-溶血性链球菌　这类链球菌在血平板上产生溶血素，可使菌落周围形成一个有2～4mm 宽、界限分明、完全透明的无色溶血环。这类细菌致病力强，常引起人和动物的多种疾病。

3. γ-溶血性链球菌　这类链球菌不产生溶血素，不溶解红细胞，在血琼脂平板上菌落周围无溶血环。此类链球菌常无致病性，可存在于乳类及粪便中。

（二）根据抗原结构分类

依据 Lancefield 群特异抗原的不同，将 β-溶血性链球菌分成 A、B、C、D、E、F、G、H、K、L、M、N、O、P、Q、R、S、T 18 个群，近年又增加 U 和 V 群，共计 20 个群。对人类致病的绝大多数属于 A 群（化脓性链球菌）和 B 群，偶见 C、D、G 群链球菌感染。同一个群内的链球菌之间因表面蛋白质抗原（型特异性抗原）的不同，可将其分成若干型。如 A 群链球菌可根据 M 抗原不同分成 100 多个型，B 群链球菌分为 4 个型，C 群分为 13 个型。

（三）综合性分类

根据链球菌的溶血性、抵抗力、生化反应及致病性和存在部位等将链球菌分为 3 个群。

1. 化脓性溶血性链球菌群　本群有 10 个种和 1 个亚种。从人体病灶中分离出的菌种并不多，大多来自动物。

2. 口腔链球菌群　本群包括对人有致病作用的菌种和口腔常驻菌；也包括从动物中分离的菌种。有的不是均一的菌种，如咽峡炎链球菌。该群细菌某些菌的溶血性不定。

3. 厌氧链球菌群　专性厌氧菌，现已明确与链球菌属无关。

（四）目前分类的变化

随着分子分类学研究的进展，链球菌属的分类发生了比较大的变化。原来归属 D 群的链球菌和 N 群的链球菌现在已分别独立为肠球菌属和乳球菌属。虽然溶血现象和 Lancefield 抗原血清学分型在临床实验室仍非常有用，但由于新知识的出现传统分类方法已有所变化。现已知 β-溶血链球菌无关种间可产生相同的 Lancefield 抗原，而遗传学上相关的同种菌的不同菌株可以产生不同的 Lancefield 抗原。

目前，溶血和 Lancefield 血清学方法仍然是临床实验室对链球菌进行鉴定的第一步，通过这两个特性将链球菌分为几大类。自人分离的具有 Lancefield A、C、和 G 群抗原的 β-溶血分离株进一步分为两个组：菌落直径 >0.5mm 的大菌落组和菌落直径 <0.5mm 的小菌落组。形成大菌落的 A 群化脓链球菌以及 C 群和 G 群菌株是具有不同毒力的“化脓性”链球菌。形成 β-溶血的大菌落组的 C 和 G 群链球菌通常归为同一亚种，即停乳链球菌似马亚种。有报告介绍三株停乳链球菌似马亚种血培养分离株具有 Lancefield A 群抗原，进一步说明单独用血清学试验鉴定 β-溶血链球菌是不充分的。其他具有 C、G 和 L 群抗原的链球菌一般分离自动物，很少从人体内分离到。它们属于停乳链球菌停乳亚种、马链球菌马亚种，狗链球菌和马链球菌兽瘟亚种等。

形成小菌落的 A、C 或 G 群 β-溶血的菌株遗传学上与“化脓性”菌株不同，属于咽峡炎或米氏链球菌群，包括咽峡炎链球菌、星形链球菌和中间链球菌。尽管这些细菌可呈 β-溶血性，咽峡炎种群的菌被认为是草绿色链球菌，它们中的大多数呈 α-溶血或不溶血。小菌落菌株有可能引起如脓肿等感染，但它们的致病能力似乎较化脓性链球菌弱得多，故它们也被看成是正常菌群。无乳链球菌形成大菌落，其鉴定仍然依赖 B 群 Lancefield 抗原或其他表型特征。

非 β－溶血链球菌中，α－溶血链球菌可分成肺炎链球菌和含有很多种菌群的草绿色链球菌。具有 Lancefield D 群抗原的链球菌包括不溶血的牛链球菌。以前认为的厌氧链球菌已明确与链球菌属无关。

二、生物学特性

（一）形态与染色

链球菌呈圆形或卵圆形，直径为 0.5～1.0μg，成双或短链排列，链的长短不一，主要与菌株的种别和生长环境相关。在液体培养基中生长的细菌，其链较长，在固体培养基上生长的细菌，其链较短。肺炎链球菌呈矛头状，宽端相对而尖端向外。

在血清肉汤中生长的幼龄链球菌可见有荚膜，随菌龄增长荚膜逐渐消失。本菌属细菌无鞭毛，无芽孢，革兰染色阳性。

（二）培养特性

需氧或兼性厌氧，但在有氧环境中生长较厌氧环境好。该属细菌对营养要求较高，在普通培养基中加入血液、血清或腹腔积液等可促进细菌生长。最适生长温度为 35～37℃，最适 pH 为 7.4～7.6。

在血清肉汤中，溶血性菌株在管底呈絮状或颗粒状沉淀生长，菌链较长；不溶血菌株在液体培养基中呈均匀浑浊生长，菌链较短。

在血琼脂平板上，经 35～37℃培养 18～24 小时，可形成灰白色、半透明或不透明、表面光滑、有乳光、圆形突起、直径约为 0.5～0.75mm 的小菌落。环绕菌落形成 α、β、γ 三种特征性溶血现象。

A、C、G 群 β－溶血性、化脓性链球菌形成的菌落相对较大（培养 24 小时后直径大于 0.5mm），而 β 溶血性咽峡炎链球菌则形成针尖样小菌落，形成小菌落的 β－溶血性链球菌和其他咽峡炎群菌株的培养物可产生奶油样特殊气味，主要是细菌产生的双乙酰基所致。B 群链球菌比其他 β－溶血性链球菌的菌落大，但 β－溶血环较小，有些 B 群菌株是不溶血的。β－溶血反应可由于链球菌溶血素 O 受到氧或生长在空气或较高 CO_2 环境中的链球菌产生的过氧化氢抑制而不清晰，所以厌氧培养或穿刺接种适于 β－溶血反应的观察判断。α－溶血呈草绿色，中心凹陷的 β－溶血性菌落是肺炎链球菌的明显特征，而草绿色链球菌其他种的菌落则为圆形、凸起状。肺炎链球菌可产生荚膜多糖，常形成黏液样菌落。牛型链球菌则不溶血，菌落呈灰色。

（三）抗原结构

对于 β－溶血性链球菌，其菌体抗原可分为三种。①Lance－field 群特异性抗原，称 C 抗原，是细胞壁的多糖成分，根据其抗原特异性的不同，用血清学方法将 β－溶血性链球菌分为 18 个群。检测群特异性抗原可用于某些特定细菌的直接鉴定，A 群特异性抗原检测可用于咽拭子标本中的化脓链球菌的鉴定，但应注意偶可见到非化脓链球菌呈阳性反应。抗原检测也可用于泌尿生殖道标本中 B 群链球菌的鉴定。②型特异性抗原，又称表面抗原，是链球菌细胞壁的蛋白质抗原。位于 C 抗原的外层，其中根据理化性质等的不同，又分为 M、T、R、S 等四种抗原。与致病性有关的是 M 抗原，该抗原是蛋白质，较耐热，在 pH7.0 煮沸 30 分钟不被破坏，溶于酒精，能被蛋白酶迅速消化。M 抗原主要见于 A 群链球菌，根据 M 抗原不同，可将 A 群链球菌分为 60 多个血清型。③非特异性抗原，称 P 抗原，是将菌体置于弱碱性溶液内的浸出物，此抗原无属、种、群、型的特异性，各种链球菌均一致，并与肺炎链球菌、葡萄球菌含有的 P 抗原有交叉反应。

肺炎链球菌荚膜多糖抗原，亦称型特异性抗原。存在于肺炎链球菌的荚膜中，由大量多糖多聚体组成。不同菌株所含的荚膜多糖不同，可用凝集、沉淀和荚膜肿胀试验进行肺炎链球菌的分型。目前，至少可将肺炎链球菌分为 85 个血清型。

（四）生化反应

链球菌触酶反应均为阴性。该属细菌均能分解葡萄糖，产酸不产气。对乳糖、甘露醇、山梨醇、水杨素、蕈糖的分解能力，可因菌株不同而异。通常链球菌不分解菊糖，不被胆汁溶解，但肺炎链球菌此两项反应阳性，有助于鉴别。

三、微生物学检验

（一）标本采集

主要采集痰液、脓汁和血液等标本，采集后应在2小时内运送到实验室，并应立即进行检查和接种。检查妊娠妇女携带B群溶血链球菌时，用无菌棉签采集孕35～37周女性的阴道分泌物。

（二）标本直接检查

1. 直接显微镜检查　标本直接涂片，经革兰染色后显微镜检查，可见链状排列革兰阳性球菌。直接镜检有助于无正常菌群污染标本的初步判断。荚膜肿胀试验用于标本中肺炎链球菌的鉴定。

2. 直接检测抗原　咽拭标本中的A群链球菌和女性生殖道标本中的B群链球菌可用抗原检测法鉴定。先将标本置于含亚硝酸或提取酶（pronase）的溶液中，孵育片刻，即可用凝集试验或用ELISA方法等检测。该方法特异性和敏感度均好，当标本所含的菌数太少时可出现假阴性。

（三）分离培养

采用羊血琼脂平板培养可促进细菌生长并有助于识别链球菌的溶血特性和进一步鉴定。初代分离在5% CO_2 环境下，经35～37℃孵育24小时后观察菌落性状并明确进一步鉴定的方向。

分离阴道分泌物中的B群链球菌时，将拭子标本或直接接种相应的选择性琼脂平板，或将标本置于含多黏菌素（10μg/mL）和萘啶酸（15μg/mL）的选择性肉汤中孵育18～24小时，再作分离培养。

从污染的标本分离链球菌可采用含叠氮钠胆汁七叶苷琼脂平板或血平板，叠氮化物可抑制标本中革兰阴性菌的生长而具有选择性。

（四）检验方法

1. β溶血性链球菌的鉴定　如下所述。

（1）血清学试验：在β－溶血反应的基础上，根据菌落大小可将Lancefield血清学试验A、C、G群的链球菌分为两组。形成大菌落的A、C、G群菌株是引起化脓性感染的链球菌，而形成小菌落的A、C、G群菌株属于咽峡炎群，包括咽峡炎链球菌、星座链球菌及中间链球菌等。

具有B群特异性抗原的β－溶血性链球菌与无乳链球菌密切相关，而形成小菌落的、具有F群特异性抗原的β－溶血性链球菌则可能是咽峡炎群链球菌株。应注意A、C、G群特异性抗原对于特定的某一链球菌种来说并非特异，具有相应抗原的链球菌可以通过生化试验进行鉴别。不能被Lancefield A、B、C、F或G群抗血清区别的β－溶血性分离株，细菌的生理特性可能有助于鉴定，

（2）生理生化试验

1）PYR试验：PYR即吡咯烷酮芳基肽酶，是化脓链球菌产生的一种酶类，但与动物有关的、较罕见的海豚链球菌（S. iniae）亦可产生，其他β－溶血性链球菌均不能产生PYR。β－溶血性肠球菌PYR可呈阳性，易与化脓链球菌混淆。可根据菌落大小、形态和其他特征进行鉴别。应使用单菌落或纯培养进行PYR试验。

2）杆菌肽敏感试验：尽管抗原检测方法或PYR试验能快速鉴定化脓链球菌，但杆菌肽敏感试验有助于将化脓链球菌与其他形成小菌落的A群菌株或其他PYR阳性的β－溶血性链球菌区分开来。杆菌肽敏感试验的方法是在含羊血琼脂平板上，挑取3～4个待测单菌落密集涂布，然后再贴上0.04U/片的杆菌肽纸片，经35℃过夜培养后，纸片周围抑菌环直径＞10mm表示测试菌株对杆菌肽敏感。

3）VP试验：VP试验检测葡萄糖代谢终产物3－羟基丁酮的产生，该试验可以用作β－溶血性链球菌的鉴别试验。具有A、C或G群抗原的、形成小菌落的β－溶血性咽峡炎链球菌群VP试验阳性，而具有相同抗原形成大菌落的化脓性链球菌菌株VP试验呈阴性。

在MR－VP肉汤中接种待检菌后，经37℃培养2～4天，加入0.6mL 5%的α－萘酚无水乙醇溶液和0.2mL 40%的KOH，轻轻振摇小瓶，使培养基与氧充分接触而使乙酰甲基甲醇氧化，阳性一般在5分钟内出现粉红色颜色反应，15分钟内无粉红色颜色反应则可判为阴性。

4）BGUR 试验：BGUR 试验检测 β－D－葡萄糖苷酸酶活性。自人体分离的形成大菌落的 C 和 G 群 β－溶血性链球菌可产生该酶，而形成小菌落的 C 和 G 群 β－溶血性链球菌则不能产生该酶。

5）糖发酵试验：如表 10－2 所示，糖发酵试验用于鉴别形成大菌落的 C 群和 G 群链球菌。形成大菌落的 C 群和 G 群 β 溶血性链球菌的鉴别特征，包括海藻糖和山梨醇发酵试验。这两个糖发酵试验被用于鉴别临床分离的细菌株。如果在 Lancefield 血清学试验的基础上需进一步鉴定，可以使用含有 1.0% 糖和溴甲酚紫指示剂的心脑浸液肉汤进行糖发酵试验。

表 10－2　人和动物源的形成大菌落的 C 群或 G 群 β－溶血性链球菌的鉴别特征[a]

细菌种	Lancefield 抗原	宿主	海藻糖	山梨醇
停乳链球菌似马亚种[b]	C，G	人	+	−
停乳链球菌停乳亚种[b]	C，L	动物	+	−[c]
马链球菌马亚种	C	动物	−	−
马链球菌兽瘟亚种	C	动物	−	+
狗链球菌[d]	G	动物	−	−[c]

注：a：+阳性，－阴性；b：停乳链球菌似马亚种，主要分离自人，对人的纤维蛋白具有溶解活性，并对人的血纤维蛋白溶酶具有链激酶活性。通常情况下分离自动物的停乳链球菌停乳亚种可表现 α 溶血、β 溶血或不溶血性，可能具有 Lancefield C 或 G 群抗原，该菌无上述两种活性；c：偶有例外；d：与其他 C 群大菌落的 β 溶血性链球菌相比，多数狗链球菌 BGUR 为阴性。

6）CAMP 试验：CAMP 是大多数 B 群链球菌产生的可扩散的胞外蛋白。该蛋白可与葡萄球菌 β 溶细胞毒素协同作用，引起红细胞溶解。在羊血琼脂平板表面将待测的链球菌划一横线，然后将产生 β 溶细胞毒素的金黄色葡萄球菌作垂直线划接种，彼此间隔 3～4mm。35℃中过夜培养后，在两种细菌接种线的交界处出现箭头形完全溶血区即为 CAMP 试验阳性。

7）马尿酸水解试验：马尿酸水解亦用于 B 群链球菌的鉴定。快速试验方法是在 1% 的马尿酸盐水溶液中接种待测细菌，经 35℃孵育 2 小时，加入茚三酮试剂并孵育 10 分钟，出现深紫色反应为阳性，表示有马尿酸盐水解终产物甘氨酸的存在。此实验也可用酸性氯化铁法检测马尿酸水解的另一个终产物苯甲酸实现。

（3）核酸探针试验：可利用相应的核酸探针进行 A 群化脓链球菌和 B 群链球菌的鉴定。

2. 非 β－溶血性链球菌株的鉴定　如下所述。

（1）血清学试验：血清学试验可用于非 β－溶血性 B 群链球菌和肺炎链球菌的鉴定。检测 Lancefield D 抗原有助于牛链球菌的鉴定，但该抗原在有些菌株中不易检测到；并且 D 群抗原是相对不具特异性的，许多链球菌和肠球菌属及明串珠球菌属的菌株也产生该抗原。生理生化试验对鉴定非 β－溶血性细菌更为可靠。

（2）生理生化试验：表 10－3 总结了非 β－溶血性链球菌的生理生化特性。非 β－溶血性 B 群链球菌可通过 CAMP 试验或血清学试验与其他 α－溶血和 γ－溶血性链球菌加以区别。Optochin 敏感试验和胆汁溶解试验用以鉴别肺炎链球菌和草绿色链球菌群细菌。

表 10－3　非 β－溶血性链球菌的鉴别特征[a]

链球菌属细菌	Optochin 敏感试验	胆汁溶解	胆汁七叶苷
肺炎链球菌[b]	+	+	−
其他草绿色链球菌群细菌	−	−	−[c]
牛链球菌	−	−	+

注：a：+阳性，－阴性；b：某些肺炎链球菌可能是 PYR 阳性；c：偶尔有些链球菌变种胆汁七叶苷为弱阳性。

不溶血性链球菌可能属于牛链球菌或绿色链球菌群细菌。牛链球菌在 40% 胆汁存在时可水解七叶苷，而大多数草绿色链球菌群细菌胆汁七叶苷水解试验阴性。怀疑非β-溶血性B群链球菌时，进行CAMP试验有助于鉴定。

1）Optochin敏感试验：Optochin可抑制肺炎链球菌的生长。将Optochin纸片（含双乙奎丁5μg/片）贴在涂有待测细菌的血琼脂平板上，在5% CO_2 孵箱中35℃过夜培养，观察纸片周围有无抑菌环出现。使用6mm纸片时，抑菌环直径>14mm表明对待测细菌有抑制作用，可鉴定为肺炎链球菌。当抑菌环直径<14mm时，应行胆汁溶解试验进行确认。

2）胆汁溶解试验：胆汁溶解试验用于肺炎链球菌的初步鉴定。该试验测定在特定时间和温度条件下细菌抵抗胆盐溶解的能力。将待测细菌制成0.5～1.0麦氏浊度的悬液，取两个测试管中分别加入0.5mL菌悬液。其中一管加等量2%去氧胆酸盐，另一对照管中加0.5mL生理盐水，35℃孵育2小时。对照管有细菌生长而试验管呈清亮、透明即胆汁溶解试验阳性。

可用培养皿上的菌落直接进行胆汁溶解试验。加一滴10%去氧胆酸盐于待测的单菌落上，室温或35℃培养箱中放置约15分钟，直至溶剂干后进行观察。肺炎链球菌的菌落将会消失或呈扁平状。试验时培养皿应水平放置，以免试剂流淌蔓延或冲掉待测菌落。

3）胆汁七叶苷试验：胆汁七叶苷试验是在10%～40%胆汁存在条件下，测定细菌水解葡萄糖七叶苷为葡萄糖和七叶亭的能力。在胆汁七叶苷平板或斜面培养基上接种1～3个待测菌菌落，35℃培养48小时。当有七叶亭产生时，七叶亭与培养基中的铁盐反应形成一种深棕色或黑色络合物，培养基明显变黑或斜面培养基至少有一半变黑即为胆汁七叶苷试验阳性。胆汁七叶苷琼脂是一个选择、鉴别培养基，用于D群链球菌（牛链球菌）和肠球菌的分离和鉴定。

（3）核苷酸探针检测：可应用核酸探针鉴定肺炎球菌。

3. 草绿色链球菌群和牛链球菌的鉴定　草绿色链球菌的鉴定较为困难。随着化学分类和基因分类方法的应用，草绿色链球菌群细菌数量明显增加，牛链球菌也包括在草绿色链球菌群中。

通过比较16S rRNA基因序列，可将链球菌属分为6群：①化脓链球菌群；②缓症链球菌群；③咽峡炎链球菌群；④变异链球菌群；⑤唾液链球菌群；⑥牛链球菌群。有两种α溶血性链球菌，少酸链球菌和猪链球菌（后者在马血琼脂板上具β溶血性）未能划入特定的群。

（1）菌群描述

1）缓症链球菌群（S. mitis group）：包括缓症链球菌、血链球菌、副血链球菌、格氏链球菌、嵴链球菌、口腔链球菌以及肺炎链球菌等。该群有数个种具有明确的临床意义。

口腔链球菌和缓症链球菌具有特征性的细胞壁，其胞壁含磷壁酸核糖醇而缺少鼠李糖。另外，口腔链球菌细胞外多糖含量不等而缓症链球菌则无。自咽拭子、血液和尿液等临床标本中可分离到副溶血链球菌，而在口腔和上呼吸道标本中可分离得到嵴链球菌。这两种菌均呈α溶血、可水解精氨酸，但不水解七叶苷。

2）咽峡炎链球菌群（S. angion suis group）：包括咽峡炎链球菌、星座链球菌和中间链球菌等密切相关的三个种。该群细菌包括过去曾命名为MG-链球菌的链球菌，具有F群抗原的溶血和非溶血性链球菌，具有F、G抗原的小菌落链球菌和米氏链球菌群细菌，中间-MG-链球菌，星座-咽峡炎链球菌，咽峡炎链球菌，星座链球菌和中间链球菌等。这些菌群是口腔和生殖道正常菌群的组成部分，与口腔和其他部位的感染有关，具有临床意义。该群细菌在血平板上可不溶血，或表现为α-或β-溶血，但大部分中间链球菌不溶血。5% CO_2 环境可促进该群细菌生长，有些菌株生长需要厌氧环境。咽峡炎链球菌群细菌不产生细胞外多糖，可带有A、C、F或G群特异性抗原或者不能分群。从女性生殖道常可分离出发酵甘露醇的咽峡炎链球菌，但其在感染中的作用并不明确。星座链球菌多为β-溶血性，主要携带F群抗原或者不能分群，亦有部分菌株具有A、C或G群特异性抗原。中间链球菌或者不能分群，或者具有F群抗原。

具有C群抗原的β溶血性星座链球菌可进一步分为两个亚种，即从不同部位临床标本分离获得的星座链球菌星座亚种和主要从人类咽喉部标本分离获得的星座链球菌咽炎亚种。

3）变异链球菌群（S. mutans group）：包括变异链球菌、表兄链球菌、仓鼠链球菌、鼠链球菌、汗毛链球菌和猕猴链球菌等六个种。这些细菌与人和动物的龋齿有关，其生理生化特性包括分解蔗糖产生可溶性和不溶性的细胞外多糖，并具有分解多种糖类物质产酸的能力。变异链球菌和表兄链球菌是从人的齿菌斑和龋齿组织分离到的最常见的细菌，汗毛链球菌和猕猴链球菌可从猴分离到。在酸性条件下，固体或肉汤培养的变异链球菌可呈短杆状，而在血琼脂平板上其菌落较硬且黏附于培养基之上，多为 α - 溶血，偶呈 β - 溶血性。大多数表兄链球菌不溶血，偶可见到 α - 溶血株。在含蔗糖的琼脂培养基上，其菌落粗糙、呈堆状，周围有含葡聚糖的液体围绕。鼠链球菌和仓鼠链球菌亦具有相同的菌落特征，另外在蔗糖琼脂平板上鼠链球菌亦可表现为具有弹性的菌落。

4）唾液链球菌群（S. salivarius group）：包括唾液链球菌、前庭链球菌和嗜热链球菌。唾液链球菌和前庭链球菌寄生在人的口腔，而嗜热链球菌可自乳品分离。唾液链球菌在口腔内的大部分区域存在，前庭链球菌最初分离自口腔前庭，这两种细菌不是重要致病菌，但唾液链球菌偶尔可引起嗜中性粒细胞减少症患者的败血症。唾液链球菌在血平板上通常不溶血或呈 β - 溶血，在蔗糖平板上产生可溶性胞外多糖而呈现大的黏液样菌落，或产生不溶性的胞外多糖而使琼脂凹陷并呈现大而硬的菌落。大部分唾液链球菌具有 Lancefield K 抗原，约半数唾液链球菌可产生脲酶。前庭链球菌为 α 溶血，脲酶阳性，不能利用蔗糖产生胞外多糖。

5）牛链球菌群（S bovis group）：包括牛链球菌、非解乳糖链球菌和马链球菌。对于心内膜炎和直肠癌患者，牛链球菌具有临床意义。新近的研究显示人源牛链球菌与动物源牛链球菌可清晰区分，且后者可分为两个群。人源牛链球菌被分为生物Ⅰ型（典型型）和生物Ⅱ型（变异型），生物Ⅰ型可发酵甘露醇，在蔗糖培养基上可产生大量胞外多糖，生物Ⅱ型则不发酵甘露醇，不产生胞外多糖。生物Ⅱ型又可分为生物Ⅱ/1 型和生物Ⅱ/2 型，其区别是生物Ⅱ/2 型可产生葡糖苷酸酶和半乳糖苷酶以及可自海藻糖而不是糖原产酸。牛链球菌和变异链球菌都可产生葡糖苷、发酵甘露醇以及可在胆汁七叶苷琼脂上生长而具相似性，但牛链球菌不发酵山梨醇、可发酵淀粉或糖原及携带 Lancefield D 群抗原可资鉴别。与唾液链球菌相反，牛链球菌 β - 半乳糖苷酶阴性而 α - 半乳糖苷酶阳性。另外，还可根据 Lancefield D 群血清学反应性，在胆汁七叶苷琼脂上生长，以及甘露醇、菊糖和淀粉发酵、脲酶产生等特点，将牛链球菌与唾液链球菌相区别。

（2）生理生化试验

1）荧光底物测酶活性：将 4 - 羟甲香豆素偶联的底物溶解于最小体积的二甲基亚砜中，用 50mol/L TES 缓冲液［Tris（hydroxymethyl）methyl - 2 - aminoethane sulfonic acid］（pH7.5）稀释至浓度 100μg/mL。自含 5% 去纤维马血的哥伦比亚琼脂平板上取菌落悬浮于 TES 缓冲液中，使其终浓度约为 10^8CFU/mL。取 50μl 制备的细菌悬液加入含 20μl 荧光底物的平底微孔板中。37℃孵育 3 小时，底物降解后在紫外灯下可见亮蓝色荧光。

2）精氨酸水解：精氨酸水解试验是检查细菌利用脱羧酶脱去精氨酸羧基形成胺，并使培养基呈碱性的能力。精氨酸水解是鉴定草绿色链球菌的重要试验。文献介绍的多种检测方法之间存在一定差异。常用方法如在含精氨酸的 Moeller 脱羧酶肉汤中接种待测细菌，覆盖矿物油后在 35 ~ 37℃培养不超过 7 天。精氨酸水解导致 pH 升高呈现紫色为阳性。不同实验室的精氨酸水解试验可因方法不同而有不同的影响。

3）尿素水解试验：尿素水解试验检测细菌产生脲酶分解尿素形成二分子的氨并产碱的能力。接种科氏（Christensen）尿素琼脂平板后置 35℃培养不超过 7 天，阳性结果为出现粉红色反应。另外亦可将不含琼脂的科氏培养基加入微孔板中，接种并加一层矿物油覆盖后进行培养。

4）透明质酸酶活性测定：使用含有 400μg/mL 来自人脐带的透明质酸（钠盐）及含有 1% 牛血清白蛋白的琼脂平板检测透明质酸酶活性。将细菌穿刺接种于琼脂培养基，37℃过夜培养，用 2mol/L 乙酸溶液浸没培养基。在针刺接种部位周边出现清晰的环绕带，表明细菌有透明质酸酶活性。

5）成胞外多糖：将待测细菌划线接种子含蔗糖琼脂平板上以获得单菌落。置 37℃培养不超过 5 天。产胞外多糖的细菌多呈黏液样菌落，或由于产生不溶性胞外多糖而使菌落较硬。

（3）血清学试验：针对化脓性链球菌胞外产物（如链球菌素 O、透明质酸酶、脱氧核糖核酸酶 B、

NAD酶、链球菌激酶等）和其细胞成分（如M蛋白和A群抗原等），机体免疫系统可产生相应的抗体反应。利用血清学试验可证实缺乏前期感染资料，但存在与既往链球菌感染相关的非化脓性疾病如风湿热或肾小球肾炎等。

（苗文静）

第四节　肠球菌属

肠球菌属（Enterococcus）广泛分布于自然界，在水、土壤、食品、植物和哺乳动物、鸟、昆虫等动物体内都存在。在人和动物体内，它们主要栖居在胃肠道，也可在其他部位，如泌尿生殖道和口腔。在人类粪便中其数量仅次于大肠杆菌，每克成人的粪便中约含 10^8 个细菌。肠球菌的流行种类似乎随宿主不同而不同，也受年龄、饮食、生理条件变化及基础疾病和以前的抗微生物治疗等因素影响。粪肠球菌（E. faecalis）是最常见的分离自人胃肠道的细菌。屎肠球菌（E. faecium）、铅黄肠球菌（E. casseliflavus）和鹑鸡肠球菌（E. gallinarum）也可在人胃肠道的不同部位发现。肠球菌是重要的医院感染病原菌，可以引起心内膜炎、胆囊炎、脑膜炎、尿路感染及伤口感染等多种疾病。

一、分类学特征

现在归于肠球菌属（Enterococcus）的细菌过去主要与来源于粪便或肠道的链球菌有关。长期以来，肠球菌被认为是链球菌属的一个主要组成部分，与其他链球菌的区别是肠球菌对理化因素具有较高的抵抗力和大多具有 Lancefield D 群血清学抗原。分子生物学的研究显示粪肠球菌和屎肠球菌完全不同于链球菌属的其他细菌，需要划分成一个单独的属。1984 年 Schleifer 等建议将肠球菌从链球菌属分出，增设肠球菌属，包括5组21个种。

基于16s rRNA 基因序列的比较，对触酶阴性的革兰阳性球菌进行的种系发育分析已表明，肠球菌属与漫游球菌属（Vagococcus）、四联球菌属（Tetragenococcus）和肉杆菌属（Carnobacterium）的关系比与链球菌属和乳球菌属（Lactococcus）密切得多。

判断是否归于肠球菌属的通用标准是一个组合，它包括 DNA－DNA 杂交性值、16s rRNA 基因序列、全细胞蛋白质分析和常规表型试验。虽然 DNA－DNA 杂交被认为是定义种的“金标准”，而16s rRNA 基因序列分析和全细胞蛋白分析与金标准的相关性良好。气－液相色谱对肠球菌细胞长链脂肪酸组成的分析也具有分类学价值，并已经用于种的鉴定。这些技术的应用表明，某些提议为肠球菌的菌并不属于新的肠球菌种。如铅黄肠球菌（Ecasseliflavus）和黄色肠球菌（E. flavescens）已被证明在种的水平上相关，铅黄肠球菌被用作种名。

二、生物学特性

（一）形态与染色

肠球菌属的细菌为革兰染色阳性球菌，圆形或椭圆形，多数菌种成双或呈短链状排列。一般无芽孢、无荚膜，少数菌种有稀疏鞭毛，陈旧培养物或在厌氧状态下有时呈革兰阴性。

（二）培养特性

本菌对营养要求较高，任何基础培养基加5%动物血可支持肠球菌生长。在普通琼脂及麦康凯琼脂上肠球菌形成小菌落，在血琼脂上形成较链球菌稍大的菌落，1～2mm，灰白色、光滑、较湿润、易乳化。依据种的不同，α、β或γ溶血均可出现，部分粪肠球菌在兔血、马血和人血平板上呈β－溶血，而在绵羊血平板则无β－溶血表现。坚韧肠球菌具β－溶血性，而其他肠球菌则具有α－溶血或γ－溶血性。在液体培养基中肠球菌呈均匀浑浊生长，也较易形成长链。需氧或兼性厌氧，最适生长温度35～37℃，最适 pH 为4.7～7.6。

（三）抗原结构

肠球菌属 Lancefield 血清系统 D 群，其特异性抗原决定簇是位于细胞壁中的甘油磷壁酸，本质上是多糖类，含有 N－乙酰己糖胺。

（四）生化反应

肠球菌能发酵甘露醇、乳糖、蔗糖、水杨素、葡萄糖、麦芽糖产酸。能液化明胶，VP 试验阳性。马尿酸水解因种而异。由于肠球菌不能合成卟啉因而其触酶试验阴性，但有些菌株可呈假阳性，当生长在含血培养基时粪肠球菌触酶试验可见微弱的气泡产生。大部分肠球菌吡咯烷基芳基酰胺酶阳性，肠球菌所有菌株产生亮氨酸氨基肽酶，可水解亮氨酸β－萘氨；在含40%胆盐的培养基中可水解七叶苷和并能在6.5%氯化钠肉汤、pH9.6 葡萄糖肉汤及45℃生长，个别菌种在50℃时生长快。

三、微生物学鉴定

（一）标本采集

常规方法采集血、尿、创口分泌物、脓液、脑脊液和其他拭子。标本转运无特殊要求，但标本最好于2 小时内接种。

（二）检验方法

1. 直接涂片镜检　直接涂片革兰染色镜检：可见卵圆形革兰阳性球菌，呈长或短的链状排列。对于脑脊液、尿液等标本可以先离心后取沉淀涂片染色。涂片结果可作为进一步检查的参考。

2. 分离培养与鉴定　根据不同的标本类型，选择合适的培养基。血液、脑脊液等可先增菌培养，其他标本可直接分离接种。经培养后观察菌落形态，挑取可疑菌落行进一步鉴定。对于诸如粪便或肛拭子等含有革兰阴性细菌的标本，可应用含叠氮化物的培养基进行选择性分离。血琼脂板上形成约1～2mm、灰白色、光滑、较湿润、易乳化的菌落。粪肠球菌可呈β－溶血，其他均不溶血或呈α－溶血。

可通过胆汁七叶苷、PYR、亮氨酸氨基肽酶试验以及6.5%氯化钠和45℃生长试验初步确定触酶阴性、革兰染色阳性球菌为肠球菌属细菌。

在临床分离菌中粪肠球菌占80%～95%、尿肠球菌占5%～10%，其余少数为坚韧肠球菌和其他肠球菌。依据甘露醇、山梨醇、山梨糖产酸及精氨酸脱氨基四个关键性的生化生理实验，可将肠球菌分为五组。第一组分解甘露醇、山梨醇产酸，不水解精氨酸，以鸟肠球菌为代表；第二组分解甘露醇和水解精氨酸，以粪肠球菌为代表，包括屎肠球菌等；第三组水解精氨酸，不分解甘露醇、山梨醇和山梨糖，以坚韧肠球菌为代表。第四组不分解甘露醇、山梨醇，不水解精氨酸；第五组分解甘露醇，不分解山梨醇，不水解精氨酸。其中对人类致病者主要为粪肠球菌和屎肠球菌。肠球菌分型的经典方法有细菌素分型、噬菌体分型、生化反应类型分型、耐药谱分型和血清学分型等。还可通过 GPI 鉴定板卡进行鉴定。

四、耐药性

肠球菌对许多抗生素表现为耐药，其耐药性包括固有耐药、获得性耐药及耐受性等。肠球菌固有耐药涉及氨基糖苷类和β内酰胺类两种主要的抗微生物治疗药物。因而，在治疗严重的肠球菌感染时建议使用包括一个如青霉素或万古霉素等细胞壁活性药物及一个如庆大霉素或链霉素等的氨基糖苷类药物组合。获得性耐药包括对氯霉素、四环素、大环内酯类、氨基糖苷类、β内酰胺类、糖肽类以及喹诺酮类等的抗性。20 世纪90 年代后，对氨基糖苷类和β内酰胺类高水平耐药以及对糖肽类药物尤其是万古霉素耐药的肠球菌株不断增加。这些菌株对于细胞壁活性药物和氨基糖苷类药物联合作用具有抗性，这对肠球菌感染的临床治疗带来了新的挑战。

肠球菌对青霉素敏感性较差，对头孢菌素类耐药。肠球菌对青霉素耐药的主要机制为细菌产生一种特殊的青霉素结合蛋白（PBPs），后者与青霉素的亲和力减低，从而导致耐药。此种耐药以屎肠球菌多见。青霉素不能致肠球菌自溶，因此对肠球菌而言，青霉素具有抑菌作用，而不是杀菌作用。

肠球菌对氨基糖苷类的耐药性有两种：①中度耐药性（MIC 62～500mg/L），系细胞壁通透障碍所致，此种耐药菌对青霉素或糖肽类与氨基糖苷类合用敏感；②高度耐药性（庆大霉素 MIC≥500mg/L、链霉素≥2 000mg/L），系细菌产生质粒介导的氨基糖苷类钝化酶 APH（2’）－AAC（6’）所致，此种耐药使青霉素或糖肽类与氨基糖苷类的协同作用消失。因此测定氨基糖苷类的耐药程度，对于临床治疗有重要参考意义。

肠球菌对万古霉素耐药主要有6种表型：VanA、VanB、VanC、VanD、VanE和VanG，分别由不同的耐药基因簇编码，除VanC为中等水平天然耐药外，其余均为获得性耐药。VanA对万古霉素呈高水平耐药（MIC≥64mg/L）和替考拉宁呈低水平耐药（MIC≥16mg/L）；VanB对万古霉素呈不同程度耐药（MIC 16~512mg/L），对替考拉宁敏感；VanC对万古霉素呈低水平耐药（MIC 8~32mg/L），对替考拉宁敏感。其中VanA、VanB、VanC三型最常见。目前各地肠球菌耐药监测研究中还存在着监测方法标准化和提高准确度的问题。用K-B纸片法不容易准确测出万古霉素或替考拉宁中介株，用平皿二倍稀释法测定MIC的方法能检出纸片法测不到的中介株。临床上遇到重症肠球菌院内感染可首选万古霉素或替考拉宁治疗，如有万古霉素中介肠球菌感染或发现有VRE感染可用替考拉宁治疗，目前尚未发现替考拉宁有中介或耐药株。如临床肠球菌感染病情属中、轻度，对青霉素、氨苄西林仍有一定敏感度可先用大剂量青霉素或氨苄西林联合氨基糖苷类药物治疗，必要时才改用或联用糖肽类抗生素。

虽然体外药敏显示肠球菌对磺胺甲噁唑-甲氧苄啶敏感，但由于肠球菌在体内可利用外源叶酸，故使该药失去抗菌作用。

（苗文静）

第十一章

常见病毒检验

第一节　呼吸道病毒

呼吸道病毒是指一大类以呼吸道为侵入途径，引起呼吸道局部及全身感染的一类病毒。在急性呼吸道感染中90%以上由这类病毒引起。常见的呼吸道病毒包括流行性感冒病毒、冠状病毒、麻疹病毒、腮腺炎病毒、风疹病毒、腺病毒、呼吸道合胞病毒等。所致疾病具有发病急、潜伏期短、传染性强、传播迅速、病后免疫力不持久等特点。

一、流行性感冒病毒

流行性感冒病毒简称流感病毒，是引起人和动物流行性感冒（简称流感）的病原体，属正粘病毒科，包括甲（A）、乙（B）、丙（C）三型。其中甲型流感病毒是人类流感最重要的病原体，已引起多次世界性大流行，仅1918—1919年的世界大流行，死亡人数就多达2 000万，危害严重；乙型流感病毒一般引起局部或小流行；丙型流感病毒主要侵犯婴幼儿，多为散发感染，极少引起流行。

（一）生物学特性

1. 形态结构　流感病毒为有包膜的单股RNA病毒，多为球形，直径为80～120nm，从人或动物体内新分离出的病毒有时呈丝状或杆状。其结构可分为内、中、外三层。

（1）内层：为病毒的核心，含病毒的核酸、核蛋白（NP）和RNA多聚酶。

核酸为分节段的单股负链RNA，甲型和乙型流感病毒有8个RNA节段、丙型只有7个RNA节段。每一个节段即为一个基因，能编码一种结构或功能蛋白，这一结构特点使病毒在复制过程中易发生基因重组导致新病毒株的出现。

核酸外包绕的为核蛋白，为病毒的主要结构蛋白，构成病毒衣壳，呈螺旋对称型。核蛋白为一种可溶性抗原，免疫原性稳定，很少发生变异，具有型的特异性，是流感病毒分型的依据。

（2）中层：为基质蛋白（M蛋白），位于包膜与核心之间，具有保护病毒核心和维持病毒形态的作用。M蛋白免疫原性稳定，具有型特异性，与核蛋白共同参与流感病毒的分型。

（3）外层：是由脂质双层构成的包膜，包膜上镶嵌有两种糖蛋白刺突，即血凝素（HA）与神经氨酸酶（NA）。两者具有重要的免疫原性，是划分流感病毒亚型的依据。①血凝素呈三棱柱状，可介导病毒包膜与宿主细胞膜融合，利于病毒吸附和穿入宿主细胞；能与鸡、豚鼠等多种动物和人的红细胞结合，引起红细胞凝集；具有型和株特异性，可刺激机体产生中和抗体，抑制病毒的感染。②神经氨酸酶呈蘑菇状，可水解宿主细胞表面的神经氨酸，利于成熟病毒的芽生释放；可破坏细胞膜上病毒的特异性受体，液化细胞表面的黏液，促使病毒从细胞上解离，利于病毒扩散；具有免疫原性，刺激机体产生的相应抗体，可抑制该酶的水解，从而抑制病毒的释放与扩散。

2. 分型与变异　根据核蛋白和基质蛋白抗原性的不同将流感病毒分为甲、乙、丙三型。甲型流感病毒又根据HA和NA的抗原性不同分为若干亚型。目前已分离出15个HA亚型（H1～H15）和9个

NA 亚型（N1～N9）。三型流感病毒中甲型流感病毒最易发生变异，变异的形式有抗原性漂移和抗原性转变，变异的物质基础是 HA 和 NA，病毒变异幅度的大小直接影响流行规模的大小。乙型和丙型流感病毒不易发生抗原变异，至今尚未发现亚型。

（1）抗原性漂移：因病毒基因组自发点突变引起，变异幅度小，属量变，即亚型内变异，引起甲型流感的中小型流行。

（2）抗原性转变：因病毒基因组发生重组而引起，变异幅度大，属质变，大概每隔10～15 年出现一个新的变异株，导致新亚型出现，由于人群对新亚型缺乏免疫力，往往引起流感大流行甚至暴发世界性大流行。

3. 培养特性　流感病毒宜在鸡胚和培养细胞中增殖。初次分离病毒以接种鸡胚羊膜腔最好，传代适应后可接种于鸡胚尿囊腔。病毒增生后游离于羊水或尿囊液中，取羊水或尿囊液进行红细胞凝集试验以确定病毒的存在。细胞培养可选用原代猴肾细胞或狗肾传代细胞。流感病毒在鸡胚和培养细胞中并不引起明显的细胞病变，需用红细胞吸附试验或免疫学方法测定有无病毒增生。自人体分离的流感病毒能感染多种动物，但以雪貂最为敏感。

4. 抵抗力　流感病毒对外界环境的抵抗力较弱，耐冷不耐热，室温下传染性很快丧失，加热 56℃ 30 分钟可被灭活，－70°C 以下或冷冻真空干燥可长期保存。对干燥、日光、紫外线、脂溶剂和甲醛等敏感。

（二）临床意义

流感的传染源主要为急性期患者。病毒随飞沫进入呼吸道，通过其表面的血凝素吸附于呼吸道黏膜上皮细胞膜的受体上，然后侵入细胞内增殖，引起细胞变性脱落，黏膜充血水肿等局部病变。经 1～3 天的潜伏期，患者出现鼻塞、流涕、咳嗽、喷嚏、咽痛等症状，发病初期 2～3 天，鼻咽部分泌物中病毒含量最高，传染性强。病毒一般不入血，但可释放内毒素样物质入血，引起畏寒、发热、疲乏无力、头痛、全身肌肉关节酸痛等全身症状。流感属于自限性疾病，无并发症者一般病程不超过 1 周，但婴幼儿、老年人及患有慢性疾病的人易继发细菌感染，使病程延长症状加重，如并发肺炎等病死率高。

流感病后可获得对同型病毒的短暂免疫力，主要是机体产生的 HA 和 NA 抗体。抗 HA 为中和抗体，其与病毒结合后可消除病毒的感染力，尤其呼吸道局部 SIgA 在清除病毒、抵抗再感染中发挥重要作用。抗 NA 在减轻病情和阻止病毒扩散中发挥作用。细胞免疫主要靠 $CD4^+$ T 淋巴细胞，可辅助 B 细胞产生抗体，$CD8^+$ T 细胞可清除病毒。

流感病毒传染性强，传播迅速，流行期间应尽量避免人群聚集，公共场所应经常通风换气和进行空气消毒，用乳酸或食醋熏蒸，可灭活空气中的流感病毒。接种流感疫苗可获得对同一亚型病毒的有效免疫力。盐酸金刚烷胺是目前防治甲型流感的常用药物，其作用机制主要是抑制病毒的穿入和脱壳。干扰素及中草药（板蓝根、金银花、大青叶等）在减轻症状缩短病程方面有较好效果。

（三）微生物学检验

1. 标本采集　应在疾病的早期、最好在发病后 3 天内采集咽漱液、鼻咽拭子或鼻腔洗液等标本。

2. 分离与鉴定　标本经抗生素处理后进行鸡羊膜腔或尿囊腔接种，35℃培养 3 天，收集羊水或尿囊液做血凝试验检测病毒是否存在，血凝阳性的标本再进行血凝抑制试验以鉴定病毒的型别。原代人胚肾和猴肾细胞、传代狗肾细胞亦可用于流感病毒的分离，接种后经红细胞吸附试验和血凝试验检测病毒是否存在，阳性者用血凝抑制试验进行鉴定。

3. 标本直接检查　如下所述。

（1）显微镜检查：电镜观察可见球形或丝状病毒颗粒，用特异性抗体进行免疫电镜观察可提高检出率。

（2）抗原检测：用 IF、EIA 和动态连续免疫荧光法等直接检测鼻咽部细胞内或细胞培养物中的流感病毒抗原。

4. 核酸检测　可采用核酸杂交法、RT－PCR 法检测标本中或扩增标本中的流感病毒 RNA。

5. 血清学诊断　取患者急性期（发病前3天）和恢复期（发病后2～3周）双份血清检测抗体。常用的方法有：血凝抑制试验、中和试验和补体结合试验等，若恢复期血清抗体效价高出急性期4倍以上有诊断意义。

二、其他呼吸道病毒

（一）SARS 冠状病毒

冠状病毒属于冠状病毒科，包括人冠状病毒和多种动物冠状病毒。该病毒呈多形性，核酸为单股正链 RNA，核衣壳呈螺旋对称，有包膜。电镜观察发现包膜表面有排列较宽的突起，形如日冕或花冠，故命名为冠状病毒。感染人类的冠状病毒主要有人呼吸道冠状病毒和人肠道冠状病毒，分别引起人类上呼吸道感染、腹泻或胃肠炎。

2002 年冬至 2003 年春在全世界流行的严重急性呼吸综合征（SARS）的病原体是一种新的冠状病毒，被命名为 SARS 冠状病毒。

2002 年 11 月，在我国广东省佛山首先发现了一类临床表现类似肺炎但症状及体征不典型的传染性疾病。随后这种不明原因的传染病迅速向世界各地传播，全球 32 个国家和地区相继出现疫情，累计病例8 465 例，死亡919 例。2003 年3 月，WHO 将该病正式命名为“严重急性呼吸综合征”，我国将其称为传染性非典型性肺炎。2003 年4 月，WHO 确定该病病原体为一种新型冠状病毒，称为 SARS 相关冠状病毒。2003 年4 月8 日我国卫生部将 SARS 定为法定传染病。

1. 生物学特性　如下所述。

（1）形态结构：SARS 冠状病毒的形态在电镜下与冠状病毒类似，病毒颗粒呈不规则球形，直径 60～220nm，核衣壳呈螺旋对称，核心为单股正链 RNA，有包膜。病毒包膜上有3 种主要的糖蛋白：即 S 蛋白、M 蛋白和 E 蛋白。①S 蛋白：为刺突糖蛋白，可介导病毒与宿主细胞上的受体结合并与宿主细胞膜相融合，是一主要的抗原蛋白。②M 蛋白：为跨膜糖蛋白，参与病毒的出芽释放与病毒包膜的形成，负责营养物质的跨膜运输。③E蛋白：为包膜糖蛋白，散在于包膜上，是一种小分子量蛋白。

（2）培养特性：SARS 冠状病毒可在 Vero－E6 细胞及 FRhK－4 等细胞内增殖并引起细胞病变。CPE 的特点主要为：病变细胞呈局灶、变圆、折光性强，晚期呈现葡萄串样表现。恢复期患者血清可抑制病毒复制。

（3）抵抗力：SARS 冠状病毒对乙醚等脂溶剂敏感。化学消毒剂如过氧乙酸、次氯酸钠、乙醇、甲醛等可灭活该病毒。不耐热或酸，但对热的抵抗力比普通冠状病毒强，加热 56℃30 分钟可被灭活，在粪便和尿中可存活 1～2 天，在液氮中可长期保存。

2. 临床意义　SARS 患者是主要的传染源，传播途径以近距离飞沫传播为主，亦可通过接触患者的呼吸道分泌物、消化道排泄物、其他体液或接触被患者分泌液污染的物品而传播。人群对 SARS 病毒普遍易感，但患者家庭成员和医护人员等密切接触者是本病高危人群。流行季节主要是12 月至次年的5 月。该病起病急，传播快，潜伏期短，一般为4～5 天，以发热为首发症状，体温持续高于 38℃，可伴有头痛、乏力和关节痛等，3～7 天后出现干咳、胸闷、气短等症状。肺部 X 线片双侧（或单侧）出现阴影，严重者肺部出现多叶病变，X 线胸片 48 小时内病灶达 50%以上，同时出现呼吸困难和低氧血症。进而出现呼吸窘迫，进展为呼吸窘迫综合征，出现休克、DIC，多器官功能障碍综合征等。若原有糖尿病、冠心病、肺气肿等基础病的老年患者，或并发其他感染性疾病者，病死率可达 40%～50%。目前认为，SARS 冠状病毒的致病机制主要是免疫病理损伤。

机体感染 SARS 冠状病毒后可产生特异性的体液免疫和细胞免疫。对 SARS 的预防应以严格隔离患者、切断传播途径、提高机体免疫力为主的综合措施。用于 SARS 特异性预防的疫苗已进入试用。治疗主要采取综合支持疗法和对症处理，给予抗病毒类药物和大剂量抗生素。流行期间应尽量避免大型集会，公共场所保持空气流通。

3. 微生物学检验　如下所述。

（1）标本采集：可采集鼻咽拭子、气管分泌物、漱口液、痰液、粪便等标本，采集后应尽快接种，48 小时内接种者可 4℃保存，48 小时后接种者标本应放入 -70°C 保存。急性期血清标本应尽可能在发病初期，一般为发病后 1 周内采集；恢复期血清标本在发病后 3 ~4 周采集。

（2）病毒分离：为防止细菌或真菌生长，标本应加入抗生素（青霉素和链霉素）进行处理，接种 Vero - E6 细胞进行分离培养，以鉴定活病毒的存在。

（3）抗原检测：电镜直接观察病毒颗粒或 ELISA 法检测抗原。

（4）抗体检测：用 ELISA 和间接免疫荧光法检测患者急性期和恢复期双份血清中的特异性 IgM、IgG 抗体。若抗体增高 4 倍以上有诊断意义。

（5）核酸检测：用 RT - PCR 或 ER - PCR 法，从患者血液、粪便、呼吸道分泌物或体液等标本中检测 SARS 冠状病毒核酸。

（二）麻疹病毒

麻疹病毒是引起急性呼吸道传染病麻疹的病原体。临床以发热、口腔黏膜斑及全身斑丘疹为主要特征。WHO 已将其列为计划消灭的传染病之一。

1. 生物学特性　麻疹病毒呈球形或丝状，直径 120 ~ 250nm。核酸为完整　分节段的单股负链 RNA，不易发生基因重组和变异，只有一个血清型。核衣壳呈螺旋对称结构，外有包膜，表面有血凝素（HA）和血溶素（HL）两种刺突，HA 能凝集猴等动物的红细胞，并能与宿主细胞受体吸附，HL 具有溶解红细胞及使细胞发生融合形成多核巨细胞的作用，在胞质及胞核内均可出现嗜酸性包涵体。

麻疹病毒能在许多原代或传代细胞中增殖。麻疹病毒对理化因素的抵抗力较弱，加热 56℃30 分钟和一般消毒剂均易将病毒灭活，对日光、紫外线及脂溶剂敏感。

2. 临床意义　急性期患者为传染源，主要通过飞沫经呼吸道传播，也可通过患者鼻腔分泌物、污染的玩具、日常用具等间接传播。麻疹病毒的传染性极强，易感者接触病毒后几乎全部发病，潜伏期至出疹期均有传染性，尤以出疹前、后 4 ~5 天传染性最强。冬春季发病率最高，潜伏期为 1 ~2 周，病毒先在呼吸道上皮细胞内增生，然后进入血流，形成第一次病毒血症，并随血流侵入全身淋巴组织和单核吞噬细胞系统，在其细胞内大量增殖后再次入血形成第二次病毒血症，患者出现发热、咳嗽、流涕、畏光、眼结膜充血等上呼吸道症状，此时多数患儿口颊黏膜出现中心灰白色外绕红晕的黏膜斑（Koplik），有助于早期诊断，随后 1 ~3 天患者皮肤相继出现红色斑丘疹。

麻疹一般可自愈，但年幼体弱者易并发细菌感染，引起支气管炎、中耳炎，尤其肺炎等，是麻疹患儿死亡的主要原因。极个别患者，儿童期患麻疹痊愈后 2 ~ 17 年，可出现慢性进行性中枢神经系统疾患，称亚急性硬化性全脑炎（SSPE），该病是一种麻疹病毒急性感染后的迟发并发症，患者大脑功能发生渐进性衰退，表现为反应迟钝、神经精神异常、运动障碍，最后导致昏迷死亡。

麻疹病后可获牢固免疫力，包括体液免疫和细胞免疫。6 个月以内的婴儿因从母体获得 IgG 抗体，故不易感染，但随着年龄增长，抗体逐渐消失，自身免疫尚未健全，易感性随之增加。预防麻疹的有效措施是及时隔离患者，对儿童进行人工主动免疫，提高机体免疫力。

3. 微生物学检验　如下所述。

（1）标本采集：取患者发病早期的鼻咽拭子或鼻咽洗液、痰、血液和尿等标本。

（2）病毒分离：患者标本经常规处理后接种原代人胚肾细胞、猴肾或羊膜细胞中培养，观察到多核巨细胞、细胞质和核内出现嗜酸性包涵体即可做出初步诊断。

（3）抗原检测：用直接或间接免疫荧光法、ELISA 法检测病毒抗原。

（4）抗体检测：取患者急性期和恢复期双份血清测特异性抗体，若恢复期血清抗体效价比急性期增高 4 倍以上即有诊断意义。常用 HI 试验，间接免疫荧光法和 ELISA 法。

（5）核酸检测：采用原位核酸杂交法或 RT - PCR 法检测细胞内有无病毒核酸存在。

（三）腮腺炎病毒

腮腺炎病毒是流行性腮腺炎的病原体。

1. 生物学特性　病毒呈球形，核酸为单股负链 RNA，核衣壳呈螺旋对称，有包膜，包膜上含有 HA－NA 刺突和融合因子刺突。病毒易在鸡胚羊膜腔内增殖，在猴肾等细胞中培养能使细胞融合形成多核巨细胞。腮腺炎病毒只有一个血清型。病毒抵抗力较弱，56°C 30 分钟可被灭活，对脂溶剂及紫外线敏感。

2. 临床意义　人是腮腺炎病毒的唯一宿主。传染源为患者和病毒携带者，病毒主要通过飞沫经呼吸道传播，也可通过接触患者的唾液或污染的物品而传播。易感者为 5～14 岁儿童，冬春季易发。潜伏期一般 2～3 周，病毒在呼吸道上皮细胞和面部淋巴结内增生，随后侵入血流引起病毒血症，病毒经血流侵入腮腺及其他器官如睾丸、卵巢、胰腺、肾脏等增生，引起一侧或两侧腮腺肿大，患者有发热、腮腺疼痛和乏力等症状，若无并发感染，大多可自愈，病程一般为 1～2 周。青春期感染者，男性易并发睾丸炎，女性易并发卵巢炎，也可引起无菌性脑膜炎及获得性耳聋等，腮腺炎是导致男性不育症和儿童期获得性耳聋最常见的原因之一，病后可获得牢固免疫力。疫苗接种是最有效的预防措施，丙种球蛋白有防止发病或减轻症状的作用。

3. 微生物学检验　如下所述。

（1）标本采集：取患者发病早期的唾液、尿液、脑脊液和血液等标本。

（2）病毒分离：用原代恒河猴细胞或人胚肾细胞分离培养。

（3）抗原检测：用免疫荧光法检测发病早期患者的唾液、脑脊液和尿液中的抗原成分作早期诊断。

（4）抗体检测：采用 ELISA 法、血凝抑制试验检测双份血清中 IgM、IgG 抗体，IgG 抗体在升高 4 倍或 4 倍以上有诊断意义。

（5）核酸检测：可采用 RT－PCR 或核苷酸测序检测病毒核酸。

（苗文静）

第二节　人类肠道病毒

人类肠道病毒属于小 RNA 病毒科（Picornaviridae）肠道病毒属（enterovirus），有 70 多个血清型，主要包括①脊髓灰质炎病毒Ⅰ、Ⅱ、Ⅲ型；②柯萨奇病毒 A、B 组，A 组包括 A1～A22、A24 型（原 A23 型已归入埃可病毒 9 型），B 组包括 B1～B6 型；③人类肠道致细胞病变孤儿病毒（enteric cytopathogenic human orphan virus，ECHOV），简称埃可病毒，包括 1～9，11～27，29～33 型（10 型归到呼肠病毒、28 型归到鼻病毒 1A、34 型归到柯萨奇病毒 A24）；④新型肠道病毒，是 1969 年后陆续分离到的，有 4 个血清型，即 68～71 型。

肠道病毒属的共同特征有：①病毒体呈球形，直径 17～30nm，无包膜，衣壳为 20 面体对称；②核心为单股正链 RNA，有感染性；③在宿主细胞质内增殖，以溶原方式释放，引起细胞病变；④耐乙醚，耐酸，pH3～5 条件下稳定，不易被胃酸和胆汁灭活，对热和化学消毒剂抵抗力不强，56℃ 30min 可被灭活，对各种强氧化剂、紫外线、干燥敏感；⑤经粪－口途径传播，以儿童感染为主，临床表现多样化。

一、脊髓灰质炎病毒

脊髓灰质炎病毒是脊髓灰质炎的病原体，主要损害脊髓前角运动神经细胞，引起机体的迟缓性麻痹，主要在儿童期致病。脊髓灰质炎又叫小儿麻痹症，曾导致成千上万儿童瘫痪，是世界卫生组织（WHO）推行计划免疫进行重点防控的传染病之一。1988 年 WHO 提出要在 2000 年全球消灭脊髓灰质炎病毒野毒株引起的麻痹型病例，这是继天花后被要求消灭的第二个传染病。2001 年 10 月，WHO 在日本京都召开会议，做出了脊髓灰质炎已在包括中国在内的西太平洋地区消灭的结论。

（一）分类

脊髓灰质炎病毒可根据衣壳蛋白 VP1 抗原性不同，分为Ⅰ、Ⅱ、Ⅲ型。其物理性状相同，RNA 碱基组成相似，各型间的核苷酸有 36%～52% 的同源性。

（二）临床意义

传染源为患者或隐性感染者，后者不仅人数众多，且不易被发现和控制，因而对本病的扩散和流行起着重要作用。脊髓灰质炎病毒主要通过污染的饮食、生活用品等经消化道传播，也有报道经空气飞沫传播。未感染或接种人群普遍易感，出生4个月以下婴儿可能保留母体携带的抗体而具有保护性。

根据病程及病情，脊髓灰质炎临床疾病过程（图11－1）可分为：隐性感染、顿挫型脊髓灰质炎、无麻痹性脊髓灰质炎、麻痹性脊髓灰质炎、恢复期及后遗症期。

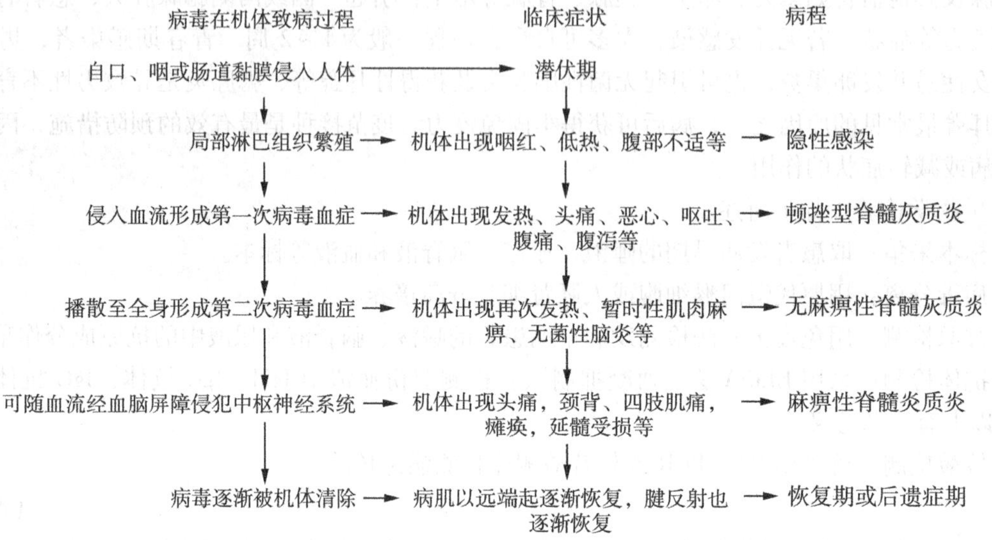

图11－1 脊髓灰质炎临床疾病过程

（1）隐性感染：脊髓灰质炎病毒自口、咽或肠道黏膜侵入机体后，一天内即可到达扁桃体、咽壁淋巴组织、肠壁集合淋巴组织等局部淋巴组织中生长繁殖，并向局部排出病毒。潜伏期为2～10天，起病缓急不一，大多有低热或中等热度，乏力不适，伴有咽痛、咳嗽等上呼吸道症状，或有恶心、呕吐、便秘、腹泻、腹痛等消化道症状，神经系统尚无明显异常。上述症状持续数小时至4天，若此时人体免疫力较强，可将病毒控制在局部，形成隐性感染。

（2）顿挫型脊髓灰质炎：约5%的感染者体内病毒进一步侵入血流（第一次病毒血症），两天后到达各处非神经组织，如呼吸道、肠道、皮肤黏膜、心、肾、肝、胰、肾上腺及全身淋巴组织中繁殖。如果此时血循环中的特异性抗体足够中和病毒，则疾病发展至此为止，形成顿挫型脊髓灰质炎，患者仅有上呼吸道及肠道症状，而不出现神经系统病变，患者多于发病1～4日体温迅速下降而痊愈。

（3）无麻痹性脊髓灰质炎：当体内病毒量大、毒力强，机体免疫力低下时，病毒随血流播散至全身淋巴组织和易感的非神经组织处并繁殖，然后再次大量进入血液循环（第二次病毒血症），体温再次上升（称双峰热），此时病毒可经血脑屏障侵入脊髓前角运动神经细胞，引起无菌性脑膜炎。一部分患者进入瘫痪前期，出现神经系统症状如头痛，颈、背及四肢肌肉痛，感觉过敏。可因颈、背肌痛而出现颈部阻力及阳性克氏征、布氏征，肌腱反向及浅反射后期减弱至消失，但无瘫痪。轻症患者3～4天体温下降，症状消失而病愈。

（4）麻痹性脊髓灰质炎：1%～2%的患者在发病2～7天后体温开始下降，发展为麻痹性脊髓灰质炎，出现肢体瘫痪。瘫痪可突然发生或在短暂肌力减弱之后发生，腱反射常出现减弱或消失。在5～10天内可相继出现不同部位的瘫痪，并逐渐加重。临床上分为：①脊髓型麻痹，较多见，呈弛缓性瘫痪，可累及任何肌肉或肌群，病变大多在颈、腰部脊髓，故常出现四肢瘫痪，尤以下肢多见。病变出现在颈、胸部脊髓时，可影响呼吸。偶见尿潴留或失禁、便秘，常与下肢瘫痪并存，多见于成人。②延髓型麻痹，病情多严重，常与脊髓麻痹同时存在，可出现脑神经麻痹、呼吸中枢损害、血管舒缩中枢损害等，导致呼吸障碍及昏迷。③脑型，极少见，表现为烦躁不安、失眠或嗜睡，可出现惊厥、昏迷及痉挛性瘫痪，严重缺氧时也可有神志改变。

（5）恢复期及后遗症期：急性期过后1～2周病肌以远端起逐渐恢复，腱反射也逐渐正常。轻症患儿1～3个月恢复功能，重症者常需6～18个月或更久才能恢复。1～2年后仍不恢复留有后遗症，长期瘫痪的肢体可发生肌肉痉挛、萎缩和变形，下肢受累者出现跛行，甚至不能站立。

我国从1960年开始自制脊髓灰质炎减毒活疫苗，一种是三型单价糖丸，另一种是混合多价糖丸，为Ⅰ、Ⅱ、Ⅲ型混合物。目前普遍采用后一类型疫苗，此型疫苗可在－20℃保存2年，4～8℃保存5个月。一般首次免疫应在婴儿第2个月龄时开始，连服3次，间隔4～6周，4岁和7岁时再各加强免疫一次。95%以上的接种者可产生长期免疫，并可在肠道内产生特异性抗体sIgA。

（三）生物学特性

脊髓灰质炎病毒在电镜下呈球形颗粒，相对较小，直径20～30nm，呈20面体立体对称。病毒颗粒中心为单股正链RNA，外围由32个衣壳微粒形成外层衣壳，无包膜。壳微粒含4种结构蛋白VP1、VP3和由VPO裂解而成的VP2和VP4。VP1位于衣壳表面，可诱导中和抗体的产生，具有型特异性，据此将病毒分为Ⅰ、Ⅱ、Ⅲ型。VP1对人体细胞膜上受体有特殊亲和力，与病毒的致病性和毒性有关。VP2与VP3半暴露，具抗原性。VP4为内在蛋白，与RNA密切结合，当VP1与敏感细胞上受体结合后，VP4暴露，衣壳松动，病毒基因以脱壳方式侵入细胞。

脊髓灰质炎病毒培养以人胚肾、人胚肺、人羊膜及猴肾等原代细胞最为敏感，在Hela、Vero等细胞中也易培养，最适培养温度为37℃，培养后可引起细胞圆缩、脱落等细胞病变。

脊髓灰质炎病毒无包膜，故可抵抗乙醚、乙醇和胆盐。在pH3.0～10.0的环境中病毒可保持稳定，对胃液、肠液具有抵抗力，利于病毒在肠道生长繁殖。病毒生存能力很强，在污水及粪便中可存活4～6个月，－20～－70℃可存活数年，但对高温及干燥敏感，煮沸立即死亡，加温56℃半小时可被灭活，紫外线可将其杀死。各种氧化剂、体积分数2%碘酊、甲醛、升汞及1∶1 000高锰酸钾均可很快使病毒灭活，丙酮、苯酚的灭活作用较缓慢。体积分数70%酒精、5%来苏水无消毒作用，抗生素及化学药物也无效。

（四）微生物学检验

1. 肠道病毒检验程序　见图11－2。

2. 标本采集　发病两周以内，间隔24～48h，收集两份足量粪便标本（每份应在8克左右），密封后在冷藏条件下由专人运送至合格实验室尽快分离病毒，短期保存要在冷冻或冷藏条件下（2～8℃），长期保存要在－80℃。发病早期1周内可采集咽部标本，整个病程中均可采集粪便标本用于病毒的分离。

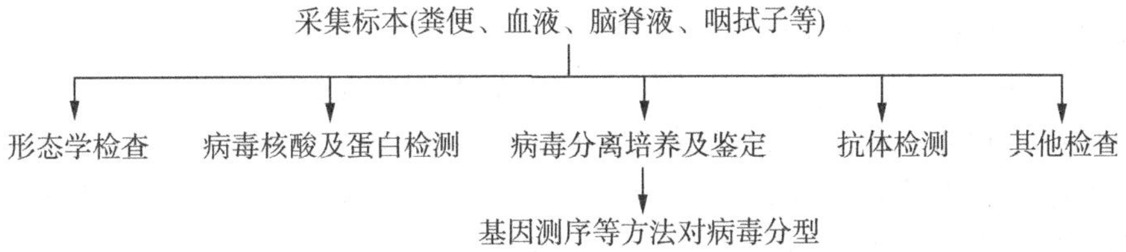

图11－2　肠道病毒检验程序

3. 标本直接检查　如下所述。

（1）显微镜检查：通过电子显微镜观察标本中的病毒颗粒，或用病毒特异性抗体对病毒进行免疫电镜检查。

（2）核酸检测：标本可采用病毒cDNA做核酸杂交或设计特异性核酸序列引物做RT－PCR，设阴性对照和阳性对照，扩增出特异性产物为阳性结果。也可通过实时荧光定量RT－PCR对标本中病毒特异性核酸进行半定量。

（3）抗原检测：可采用免疫荧光、ELISA等方法直接检测标本中的病毒抗原。

4. 分离培养和鉴定　粪便标本需要预处理，在生物安全柜中取大约29粪便标本加至标记好的含19玻璃珠、1mL氯仿、10mL PBS的离心管中；拧紧离心管，剧烈震荡20min；4℃ 4 000r/min离心20min；在生物安全柜中收集上清液并加至有外螺旋盖的冻存管中（如果上清液不清澈，应再用氯仿处理一次）；于4℃ 4 000r/min离心30min。取上清液接种人或猴肾原代细胞或Hela、Vero等细胞分离病毒。病毒在细胞内增殖迅速，于24～48h可出现典型细胞病变，细胞圆缩、堆积、坏死、脱落，3天后细胞全部发生病变。对分离出的病毒可通过免疫学检测或基因测序等技术进行鉴定和分型。

5. 抗体检测　单份血清IgG抗体阳性不能鉴别曾经或近期感染，需要动态观察。采集双份血清，第1份在发病后尽早采集，第2份相隔2～3周之后。脑脊液或血清抗脊髓灰质炎病毒IgM抗体阳性或双份血清IgG抗体效价有4倍升高者，有诊断意义。中和抗体诊断价值较高，可以对病毒分型，在发病时出现，病程2～3周后达高峰，终身保持。

二、柯萨奇病毒与埃可病毒

柯萨奇病毒（Coxsackie virus，CV）是1948年Dalldorf和Sickles从美国纽约州柯萨奇镇（Coxsackie）两名临床症状疑似麻痹型脊髓灰质炎患儿粪便中分离出来的，因而得名。埃可病毒（ECHO virus）最早是1951年在脊髓灰质炎病毒流行期间，从健康儿童粪便中分离出来的。当时不清楚这类病毒与人类疾病的关系，故命名为人类肠道致细胞病变孤儿病毒，简称埃可病毒。

（一）分类

迄今为止，柯萨奇病毒有29个血清型，根据病毒对乳鼠的致病特点及对细胞敏感性不同，分为A（CVA）和B（CVB）两组，A组包括A1～A22、A24型（原A23型已归入埃可病毒9型），B组包括B1～B6型。埃可病毒有31个血清型，包括1～9，11～27，29～33型（10型归到呼肠病毒、28型归到鼻病毒1A、34型归到柯萨奇病毒A24）。病毒各型间致病力和致病类型均不同。

（二）临床意义

传染源是患者或无症状病毒携带者，主要通过粪－口途径传播，也可通过呼吸道或眼部黏膜感染。

柯萨奇病毒和埃可病毒均可经消化道感染人体，在咽部和肠道淋巴组织中增殖，潜伏期为1～2周，经过两次病毒血症后侵入靶器官（脊髓、脑、脑膜、心肌和皮肤等），产生浸润性感染，靶器官出现继发性炎症。两种病毒均以隐性感染为主，隐性感染与显性感染的比例约为100 ∶ 1，出现症状者也大多为轻型或顿挫感染，严重感染者少见，可引起以下疾病。

（1）脑膜炎和轻度麻痹：脑膜炎的早期症状为发热、头痛、恶心、腹痛及全身不适。1～2天后可出现背项僵硬、脑膜刺激征，也可出现呕吐、肌无力等。几乎所有的柯萨奇病毒和大部分埃可病毒都可引起脑膜炎和麻痹性中枢神经系统疾病。

（2）疱疹性咽峡炎：常发生在幼儿，主要由柯萨奇病毒A组A1、A6、A8、A10和A22型引起，表现为突然发热和喉痛，咽部充血、出现小红色囊疱疹，伴有吞咽困难、呕吐和腹痛等症状。

（3）手足口病：柯萨奇病毒A16为手足口病常见病原体，可造成暴发流行。特点是出红疹，最早出现在口腔黏膜，最后出现在手和脚。EV71也是该病的常见病原体，柯萨奇病毒A4、A5、A9、A10和B5也可以引起该病。

（4）流行性胸痛：常由CVB引起，个别与CVA有关。症状为突发性发热和两侧胸部阵发性胸痛，常伴有腹痛和全身不适，症状可持续2～3周。

（5）心肌炎和心包炎：柯萨奇病毒与心肌疾病的关系密切，CVB是原发性心肌疾病的主要病原体，成人和儿童均可受感染，可引起急、慢性心肌疾病。

（6）结膜炎：一般由柯萨奇病毒引起，也可由埃可病毒引起。CVA24曾在历史上引起几次大流行，感染者患充血性结膜炎，少数患亚急性结膜炎，恢复常需1～2周。

（7）新生儿疾病：新生儿中柯萨奇病毒所致的感染比较常见，一部分是通过胎盘感染，另一部分是医院内感染，感染患儿出现嗜睡、喂养困难、发热、呕吐等症状。严重者出现心肌炎、心包炎、呼吸窘迫、胸膜炎、脑膜炎等，临床过程可以很快发展，甚至会导致死亡。

（8）胰腺疾病：还有一些关于柯萨奇病毒感染造成胰腺炎的病例，特别是在新生儿中由 CVB 引发的胰腺炎。

（三）生物学特性

柯萨奇病毒和埃可病毒在电镜下呈球形颗粒，较小，直径 17～30nm，呈 20 面体立体对称。病毒颗粒中心为单股正链 RNA，无包膜，核衣壳含 4 种结构蛋白 VP1、VP2、VP3 和 VP40 柯萨奇与埃可病毒的抗原性复杂，型别多，型内有抗原变异，故给病毒的血清学诊断和鉴定带来困难。

柯萨奇病毒和埃可病毒除少数几个型别必须在乳鼠、猴肾细胞中增殖外，其余都能在人二倍体细胞中培养，最适培养温度为 37℃，培养后可引起细胞圆缩、脱落等细胞病变。

两种病毒无包膜，故可抵抗乙醚、乙醇和氯仿等有机消毒剂，在 pH3.0～10.0 的环境中病毒可保持稳定，－4℃ 可存活数周，－20～－70℃可存活数年，但对高温及干燥敏感，煮沸立即死亡，加温 56℃半小时、紫外线照射均可将其灭活。0.1mol/L 的盐酸、游离氯、3%～5% 甲醛均可很快使病毒灭活。

（四）微生物学检验

1. 柯萨奇病毒和埃可病毒检验程序　见图 11－2。

2. 标本采集　发病早期采集粪便、直肠拭子、咽拭子和血液标本等，密封后在冷藏条件下由专人运送至合格实验室尽快分离病毒，冷冻或冷藏条件下（2～8℃）可短期保存。送检的粪便标本在接种前要做预处理。

3. 标本直接检查　通过电子显微镜或免疫电镜观察；用核酸杂交或 RT－PCR、基因芯片、荧光免疫等技术来检测标本中病毒特异性的核酸序列和蛋白。

4. 分离培养和鉴定　脑膜炎患者可以从脑脊液中分离出病毒，发病早期咽拭子也可以分离出病毒。患儿发病早期可从血液中分离病毒，之后可从肛拭子和粪便中分离。根据不同临床症状，可以从患者尿液、疱疹液、结膜液或鼻咽分泌液中分离到病毒，尤其是 CVA24、CVA21 等。用 Hela 等细胞 37℃培养病毒 24～48h 可出现典型细胞病变，细胞圆缩、堆积、坏死、脱落，3 天后细胞全部发生病变，离心去除细胞碎片，病毒留在上清液中。对分离出的病毒可通过免疫学方法、基因测序等技术来进行鉴定和分型。

5. 抗体检测　用免疫学方法检测患者血清中特异性抗体，作为辅助诊断。

三、新型肠道病毒

国际病毒分类委员会在 1976 年决定，对一些与柯萨奇病毒和埃可病毒在性质上重叠的新病毒，将不再划分到脊髓灰质炎病毒、柯萨奇病毒和埃可病毒，而是统一按发现的序号命名。当时已分类的有 67 型，故新命名的肠道病毒从 68 开始，为肠道病毒 68 型（enterovirus 68，EV68）、EV69、EV70 及 EV71。EV68 主要引起儿童毛细支气管炎和肺炎，EV70 主要引起急性出血性结膜炎，EV71 主要引起手足口病等，后两型在临床上较为常见，尤其是 EV71 近年来引起世界各国以及我国大陆和周边地区的暴发流行。

（一）肠道病毒 70 型

肠道病毒 70 型引起的急性出血性结膜炎在世界很多地区发生过大流行，1980 年中国也发生几次流行。病毒可经手、毛巾、眼科器械和昆虫媒介等传播，潜伏期一般为 1 天，少数可延至 6 天。起病急，迅速出现眼睑水肿、结膜充血、眼痛、畏光及流泪等症状。2～3 天后出现结膜下出血的典型表现，出血程度从小的出血点到片状出血。儿童病程较短，一般为 2～3 天，成人病程为 8～10 天，可痊愈。个别病例累及神经系统出现急性腰脊髓脊神经根病，该病多见于成年男性，在眼病几周后发生，临床症状类似脊髓灰质炎，可留后遗症，另还可伴发面神经瘫痪。

EV70 不同于其他肠道病毒，无嗜肠性，而是存在于眼结膜，最适生长温度为 33℃。发病早期（1～3

天），患者眼分泌物中病毒分离率高达90%以上，可用人源细胞系分离培养，用RT-PCR或免疫学方法检测病毒特异性核酸和蛋白，也可用ELISA检测患者血清中特异性抗体。

（二）肠道病毒71型

1974年Schmidt等学者首次从患神经系统疾病的患者中分离到EV71病毒，随后，世界上许多国家相继报道了EV71在不同地区的流行情况。近年来，EV71的感染在世界各地及我国呈上升趋势，1998年我国台湾、深圳等地暴发了EV71大流行，2008年我国安徽阜阳等地区相继暴发了EV71大流行。EV71是手足口病的主要病原体之一，另柯萨奇病毒A组的CVA16型引起的手足口病也较为常见，其他型柯萨奇病毒及埃可病毒等也可致手足口病。低龄患儿和免疫功能低下的成人可出现脑膜炎、脑脊髓炎、神经源性肺水肿、心肌损害、循环障碍等重症，病情凶险，可致死亡或留有后遗症。目前尚无预防性疫苗和特异的抗病毒药物进行预防和针对性治疗。

EV71的流行多见于春、夏、秋季，多发生于6岁以下儿童，偶尔也见成人感染病例。EV71主要通过粪-口途径或密切接触传播，污染的水源、昆虫均可成为传播媒介。

EV71病毒颗粒大致呈球形，无包膜，直径24~30nm。病毒核心为单股正链RNA，由VP1、VP2、VP3、VP4四种多肽构成的原聚体拼装成具有五聚体样结构的亚单位（壳微粒），60个亚单位相互连接形成病毒的衣壳。同其他肠道病毒一样，EV71对有机溶剂有抵抗性，但不耐高温和紫外线。

可根据EV71的流行季节和临床表现等对患者进行初步诊断。应在发病早期采集粪便、咽拭子、疱疹液等标本，出现神经系统症状时采集脑脊液标本。血清学诊断需要在急性期和恢复期采集双份血清标本。临床标本在运输和贮存过程中要避免反复冻融，如果不能确保-20℃的条件，应该在0~8℃运输和保存。常用RD细胞等人源细胞系来分离培养EV71。当从患者标本中分离出病毒；或肠道病毒型特异性中和抗体滴度≥1∶256；或来自患者血清、疱疹液或脑脊液等标本中检测到病原体核酸；或恢复期血清中肠道病毒型特异性中和抗体较急性期有4倍或4倍以上增高；即认定为实验室确诊病例。

（苗文静）

第三节　轮状病毒

轮状病毒（rotavirus，RV）是1973年澳大利亚学者Bishop等在研究儿童肠胃炎时在十二指肠黏膜上皮细胞中首次发现的，因为这些病毒颗粒形似车轮，而将其命名为轮状病毒（rota来源于拉丁文，意为车轮）。RV属于呼肠病毒科，是全世界范围内引起人类、哺乳动物和鸟类腹泻的重要病原体。全球每年患轮状病毒肠炎的儿童超过1.4亿，其中有数十万患儿死亡。我国秋冬季节常出现婴幼儿腹泻的发病高峰，这些病例中有40%~60%是由轮状病毒引起的。

一、分类

轮状病毒属于呼肠病毒科（Reoviridae）、轮状病毒属（Rotavirus），根据病毒基因结构和抗原性（结构蛋白VP6）将轮状病毒（V）分为7个组（A~G），A、B、C三组轮状病毒既感染人类也感染动物，而D、E、F、G组迄今为止只在动物中发现。A组RV在人类的感染最为常见，主要引起婴幼儿腹泻，根据病毒表面结构蛋白VP6又可将其分为4个亚组（Ⅰ、Ⅱ、Ⅰ+Ⅱ、非Ⅰ非Ⅱ），根据结构蛋白VP7和VP4又可将其分为14个G血清型和19个P血清型。1983年我国病毒学家洪涛等发现了可以引起成人腹泻的轮状病毒，分类为B组，故也称为成人腹泻轮状病毒（adult diarrhea rotavirus，ADR）。

二、临床意义

传染源为患者或隐性感染者，在腹泻发生前及腹泻症状消失后均可检测到轮状病毒的排出，极易传播和造成密切接触的婴幼儿感染。轮状病毒主要经粪-口途径传播，通过污染的饮食、生活用品等经消化道传播，也有报道经空气飞沫传播。未感染或未接种人群普遍易感，出生4个月以下婴儿可能保留母体携带的抗体而具有保护性。

病毒侵入人体后，在小肠黏膜绒毛细胞内增生，病毒结构蛋白 VP4 为主要致病因子，造成微绒毛萎缩、变短和脱落，引起肠腔内渗透压升高，导致电解质平衡失调，大量水分进入肠腔，同时病毒感染可使腺窝细胞增生，引起水和电解质分泌增加，重吸收减少，导致患者出现水样腹泻、呕吐、腹痛和脱水，并伴有发热等临床症状。机体感染轮状病毒后可产生 IgM、IgG、sIgA 抗体，但起主要保护作用的抗体是肠道 sIgA。由于抗体只对同型病毒具有中和作用，对异型病毒只有部分交叉保护作用，故病愈后还可发生重复感染。新生儿可通过胎盘从母体获得特异性 IgG，从初乳中获得 sIgA，故新生儿常不感染或仅为亚临床感染。控制传染源，切断传播途径是预防轮状病毒的主要措施。目前口服轮状病毒活疫苗可以有效预防婴幼儿轮状病毒腹泻，但对轮状病毒引起的病毒性腹泻尚无特效的治疗药物。轮状病毒感染的临床表现有：

（1）A 组感染：A 组轮状病毒的感染见于世界各地，温带地区以秋冬季为主，大龄儿童和成人常呈无症状感染，4 月龄至两岁婴幼儿常呈急性胃肠炎感染。潜伏期为 24～48h，表现为突然发病、排水样便或蛋花汤便或白色牛奶样便（无黏液、脓血和恶臭）、呕吐、发热和脱水，脱水程度较重。疾病的严重程度、病程长短、症状往往有个体差异。轻者可为亚临床感染、轻度腹泻，重者出现脱水、水电解质紊乱甚至死亡。免疫缺陷的儿童，可见长期排毒的慢性腹泻，一些可出现轮状病毒抗原血症及一过性肝炎。慢性感染儿童中，轮状病毒的基因组会发生显著改变，表现为 RNA 电泳时出现异常条带。

（2）B 组感染：B 组轮状病毒在我国不同地区引起成人腹泻的暴发流行，症状类似霍乱，无明显的季节性，以大龄儿童、成人为主，多为自限性感染。潜伏期 1～3 天，起病急，排黄色水样便，无黏液和脓血，平均每日腹泻 5～10 次，重者可超过 20 次，伴有腹痛、腹胀、恶心、呕吐、脱水及乏力等症状，病程 3～6 天。

（3）C 组感染：对人的致病性与 A 组相似，但发病率极低。

三、生物学特性

病毒颗粒呈球形，直径 60～80nm，20 面体立体对称，无包膜，有双层衣壳。病毒核酸为双链 RNA，由 11 个基因片段组成，每个片段均含一个开放读码框（open reading frame，ORF），分别编码 6 个结构蛋白（VP1、VP2、VP3、VP4、VP6、VP7）和 5 个非结构蛋白（NSP1～NSP5）。VP4 蛋白可被蛋白水解酶和胰酶特异性地裂解为 VP5 和 VP8。VP1～VP3 位于核心，分别为病毒聚合酶、转录酶成分和鸟苷酸转移酶。VP4 是决定病毒毒力的蛋白，是病毒外壳的一个小的组成部分，具有血凝素活性，能诱导中和抗体产生，病毒感染细胞时能与细胞表面特异性受体结合。VP6 位于内衣壳，带有组和亚组特异性抗原。非结构蛋白为病毒酶活性调节蛋白，在病毒复制中起主要作用。

轮状病毒的自然嗜性为小肠黏膜表面高度分化的细胞，但此类细胞的培养很难。常用原代猴肾细胞、传代猴肾细胞培养，在 37℃时病毒繁殖高峰出现在感染后 10～12h。

轮状病毒对理化因素及外界环境的抵抗力较强，在污水和粪便中可存活数日至数周。病毒经乙醚、氯仿、反复冻融、超声等处理，仍具有感染性。该病毒耐酸、碱，在 pH3.5～10.0 均具有感染性。95% 的乙醇是最有效的病毒灭活剂，56℃ 加热 30min 也可将病毒灭活。

四、微生物学检验

（一）检验程序

轮状病毒检验程序见图 11－2。

（二）标本采集

采集发病早期的腹泻粪便，密封后在冷藏条件下由专人运送至合格实验室并尽快分离病毒，冷冻或冷藏条件下可短期保存。患者每克粪便中排出的病毒可达 10^{10} 个，将粪便加 PBS 或 Hanks 液制成 10% 悬液，4 000r/min，4℃ 离心 10min，取上清液检测或冻存。

（三）标本直接检查

1. 显微镜检查　轮状病毒最初是用电镜技术发现的，因其独特的形态易于辨认，可将粪便悬液低温超速离心，取沉渣经醋酸钠染色后用电子显微镜观察标本中的病毒颗粒。电子显微镜下可观察到病毒的内衣壳由22～24个呈辐射状结构的亚单位附着在病毒核心上，并向外延伸与外衣壳汇合形成车轮状。电镜下可看到4种轮状病毒颗粒形态：双壳含核心颗粒、双壳空颗粒、单壳含核心颗粒和单壳空颗粒，其中仅双核含核心颗粒具感染性。也可通过免疫电镜技术进行鉴定和分型。

2. 核酸检测　标本可采用病毒cDNA做核酸杂交或用特异性的引物做RT－PCR和巢式PCR，可确定RV的血清型，并可检测到不同型R的混合感染。也可通过实时荧光定量RT－PCR对标本中病毒核酸进行半定量。

对病毒RNA进行聚丙烯酰胺凝胶电泳（PAGE）分析。抽提病毒RNA后，经PAGE电泳后将凝胶用硝酸银染色，对电泳条带进行分析。基因片段的分子量不同，在电泳后出现11个条带，分子量越小的泳动距离越远，将条带从大到小排序为基因1至基因11。病毒株的基因不同，电泳后条带出现的位置就不同，可据此来对病毒株分类。

3. 抗原检测　常用ELISA双抗体夹心法检测标本中轮状病毒的抗原，可通过检测VP6来确定是否为RV感染，也可通过检测组特异性抗原和亚组、血清型特异性抗原来将病毒分组，并确定亚组和血清型。实验中要严格设立对照，减少假阳性。

（四）分离培养和鉴定

用胰蛋白酶处理后可增加病毒感染性。将离心后的粪便标本用胰酶（10μg/mL）预处理，降解病毒多肽VP3，接种细胞。用恒河猴胚肾细胞（MA104）或非洲绿猴肾传代细胞（CV－1）分离病毒。初次最好用原代细胞进行几代适应培养，再用传代细胞大量增殖。可在培养基中加入低浓度的胰酶（0.5～1μg/mL）促进病毒增生。对分离出的病毒可通过基因测序或免疫学方法来进行鉴定和分型。

（苗文静）

第四节　其他急性胃肠炎病毒

一、肠道腺病毒

腺病毒（adenoviruses）发现于1953年，在自然界分布广泛，迄今已经发现100多个型别，属于腺病毒科（Aviadenovirus），分为哺乳动物腺病毒和禽腺病毒。可在人类呼吸道和消化道致病的腺病毒有52个型别，分别命名为AD1～AD52，分为A～F六个亚属，能够引起急性咽炎、婴幼儿致死性肺炎、流行性结膜炎、膀胱炎和肠炎等多组织的炎症以及扁桃体、腺体组织和淋巴组织的隐性或持续性感染。一般腺病毒能在普通传代细胞上生长，而粪便中腺病毒仅选择性地在细胞上生长，称之为肠腺病毒，为AD40和AD41。在病毒性胃肠炎中肠腺病毒检出率为5%～14%。

腺病毒主要为粪－口途径传播，也可通过呼吸道传播，但病毒主要在肠上皮细胞复制，所以粪便具有很高的传染性。腺病毒胃肠炎的最小发病年龄为1月龄，主要发生于4岁以下的婴幼儿。AD40主要感染1岁左右婴儿，AD41则感染年龄稍大的幼儿，全年均可发病，临床症状与轮状病毒引起的腹泻相似，但病情较轻。腺病毒性胃肠炎一般呈散发，潜伏期约10天，主要表现为腹泻，次数不定，呈水样便或稀便，少数可排出黏液，病程4～8天，常伴呕吐。部分患者有呼吸道症状，少数患者有发热，病程多为自限性，排毒时间约1周。某些患者失水较严重，个别重度失水者可死亡。

腺病毒颗粒无包膜，呈20面体对称，直径为70～100nm，核心为双链DNA。病毒对脂溶剂、胰酶、木瓜酶、RNA酶及DNA酶有抵抗，对酸碱和温度耐受范围较宽，紫外线可将病毒灭活。

病毒分离的标本可取急性期患者的咽、肛门和结膜拭子及致病部位标本，迅速接种敏感细胞。腺病毒的最适培养细胞为原代人胚肾，也可在HEP－2、Hela和KB等上皮细胞系中培养，几天至几周后出现细胞病变效应。

可用电镜观察粪便中腺病毒，或用免疫检测技术进行鉴定和分型。粪便标本可用血凝抑制试验或ELISA检测腺病毒抗原。也可通过腺病毒基因组的物理图谱分析、DNA/DNA杂交及PCR等技术检测标本中的病毒核酸，并测定型别。

二、杯状病毒

杯状病毒科（Caliciviridae）分为五个属，分别是：兔病毒属（Lagovirus）、诺瓦克病毒属（Norovirus）、扎幌病毒属（Sapovirus）、水疱性病毒属（Vesivirus）、纽伯病毒属（Nebovirus）。其中诺瓦克样病毒和扎幌样病毒主要感染人，二者合称为人类杯状病毒，是引起儿童和成人非细菌性胃肠炎的主要病原体之一，常在医院、餐馆、学校、托儿所、孤儿院、养老院、军队、家庭及其他人群中引起暴发流行。

诺瓦克病毒是1968年在美国俄亥俄州诺瓦克镇腹泻暴发中被发现而得名，是近年来食源性疾病暴发最重要的病原体之一，大部分都是通过污染食物或水源经粪－口途径传播的。潜伏期多在24～48h，骤然起病，临床上有恶心、呕吐、腹部绞痛、头痛、发热、寒战、肌痛、咽红及腹泻等症状。儿童中，呕吐比腹泻更常见，成人则相反。病程从2h至数天不等，自然感染者一般症状较轻，重者可引起脱水、酸中毒。

诺瓦克病毒颗粒直径为26～35nm，呈20面体对称的球形颗粒，无包膜，基因组为单股正链RNA。病毒不能在细胞或组织中培养，也不能使动物致病，对热、乙醚和酸耐受，pH2～7室温环境下3h，或20%乙醚4℃处理18h，或60℃加热30min，病毒仍有感染性。

粪便标本应在发病首日采集，不能超过发病急性期（48～72h），此时间内病毒排出量最多。标本置4℃可存放2～3周，运输过程要保持低温。可通过免疫荧光染色检查粪便标本中病毒颗粒，或用ELISA检测腺病毒抗原或患者血清中抗体。也可通过cDNA探针杂交及RT－PCR等技术检测标本中的病毒核酸，或通过实时定量PCR对标本中病毒核酸进行半定量。

三、星状病毒

星状病毒（astrovirus，AstV）是1975年由Appleton和Higgins通过电镜从腹泻儿童粪便中发现的，镜下可见有10%左右的病毒颗粒表面均有5～6个星状突起，故而命名为星状病毒。AstV属于星状病毒科（Astroviridae）包括哺乳类星状病毒和禽星状病毒两个属，根据其宿主不同，各病毒属又分为不同的病毒种，如哺乳类星状病毒属的人星状病毒、牛星状病毒和猪星状病毒等，每种病毒又可进一步分为不同的血清型或基因型。

AstV病毒呈世界性分布，通过粪口途径传播，可引起婴幼儿、老年人及免疫功能低下者发生急性胃肠炎，既有散发又有暴发流行，常可引起院内感染。机体感染后主要症状为腹泻，也可表现为无症状的带毒者，儿童可出现水样便、呕吐、食欲减退，偶有发热、腹痛等。在人体，AstV常出现和其他病原体混合感染的现象，最常见的是和轮状病毒混合感染，其次是杯状病毒和腺病毒等。

人星状病毒无包膜，核心为单股正链RNA，病毒颗粒的直径为28～30nm，电镜下可见病毒表面结构呈星形，具有鉴别意义。病毒可在CaCo－2等细胞系中繁殖。AstV的鉴定方法包括：电镜直接观察、ELISA检测标本中病毒抗原、分离培养病毒和分子生物学检测等方法。目前最常用的是ELISA测病毒抗原和RT－PCR扩增粪便或水中病毒特异性核酸序列。

（苗文静）

第十二章

常见真菌检验

第一节　念珠菌属

念珠菌属（Candida）约有154个种，大多数菌种在37℃不生长，无致病性。在临床标本中常见的有白色念珠菌（C. albicans）、热带念珠菌（C. tropicalis）、光滑念珠菌（C. glabrata）、近平滑念珠菌（C. parapsilosis）、克柔念珠菌（C. krusei）、葡萄牙念珠菌（C. lusitaniae）。白色念珠菌致病力最强也最为常见，但由非白色念珠菌引起的感染正逐年增加。

一、生物学特性

念珠菌属细胞呈圆形或卵圆形，直径3~6μm，革兰染色阳性，着色不均。以出芽方式繁殖，绝大多数可形成假菌丝，较长、分枝或弯曲，少数菌种产生真菌丝或厚膜孢子，不产生囊孢子、关节孢子，不能利用肌醇作为碳源。芽生孢子单个或簇状，形态从圆形、卵圆形到长形。大多数菌种需氧，在血平板或沙堡弱平板上，生长迅速，3d内即可成熟，菌落呈干酪样白色至淡黄色，光滑或扁平干燥、皱褶、膜状，依菌种而异。

二、致病性

念珠菌是一种条件致病菌，病原体入侵机体后能否致病取决于其毒力、数量、入侵途经与机体的适应性以及机体对病原体的抵抗力等。

白色念珠菌致病力最强，对颊黏膜和阴道黏膜上皮细胞有较强的黏附能力，产生水溶性的内毒素，还能产生多种水解酶，如天冬酰胺蛋白酶、磷脂酶，损伤组织诱发病变。念珠菌酵母型一般不致病，但在体内转变成菌丝型有致病性，可以避免白细胞的吞噬作用。

宿主对病原菌的抵抗力，长期应用广谱抗菌药物、糖皮质激素、免疫抑制药，长期放置导管等医源性因素均易导致念珠菌的感染。

三、鉴定与鉴别

念珠菌属需与临床上其他酵母样真菌，如芽生裂殖菌属、隐球菌属、地丝菌属、马拉色菌属、红酵母属、酵母菌属、毛孢子菌属区别。在玉米吐温-80琼脂上的形态，荚膜产生，尿素酶活性，在含放线菌酮培养基上生长能力，沙堡弱肉汤中的生长模式，对糖类的发酵同化作用，可以将念珠菌从别的酵母中区别开来。丰富的假菌丝和单细胞芽生孢子都是念珠菌属的常见特征，假菌丝可与隐球菌属区别。毛孢子菌属和地丝菌属产生大量的关节孢子，区别于念珠菌属。

1. 白色念珠菌　如下所述。

（1）菌落特征：在沙堡弱培养基上25℃孵育生长良好，24h可见菌落，菌落呈奶油样、光滑、柔软有光泽，陈旧性培养物有皱褶，42℃及含放线菌酮培养基上均能生长。在显色培养基上呈蓝绿色菌落。

（2）显微镜特征：沙堡弱培养基上25℃48h，多数可见芽生孢子；玉米吐温－80琼脂平板上25℃，72h可见丰富的假菌丝和真菌丝，假菌丝中隔部伴有成簇的葡萄状小分生孢子，菌丝顶端或侧支有厚壁孢子（在30℃以上，不产生厚壁孢子）。

（3）芽管试验：将待测菌接种于0.2～0.5mL的动物血清中（兔、人、小牛血清等），37℃（水浴箱）中孵育2～4h，镜下观察，绝大部分白色念珠菌可产生典型芽管，其形态中形成芽管的孢子呈圆形，芽管较细为孢子直径的1/3～1/2，芽管连接点不收缩。孵育时间不得超过4h，同时做对照试验。热带念珠菌孵育6h后也能形成芽管，但芽体较宽。

都柏林念珠菌芽管试验阳性，也可产生厚膜孢子，以前常误认为白色念珠菌，但其42℃培养几乎不长，显色培养基上呈深绿色，玉米吐温－80琼脂平板上厚膜孢子丰富，成单、成对、链状、簇状排列。分子生物学方法显示两者核糖体RNA基因序列有差异。

（4）生化特性：能同化葡萄糖、麦芽糖、蔗糖（少数例外）、半乳糖、木糖、海藻糖，不能利用乳糖、蜜二糖、纤维二糖、半乳糖，不还原硝酸盐，尿素酶阴性。

2. 热带念珠菌　如下所述。

（1）菌落特征：沙堡弱培养基上菌落呈奶油样、灰白色，柔软、光滑菌落，边缘或有皱折。显色培养基上菌落暗蓝、蓝灰色。在沙氏肉汤管表面呈膜样生长。

（2）显微镜特征：在玉米吐温－80琼脂平板上可见大量假菌丝，上附芽生孢子，不产生厚膜孢子。极少的菌株可有泪滴状厚膜孢子。在血清中不产生典型的芽管，少数菌株圆形孢子出芽处明显狭窄，“芽管”较粗。

（3）生化特性：除能同化葡萄糖、麦芽糖、蔗糖、半乳糖、木糖、海藻糖外，尚可同化纤维二糖，不同化L－阿拉伯糖和鼠李糖，不利用硝酸盐，尿素酶阴性。

3. 光滑念珠菌　如下所述。

（1）菌落特征：在沙堡弱培养基上生长较慢，2～3d有小菌落出现，灰白色，表面光滑，有折光。42℃能生长，在含放线菌酮培养基上不能生长。在显色培养基上呈紫色菌落。沙氏肉汤表面无膜样生长。

（2）显微镜特征：在玉米吐温－80琼脂平板上25℃孵育72h，不产生真、假菌丝，只见卵圆形芽生孢子，菌体较小（2.5～4.0）μm×（3.0～6.0）μm［白色念珠菌（3.5～6.0）μm×（4.0～8.0）μm］，排列成簇，居中者细胞比周围较大。不产生厚膜孢子，血清中不产生芽管。

（3）生化特性：能同化葡萄糖、麦芽糖、蔗糖和海藻糖，不发酵任何糖类，不利用硝酸盐，尿素酶阴性。

4. 近平滑念珠菌　如下所述。

（1）菌落特征：在沙堡弱培养基上菌落奶油样至淡黄色、柔软、光滑或有皱褶。显色培养基上呈白色、淡粉色菌落。沙氏肉汤表面无膜样生长。

（2）显微镜特征：在沙堡弱培养基上酵母细胞，卵圆形或长倒卵形。在玉米吐温－80琼脂平板上有丰富的假菌丝，分枝链状，附着芽生孢子，不产厚膜孢子。血清中不产芽管。

（3）生化特性：生化反应与热带念珠菌相似，但本菌可同化L－阿拉伯糖，不同化纤维二糖，热带念珠菌则相反。

5. 葡萄牙念珠菌　如下所述。

（1）菌落特征：在沙堡弱琼脂上菌落白色奶油样、光滑或皱褶、有光泽，边缘可出现假菌丝。42℃及含放线菌酮培养基上均能生长。沙氏肉汤表面无膜样生长。

（2）显微镜特征：在玉米吐温－80琼脂平板上，大量假菌丝，但也有部分菌株可不出现假菌丝。不产厚膜孢子及芽管。

（3）生化特性：可同化葡萄糖、麦芽糖、蔗糖、半乳糖、纤维二糖、木糖、海藻糖，不利用硝酸盐，尿素酶阴性。与热带念珠菌的区别是能同化鼠李糖，而热带念珠菌不同化。

6. 克柔念珠菌 如下所述。

（1）菌落特征：在沙堡弱琼脂上菌落灰白色，光滑无光泽，边缘可以成叶状。42℃能生长，在含放线菌酮培养基上不能生长。显色培养基上呈粉红色菌落。沙氏肉汤中呈表面生长。

（2）显微镜特征：在玉米吐温-80琼脂平板上有大量假菌丝，少量芽生孢子卵圆形，游离或沿假菌丝主轴平行排列。

（3）生化特性：同化葡萄糖，对许多常用糖、醇不能同化。不利用硝酸盐，部分菌株尿素酶阳性。本菌与解脂念珠菌生物学性状极为相似，可在43~45℃下生长、不同化赤藓醇；解脂念珠菌则相反。

四、抗真菌药物敏感性

念珠菌属抗真菌药物敏感试验，通常参照美国临床实验室标准化研究所（CLSI）M27方案进行，目前只公布了氟康唑、5-氟胞嘧啶和伊曲康唑的药敏结果判定折点，氟康唑、5-氟胞嘧啶的药敏标准只适用于念珠菌和新型隐球菌，伊曲康唑药敏标准只适用于黏膜感染的念珠菌，对黏膜外的侵袭性念珠菌感染伊曲康唑目前尚无公认的折点判定标准，药敏试验结果建议只报告MIC值。

大多数念珠菌对两性霉素B敏感，季也蒙念珠菌和葡萄牙念珠菌以及毛孢子菌对两性霉素B天然耐药，但CLSI方案不足以检测出两性霉素B耐药株，因为所有实验菌株对两性霉素B的MIC范围太窄。对唑类抗真菌药物可出现耐药，克柔念珠菌对氟康唑天然耐药，光滑念珠菌对氟康唑也可出现耐药或剂量依赖性敏感。热带念珠菌对氟康唑也可出现高MIC值，白色念珠菌对氟康唑很少有耐药株，其耐药机制与泵出机制有关，细胞色素P450固醇14-去甲基化酶突变也可以导致唑类耐药。伊曲康唑对部分氟康唑耐药的念珠菌可以敏感，但两者存在交叉耐药，如光滑念珠菌。伏立康唑和卡泊芬净对绝大多数念珠菌敏感。5-氟胞嘧啶对念珠菌敏感但很容易产生耐药。

五、临床意义

念珠菌广泛存在于自然环境中，蔬菜、水果、植物的汁液，动物粪便，土壤，医院环境中皆可存在，但实验室污染较为少见。正常人的皮肤、口腔、肠道、阴道都能分离出本菌，以消化道带菌率最高，住院患者的上述标本中可有10%~20%的分离率，因此，单纯培养阳性并不能确定感染。

念珠菌引起的感染称为念珠菌病，可侵犯皮肤、黏膜及内脏器官，引起皮肤/甲感染、鹅口疮、阴道炎，也可导致呼吸系统、泌尿系统感染，甚至可致败血症、心内膜炎、脑膜炎等严重的侵袭性感染，常危及生命。

对于皮肤念珠菌病、口腔念珠菌病和外生殖器念珠菌病根据临床表现，结合涂片镜检发现菌丝、假菌丝和孢子诊断不难，如标本直接涂片见大量菌丝，提示念珠菌为致病状态，对诊断有重大意义。

深部念珠菌病或侵袭性念珠菌感染的诊断比较困难，临床表现无特异性且易被基础疾病掩盖，病原学结果难于解释。侵袭性念珠菌感染的确诊通常需要通过侵入性的组织标本，而侵入性的操作常因患者病情的所限而难以实施。血液分离到念珠菌是诊断侵袭性念珠菌病的重要依据，但回顾性研究数据表明尸检确诊的病例中血培养阳性率<50%。念珠菌尿在住院患者尤其是留置导尿管或接受抗菌药物治疗的患者中比较多见，但其临床意义很难确定。不同于普通细菌可通过菌落计数或是否存在白细胞来确诊，对于低风险患者来讲，无症状的念珠菌尿通常没有临床意义，但能增加侵袭性念珠菌感染的风险；另一方面念珠菌尿又可能是泌尿系统侵袭性念珠菌感染或剖腹术后腹膜炎的证据。痰液，气道吸取物，甚至肺泡灌洗液中分离的念珠菌也都不足以诊断念珠菌性肺炎。念珠菌性脑膜炎儿童患者较为多见，但在成人脑脊液中分离到念珠菌的情况较少见，需考虑是否标本污染。

为了提高侵袭性真菌感染（invasive fungual infection，IFI）诊断的阳性率，近年来真菌抗原的检测受到极大的关注，1，3-β-D-葡聚糖抗原（1，3-beta-D-glucan，G）和曲霉半乳甘露聚糖抗原（galacto-mannan，GM）的检测已成为真菌感染的诊断标准之一。1，3-β-D-葡聚糖广泛存在于除接合菌、隐球菌以外的真菌细胞壁中，占真菌细胞壁成分的50%以上，在酵母菌中含量最高。当发生IFI时，1，3-β-D-葡聚糖从细胞壁释放至血液或其他体液，但浅表真菌感染或定植很少有释放入血，因此，G 试验是筛选 IFI 的有效方法，具有临床诊断意义。G 试验阳性提示可能有曲霉或念珠菌感染，但通常在临床症状或影像学出现变化数天后才表达阳性。临床有效的抗真菌治疗能降低血浆中 1，3－β－D－葡聚糖的含量，连续检测有助于病情变化和疗效反应的判断。但 G 试验的缺点是没有种属特异性，不能区分曲霉和念珠菌感染；在接受血液透析、抗癌药物等治疗及肝硬化等患者中可出现假阳性结果；敏感性和特异性的研究报道有较大差异，其临床应用价值还需前瞻性，大样本的临床研究证实。有关 GM 试验在曲霉菌中叙述。

念珠菌病主要是内源性感染，起源于正常菌群中真菌过度生长，但也可偶然由外源性感染，如念珠菌寄生在水果、奶制品等食物上，可因接触而感染，另外患有念珠菌性阴道炎妇女可因性接触而传染男性，也可导致新生儿患口腔念珠菌病；已感染的供者角膜，经移植术后，可发生受者眼内炎。

能引起人类感染的念珠菌不超过 10 种，几乎所有的口腔念珠菌病和至少 90% 的念珠菌性阴道炎都是由白色念珠菌引起。院内血流感染病原菌中念珠菌约占 10%，绝大多数（97%）是由白色念珠菌、光滑念珠菌、近平滑念珠菌、热带念珠菌和克柔念珠菌引起。值得注意的是近年来随着侵袭性念珠菌病的增加，非白色念珠菌的分离率正逐年增加，特别是使用氟康唑作为预防性用药的患者常会增加克柔念珠菌和光滑念珠菌（对氟康唑耐药）感染的机会。

一般念珠菌培养 1～3d 即可生长，7d 不长，报告阴性。

（苗文静）

第二节　隐球菌属

隐球菌（Cryptococcus）大约有 78 个种，与人类感染有关的菌种如下：新生隐球菌（C. neoformans）、白色隐球菌（C. albidus）、罗伦隐球菌（C. laurentii）、浅黄隐球菌（C. luteolus）、地生隐球菌（C. terreus）、指甲隐球菌（C. uniguttulatus）。

一、生物学特性

隐球菌属菌种是含有荚膜的酵母样真菌，1894 年意大利 Francesco Sanfelice 首次在桃子汁中检出。菌细胞为圆形、卵圆形，大小 3.5～8μm 或以上。单个发芽，母体与子体细胞连结间有狭窄项颈，偶尔可见各种各样出芽，但假菌丝极少见，细胞壁易破碎，常成月牙形或缺陷细胞，尤其是在组织内染色后容易见到。在菌细胞周围存在荚膜，应用印度墨汁湿片法能证明荚膜的存在，经培养后得到的菌细胞一般无荚膜，但在 1% 蛋白胨水中培养可产生丰富的荚膜。

带有荚膜的典型菌落呈黏液状，随着菌龄的增长变成干燥、灰暗，伴有奶油、棕黄、粉红或黄色菌落。所有菌种皆能产生脲酶和同化各种糖类，但不发酵。根据同化各种糖类和硝酸钾的利用试验可以区别各个菌种。新生隐球菌的生化反应和 37℃ 生长可与其他菌种鉴别，但白色隐球菌和罗伦隐球菌亦可在 37℃ 生长。

新生隐球菌按荚膜多糖抗原的不同有 A、B、C、D 及 AD 5 个血清型，我国以 A 型最多，未见 C 型。目前认为新生隐球菌有 3 个变种，新生变种（C. neoformans var. neoformans）相对应的荚膜血清型是 D 型，格鲁皮变种（C. neoformans var. grubii）对应的血清型为 A 型，格特变种（C. neoformans var. gatii）含 B、C 血清型。

二、致病性

新生隐球菌是引起隐球菌病的主要病原菌，致病物质主要是荚膜、酚氧化酶，37℃ 生长也是其致病的重要因素，磷脂酶可能也是潜在的毒力因子。酚氧化酶参与黑色素的产生，其作用是防止有毒的羟自由基形成，保护菌细胞氧化应激。健康人对该菌具有有效的免疫力，只有机体免疫力下降时，病原菌才易引起人体感染，艾滋病、糖尿病、淋巴瘤、恶性肿瘤、系统性红斑狼疮、白血病、器官移植及大剂量使用糖皮质激素是隐球菌感染的危险因素，特别是艾滋病患者，隐球菌感染是最常见的并发症之一。

三、鉴别与鉴定

隐球菌属是酵母样真菌，需与其他酵母样菌区别，隐球菌不形成假菌丝，可与念珠菌区别，隐球菌尿素酶阳性，而念珠菌只有解脂念珠菌和克柔念珠菌中的部分菌株阳性。与红色酵母菌的鉴别在于后者不同化肌醇，产生胡萝卜素。隐球菌不形成关节孢子，可与毛孢子菌和地丝菌区别。隐球菌属内各菌种的鉴别可利用37℃是否生长及糖同化试验。新生隐球菌酚氧化酶阳性，很易与其他菌种区别。

新生隐球菌：

1. 菌落特征　在沙堡弱培养基25℃、37℃均能生长，3~5d就有菌落生长，少数2~3周方见生长。菌落奶油色，光滑，因产荚膜渐变黏液样，浅褐色，从长期维持剂量治疗的HIV患者中分离的部分菌株不产荚膜，菌落与念珠菌菌落相似。在含咖啡酸培养基如Bird seed琼脂上形成棕黑色菌落。40℃及在含放线菌酮的培养基上不生长。

2. 显微镜特征　在玉米吐温-80培养基25℃，球形或椭圆形酵母细胞，直径2.5~10μm，不产生菌丝和厚膜孢子。第一代培养物有时可见小荚膜，继代培养不见荚膜。

3. 墨汁染色　如脑脊液标本比较浑浊，可直接进行墨汁染色，但离心沉淀可提高阳性率。用印度墨汁或优质绘图墨汁1滴，加脑脊液1滴，必要时加生理盐水1滴稀释，复盖片。稍待3min左右，先低倍再高倍镜检查。在黑色背景下可见圆形孢子周围绕以透光的厚荚膜，宽度与菌体直径相当。菌体的大小和荚膜的宽窄在同一张片子上可有较大差异。有时可看到出芽的孢子。注意切勿将白细胞等误认为隐球菌，新生隐球菌的特征为：①圆形或卵圆形的孢子，大小不一，胞壁厚，边缘清晰，微调观察有双圈；②孢子周围有透亮的厚荚膜，孢子与荚膜之间的界限和荚膜的外缘都非常整齐、清楚；③孢子内有反光颗粒；④有的孢子生芽，芽颈甚细；⑤加KOH液后，菌体不破坏。任何圆形物体边缘模糊，内部无反光颗粒，外部有较窄、内外界限不清的透亮环，加KOH后即消失者，不是隐球菌。但应注意新生隐球菌以外的其他隐球菌也有荚膜。

4. 血清学检查　乳胶凝集试验检测脑脊液或其他体液标本中新生隐球菌荚膜多糖抗原，简便快速，特异性和灵敏度均较高，对直接镜检和分离培养阴性者更有诊断价值。

假阳性与以下因素有关：①类风湿因子；②肿瘤患者也会出现假阳性但反应滴度很低；③毛孢子菌感染，该菌产生内荚膜，与隐球菌的荚膜多糖有交叉反应；④其他：如实验室移液管污染，反应板清洗中消毒剂或洗衣粉沾污，以及血管中代血浆之类等不明原因造成假阳性。

假阴性也可能出现在前带反应或者感染菌株荚膜贫乏。

5. 生化特征　新生隐球菌不发酵各种糖类，但能同化肌醇、葡萄糖、麦芽糖、蔗糖、蕈糖，不能同化乳糖，尿素酶阳性。酚氧化酶阳性，在bird seed琼脂上，室温2~5d菌落呈棕黑色，亦可用咖啡酸纸片试验（caffeic acid disk test），即将新鲜分离物涂布在咖啡酸纸片上，放湿处22~35℃，30min纸片变褐黑色。

四、抗真菌药物敏感性

两性霉素B对新生隐球菌具有杀菌活性，是治疗新生隐球菌脑膜炎和播散性隐球菌病的首选药物之一。氟康唑和伊曲康唑等唑类对大多数新生。隐球菌都有抑菌作用，5-氟胞嘧啶通常是联合用药。棘球白素对新生隐球菌没有抗菌活性。

体外药敏试验表明，两性霉素B与氟康唑、伊曲康唑、泊沙康唑对新生隐球菌有协同作用，对两性霉素B治疗无反应的病例中分离的新生隐球菌，体外结果也显示两性霉素B和5-氟胞嘧啶或利福平有协同作用。

值得注意的是体外药敏方法的不同，结果的解释可能会有较大的差异。Etest法比CLSI推荐的微量稀释法更能检出两性霉素B的耐药株，但Etest法可能会把部分氟康唑、伊曲康唑和5-氟胞嘧啶敏感的新生隐球菌归到耐药株，相反比色法会把部分氟康唑、5-氟胞嘧啶耐药株解释成敏感株。

新生隐球菌不同的变种对抗真菌药物的也有差异，格特变种对两性霉素B和5-氟胞嘧啶的敏感性低于新生变种。

五、临床意义

隐球菌中只有新生隐球菌是致病菌，鸽粪被认为是最重要的传染源，但该鸟类不是自然感染者，分离出本菌的动物还有马、奶牛、狗、猫、山羚羊、猪等，但无证据说明该病从动物传播给人，人传播人亦非常罕见。

吸入空气当中的孢子，是感染的主要途径，引起肺部感染，可为一过性，也可引起严重的肺部感染。新生隐球菌具有嗜神经组织性，由肺经血行播散主要引起中枢神经系统（CNS）隐球菌病，约占隐球菌感染的80%。起病常隐匿，表现为慢性或亚急性过程，起病前有上呼吸道感染史。少数患者急性起病，AIDS患者最为常见，死亡率高。对于临床上出现CNS感染的症状、体征，脑脊液压力明显升高及糖含量明显下降的患者，应高度警惕隐球菌脑膜炎的可能，特别是免疫力低下，有养鸽史及鸽粪接触史者。

新生隐球菌还可侵犯皮肤、前列腺、泌尿道、心肌、眼睛、骨和关节，AIDS患者隐球菌感染中，常见前列腺的无症状感染，而且在播散性隐球菌成功抗真菌治疗后，患者的尿液和前列腺液中隐球菌培养仍阳性，提示前列腺可能是隐球菌感染复发的重要储菌库。创伤性皮肤接种和吃进带菌食物，也会经肠道播散全身引起感染。

除新生隐球菌可引起感染外，现已发现白色隐球菌、罗伦隐球菌也有致病性，白色隐球菌引起皮肤、眼睛感染，罗伦隐球菌可引起中枢神经系统、皮肤感染及真菌血症。

（苗文静）

第三节　曲霉菌属

曲霉菌属（Aspergillus）大约有185个种，到目前为止报道了大约20种可作为人类机会感染中的致病因子。在临床标本中常见的有烟曲霉（A. fumigatus）、黄曲霉（A. flavus）、黑曲霉（A. niger）、土曲霉（A. terreus）、棒曲霉（A. clavatus）、灰绿曲霉（A. glaucus）、构巢曲霉（A. nidulans）、杂色曲霉（A. ersicolor）。

一、生物学特性

曲霉菌菌丝体分隔、透明或含有颗粒，有分枝，一部分特化形成厚壁而膨大的足细胞，并在其垂直方向生长出直立的分生孢子梗。分生孢子梗一般不分枝，多数不分隔，无色或有色，除黄曲霉群外，多数致病曲霉梗壁光滑。分生孢子梗上端膨大形成顶囊，表面生出产孢细胞。顶囊是曲霉特有的结构，呈球形、烧瓶形、椭圆形、半球形、长棒形等，无色、透明或有颜色与分生孢子梗一致，其表面全部或部分产生产孢细胞。烟曲霉和土曲霉形成烧瓶样顶囊，产孢细胞仅出现于顶囊顶部，黑曲霉、黄曲霉等形成球形或放射状顶囊，产孢细胞覆盖充满顶囊表面。产孢细胞分单层和双层，单层是自顶囊表面同时生出一层安瓿形的细胞，称作瓶梗（phialide），在其上形成分生孢子，双层是顶囊表面先生出一层上大下小的柱形细胞，称作梗基（metula），自梗基上产生瓶梗，然后再形成分生孢子。烟曲霉只产生单层瓶梗，而黑曲霉、构巢曲霉和土曲霉有梗基和瓶梗双层结构，黄曲霉和米曲霉（A. oryzae）可同时具有单层或双层结构。瓶梗顶端形成圆形小分生孢子（直径2～5μm）排列呈链状，小分生孢子因菌种不同出现黄、绿、蓝、棕、黑等颜色。顶囊、产孢细胞、分生孢子链构成分生孢子头，其形状与顶囊，产孢细胞的着生方式有关，呈球形、放射状、圆柱形或棒形，并具不同颜色。

在沙堡弱琼脂上25℃及37℃生长良好。在曲霉菌种中，只有烟曲霉是一种耐温真菌，可以在20～50℃的环境下生长，40℃以上生长良好。构巢曲霉和灰绿曲霉生长速度慢，在Czapek－Dox琼脂上25℃孵育7d后才形成直径0.5～1.0cm的菌落，其余曲霉菌生长迅速，形成直径1～9cm菌落。大多数菌种早期为绒毛或絮状白色丝状菌落，渐呈黄色、褐色、灰绿、黑色，随着培养时间延长，曲霉菌落呈各种颜色霜状或粉末状。菌落颜色包括反面颜色依菌种而异。

二、直接镜检

将被检材料置玻片上，加10%～20% KOH，加热，复盖片镜检。可见粗大透明有分隔菌丝体，大多数直径3～6nm，采集自慢性病损部位材料，曲霉菌丝粗短、弯曲宽阔（12nm），如果曲霉菌寄生在与空气相通的器官中如肺空洞、鼻－窦、眼或皮肤感染，甚至可以看到分生孢子头（顶囊、瓶梗和小分生孢子）。

三、鉴定与鉴别

目前为止，曲霉的鉴定还主要依赖于形态学特征，通常根据菌落形态、颜色、顶囊的形态和结构，小分生孢子的形状，颜色、大小等特点做出区分。并头状菌属与黑曲霉菌外观非常相似，在镜下可发现并头状菌属有管状的孢子囊，无瓶梗，菌丝不分隔。

1. 烟曲霉　如下所述。

（1）菌落特征：生长迅速，质地绒毛或絮状，表面呈深绿色、烟绿色，有些菌株出现淡紫色色素，背面苍白或淡黄色。

（2）显微镜特征：菌丝分隔透明，分生孢子头短柱状，孢子梗壁光滑，淡绿色，顶囊呈烧瓶状，产孢细胞单层分布在顶囊上半部分，分生孢子球形绿色，有小刺。48℃生长良好。

2. 黄曲霉　如下所述。

（1）菌落特征：快速生长，质地羊毛或棉花状，有时颗粒状，有放射状沟纹，表面呈黄绿色到棕绿色，背面无色或淡黄色。

（2）显微镜特征：丝分隔透明，分生孢子头开始呈放射状，逐渐称为疏松状。分生孢子梗壁粗糙不平，顶囊呈球形或近球形，产孢细胞可单层或双层，布满顶囊表面呈放射状排列，分生孢子球形或近球形，表面光滑或粗糙，部分菌株产生褐色闭囊壳。

3. 黑曲霉　如下所述。

（1）菌落特征：生长快速，质地羊毛状或绒毛状．可能会有放射状沟纹，表面初为白色到黄色，随着分生孢子的产生很快变成黑色，背面无色或淡黄色。

（2）显微镜特征：菌丝分隔透明，分生孢子头开始呈放射状，成熟后呈柱状，孢子梗壁壁厚光滑，无色或褐色，顶囊球形或近球形，产孢细胞双层，密布在顶囊全部表面，分生孢子球形，有褐色或黑色色素沉积，粗糙有刺。

4. 土曲霉　如下所述。

（1）菌落特征：生长快速或中等，质地绒毛状，表面有浅放射状沟纹，呈肉桂色或米色、米黄色，背面黄色。

（2）显微镜特征：菌丝分隔透明，分生孢子头致密圆柱状，孢子梗无色光滑，顶囊半球形，其上1/2～2/3处有双层小梗，分生孢子球形或近球形，光滑。粉状孢子圆形到卵圆形。

5. 构巢曲霉　如下所述。

（1）菌落特征：中等生长速度或慢，质地绒毛状到粉状，表面深绿色，产闭囊壳区域橙色或黄色，背面紫色或橄榄色。

（2）显微镜特征：菌丝分隔透明，分生孢子梗柱形，短，褐色光滑，顶囊半球形，双层小梗，分生孢子球形粗糙，壳细胞较多，球形，膜厚。常存在闭囊壳。

6. 杂色曲霉　如下所述。

（1）菌落特征：生长速度中等或慢，质地绒毛或絮状，颜色多样，表面可呈淡绿色、深绿色、灰绿色、淡黄色、粉红色、橙红色，背面苍白色或淡红色。

（2）显微镜特征：菌丝分隔透明，分生孢子头疏松放射状，孢子梗壁光滑无色，顶囊半球形，小梗双层，分布于顶囊4/5处，分生孢子球形，光滑或粗糙。

四、抗真菌药物敏感性

2003 年，CLSI 推出了产孢丝状真菌的体外药敏试验方案，即 M38 - A，但没有批准丝状真菌药敏试验的解释折点。许多研究结果表明，不同的曲霉菌菌种得到的最小抑菌浓度（MIC）基本一致，两性霉素 B、伊曲康唑、伏立康唑对大多数菌种的 MIC 都较低，高 MIC 往往提示耐药，如土曲霉对两性霉素 B 耐药，部分烟曲霉对伊曲康唑耐药。值得注意的是，在体外伏立康唑对伊曲康唑耐药的烟曲霉是有效的。

新型抗真菌药物剂如棘白菌素在体内和体外对曲霉菌均有活性，同时体外实验和动物模型表明两性霉素 B 和棘白菌素在抗曲霉中具有协同效应。

两性霉素 B（包括它的脂质体）和伊曲康唑是当前可供选择的两种治疗药物，但临床治愈率并不理想。新的唑类药物（如伏立康唑、泊沙康唑、雷夫康唑）、卡泊芬净、棘白菌素在体外抗曲霉菌是有效的，对曲霉病的治疗有良好的前景。

五、临床意义

曲霉菌是自然界中分布广泛的一种丝状真菌，经常存在于土壤、植物和室内环境中，也是常见的实验室污染菌。曲霉菌属有 100 多种，某些种可引起皮肤、鼻窦、眼、耳、支气管、肺、中枢神经系统及播散性曲霉菌病，亦可导致变态反应或毒素中毒症等。这些感染可以是局部的，也可以是全身性的，统称为曲霉病。在所有的丝状真菌中，曲霉是侵袭性感染最常见的一种。在机会性真菌病中，检出率仅次于念珠菌。

1. 机会感染　免疫抑制是机会感染最主要的易感因素，几乎人体的任何器官和系统都可以感染曲霉，如甲癣，鼻窦炎，脑曲霉病，脑（脊）膜炎，心内膜炎，心肌炎，肺曲霉病，骨髓炎，耳真菌病，眼内炎，皮肤曲霉病，肝脾曲霉病，曲霉菌菌血症，播散性曲霉病。导管或其他设备也可引发医源性曲霉感染。医院内感然是一个危险因素，尤其对中性白细胞减少症的患者。

（1）肺曲霉球：结核病、肉样瘤病、支气管扩张、尘肺病、强直性脊柱炎、肿瘤引起肺部空洞，曲霉可作为局部定植者，以曲霉球的形式存在肺部。胸片检查具有特征性改变，可见圆形或卵圆形均匀不透明区，上部及周围有透光的环形或半月形，称新月征（Crescent 征）。CT 扫描对肺曲霉球有很高的诊断价值，典型图像为新月形的空气环包绕一团致密影，致密影可在空洞内随体位改变而移动。

（2）急性侵袭性肺曲霉病：常发生于免疫受损个体，常危及生命，分为局限型和播散型，临床表现为持续性发热，广谱抗生素无效，胸部 CT 扫描可见特征性的晕轮征（halo 征）和新月征。晕轮征即在肺部 CT 上表现为结节样改变，其周边可见密度略低于结节密度，而又明显高于肺实质密度，呈毛玻璃样改变。其病理基础是肺曲菌破坏肺部小血管，导致肺实质出血性坏死，早期病灶中心坏死，结节被出血区围绕。晕轮征是 IPA 早期较有特征性的 CT 表现，见于 40% ~69% 的早期病例。但 CT 检查仍不能作为确诊的依据，如念珠菌病、军团菌病、巨细胞病毒、Kaposi 肉瘤等疾病也可见类似的“晕轮征”，进一步可行支气管镜检查帮助确诊。

（3）脑曲霉病：多数有肺部感染血行播散所致，少数由鼻窦直接入侵，是骨髓移植患者脑部脓肿常见原因。

（4）曲霉性角膜炎：常有外伤史，裂隙灯检查可见隆起的角膜溃疡伴白色的边缘，界清，周围常有卫星状损害。

2. 变应性状态　一些曲霉的抗原可以引起机体过敏性反应，尤其对有遗传性过敏症的患者。

（1）外源性过敏性肺泡炎：又称农民肺，为反复吸入发霉干草或谷物中的曲霉引起，表现为伴有肉芽肿病变的急性、亚急性或慢性间质性肺泡炎。

（2）过敏性肺支气管曲霉病：多见于儿童、青少年，吸入曲霉孢子或呼吸道定植的曲霉引起，主要是Ⅰ和Ⅲ型变态反应。

3. 中毒　有些曲霉能产生不同的曲霉菌毒素，现已证实长期摄入这些霉菌毒素可致癌，尤其是在动物中。黄曲霉产生黄曲霉毒素可引发肝细胞癌。

曲霉菌也可引起动物感染，在鸟类，曲霉菌可以引起呼吸系统的感染。在牛和绵羊体内，它也可以诱发霉菌性流产。家禽长期大量食入黄曲霉毒素（毒素污染了动物饲料）可致死。

侵袭性曲霉菌病（invasive aspergillosis，IA）的死亡率高达50% ~100%，早期诊断、早期抗真菌治疗对降低死亡率非常重要。然而IA的早期诊断仍是临床上的难题，因为确诊标准需要组织活检、镜检或培养阳性，但真菌培养阳性率低且费时，即使培养阳性也不能区分是样本污染或是呼吸道定植，培养阴性也不能排除IA，而组织活检可行性差。

CT对于IA的早期诊断有较大的意义，且对于发现病情恶化，评估病情进展，评价治疗效果，帮助选择最佳的经皮肺活检位置有相当价值。

半乳甘露聚糖（galactomannan，GM）是曲霉菌细胞壁上的一种多糖抗原，由核心和侧链两部分组成，核心为呈线性构型的甘露聚糖，侧链主要由4~5个呋喃半乳糖残基组成，具有抗原性。除曲霉菌外，GM还存在于青霉菌中。当曲霉在组织中侵袭、生长时可释放进入血循环。用ELISA检测GM抗原，可以检测到标本中0.5~1ng/mL的GM，可在临床症状和影像学尚未出现前数天（平均6~8d）表达阳性，被认为是目前对IA最有早期诊断价值的血清学检测方法。半乳甘露聚糖在血中存在时间短，建议对高危患者连续动态监测，每周至少2次。血清GM检测能区分侵袭性肺曲霉感染与念珠菌、毛霉菌感染和烟曲霉口腔定植，在血液系统恶性肿瘤患者应用中具有较好的敏感性和特异性。GM的检测也可用于IA疗效的评价，血清GM浓度会随着IA的进展而增加，也会随着抗真菌治疗的有效而下降，未见下降意味着治疗失败，但应用卡泊芬净后半乳甘露聚糖值会出现升高。

GM试验的缺点是影响因素比较多，有关诊断侵袭性曲霉病的阈值还存在争议。应用相同的试剂和方法，美国判定阳性的结果为I>0.5，欧洲阳性的结果为I>1.5，近年来欧美专家经过大量临床实践逐步认为可将判断折点定为0.8或2次I>0.5，但国内尚缺乏相关的研究。GM试验假阳性率为1% ~18%，主要是一些抗原物质与单克隆抗体产生交叉反应所致。①胃肠外营养，当患者由静脉供给营养时，营养液中的某些成分会和单克隆抗体产生交叉反应。②患者临床状态很差或化疗，会有胃肠道黏膜的损伤，导致胃肠道定植的曲霉菌以及食物中的GM成分渗透进入血液中，与抗体产生交叉反应。③一些抗生素的应用能造成假阳性结果。有研究证明，应用哌拉西林－三唑巴坦会显著增加假阳性数量。④一些真菌也能与单克隆抗体产生交叉反应。已经证明从痰标本中分离出的青霉能与单克隆抗体产生交叉反应。⑤血液中某些尚未发现的成分也有产生交叉反应的可能。假阴性率的产生可能与血中存在高滴度的抗体，曲霉感染局限未侵入血管，曲霉释放出微量GM有关。也有研究证明，预防性应用两性霉素B和伊曲康唑会抑制菌丝的生长，也会造成假阴性的产生。检测GM的同时，做GM抗体的测定及降低检测阈值有助于减少假阴性情况的发生。

（苗文静）

第四节　青霉菌属

青霉菌属（Penicillium）有多个种，最常见的有产黄青霉（*P. chrysogenum*）、桔青霉（*P. citrinum*）、微紫青霉（*P. janthinellum*）、马内菲青霉（*P. marneffei*）、产紫青霉（*P. purpurogenum*）。除马内菲青霉菌外的青霉菌常认为是污染菌但也可能引起感染，特别是在免疫缺陷患者中。

一、生态学特性

青霉菌属除马内菲青霉是双相真菌外，其他种均是丝状真菌，广泛存在于土壤、腐烂植物和空气中。马内菲青霉与其他菌种明显的区别是它具有地方流行性的特点，特别是在东南亚地区马内菲青霉感染竹鼠，这可作为流行病学的标志和人类感染的宿主。

二、致病性和临床意义

青霉菌偶尔会引起人类感染发生青霉病。它可引起角膜炎、外耳炎、食管坏死、肺炎、心内膜炎以及泌尿道感染。大部分青霉菌感染发生在免疫缺陷患者身上。角膜感染一般发生在创伤后。青霉菌除有潜伏感染性外，还可产生真菌毒素：赫曲毒素。此毒素有强的肾毒性和致癌性。毒素的产生通常发生在潮湿的谷物中。

马内菲青霉是致病性真菌，特别容易感染 AIDS 患者，东南亚地区（泰国及邻近国家印度等）发病率较高，被认为是以上地区的地方性流行病，从血液中单独分离出该菌是该区内有 HIV 患者的标记。马内菲青霉也可以感染非 AIDS 患者，如血液恶性肿瘤和接受免疫抑制剂治疗患者。马内菲青霉感染也称为马内菲青霉病，首先通过吸入引起肺部感染，随后引起真菌血症和播散性感染，累及淋巴系统、肝脾和骨，脸部、躯干和四肢皮肤可出现痤疮样丘疹。马内菲青霉感染通常是致命性的。

三、鉴定与鉴别

1. 菌落特征　青霉菌除马内菲青霉菌外其菌落生长迅速，呈扁平、细丝状、柔软、绵状特点。菌落一开始是白色很快变为青绿、灰绿、黄灰、黄色或粉红色。菌落底部常由白色变为淡黄色。

马内菲青霉菌是双相真菌，在 25℃ 下产生菌丝或扁平放射状菌落。这些菌落中心呈蓝绿色周围呈白色。菌落底部出现红色可溶性色素是典型特征。在 37℃ 下马内菲青霉菌菌落呈奶酪色或淡粉红色。

2. 显微镜特征　除马内菲青霉菌外，青霉菌具有无色透明分隔菌丝（直径 1.5 ~ 5μm），单一或分支分生孢子梗，梗基以及单个分生孢子。梗基来自分生孢子的第 2 个分支，梗基呈小瓶样。小瓶样结构在孢子的终端是很典型的。它们像刷子样成簇排列形成毛笔状（青霉头）。单个分生孢子直径在 2.5 ~ 5μm，圆形，单细胞，并且在瓶状梗基的终端可以看到不成支的条状。

马内菲青霉的菌丝相在显微镜的形态与青霉菌其他种很相似。不同的是马内菲青霉在发酵相可见经细胞分裂而形成的腊肠样长形酵母样菌体（直径 3 ~ 5μm）。马内菲青霉在营养丰富培养基中很容易诱导产生酵母样节分生孢子。如在脑心浸液培养基中经 35℃，1 周培养后将形成酵母样菌丝和节分生孢子。

3. 与拟青霉属、胶枝霉属和帚霉属的鉴别　青霉菌与拟青霉属的不同是青霉菌有瓶形、球形或近球形的分生孢子，与胶枝霉菌的不同是青霉菌有链状的分生孢子，与帚霉菌的不同是青霉菌形成瓶状的梗基。马内菲青霉与其他属的区别是马内菲青霉是双相真菌。

四、抗真菌药物敏感性

体外药物敏感性实验数据很缺乏。对于产黄青霉菌，两性霉素、伊曲康唑、酮康唑和伏立康唑的 MIC 值较低，灰黄青霉菌的 MIC 值高于产黄青霉菌。值得注意的是，马内菲青霉对两性霉素 B、5 - 氟胞嘧啶和氟康唑有相对高的 MIC 值而对伊曲康唑、酮康唑、伏立康唑和特比萘芬 MIC 值较低，但还需要更多的实验数据来了解青霉菌属不同种的药物敏感性。

目前，两性霉素 B，口服的伊曲康唑和氟康唑用于治疗马内菲青霉病。口服伊曲康唑被用于预防马内菲青霉感染 HIV 患者。

（苗文静）

第十三章

常用抗原抗体检测技术

抗原抗体检测技术是基于抗原抗体反应的原理进行的。抗原抗体反应是指抗原与相应抗体之间所发生的特异性结合反应，它可发生于体内，也可发生于体外。在体内可介导吞噬、溶菌、杀菌、中和毒素等作用；在体外则根据抗原的物理性状、抗体的类型及参与反应介质（如电解质、补体、固相载体等）的不同，分为凝集反应技术、沉淀反应技术、补体参与的反应技术、中和反应技术等类型。因抗体主要存在于血清中，在检测抗原抗体时多采用血清做试验，所以体外抗原抗体反应也叫血清学反应。

第一节　抗原抗体反应

抗原与抗体特异性结合是建立在抗原决定簇（表位）与抗体超变区的结构互补性与亲和性基础上的，这种特性是由抗原、抗体分子的空间构型所决定的。它们之间的结合是抗原与抗体表面沟槽的互补结合。

一、抗原抗体反应的基本原理

（一）抗原抗体的结合力

1. 静电引力　是抗原抗体分子带有相反电荷的氨基和羧基基团之间的相互吸引力，又称为库伦引力。例如，一方分子上带有碱性氨基酸（如赖氨酸）游离氨基（$-NH_3^+$）或酸性氨基酸（如天门冬氨酸）游离羧基（$-COO^-$），则可与另一方分子上带相反电荷的对应基团相互吸引，使两者结合。这种引力的大小和两电荷间的距离的平方成反比。

2. 范登华引力　是原子与原子、分子与分子互相接近时发生的一种吸引力，实际上也是电荷引起的引力。由于抗原与抗体两个不同大分子外层轨道上电子之间的相互作用，使得两者电子云中的偶极摆动而产生吸引力，促使抗原抗体相互结合。这种引力的能量小于静电引力。

3. 氢键结合力　是供氢体上的氢原子与受氢体原子间的引力。如分子中的氢原子和电负性大的氮、氧等原子的相互吸引力。当具有亲水基团（如$-OH$，$-NH_2$及$-COOH$）的抗体与相应的抗原接近时，相互间即可形成氢键，使抗原与抗体相互结合，并更具有特异性。氢键结合力较范登华引力的结合力强。

4. 疏水作用力　在水溶液中，两个疏水基团相互接触，由于对水分子排斥趋向聚集而产生的力称为疏水作用力。当抗原表位与抗体超变区靠近时，相互间正、负极性消失，由于静电引力形成的亲水层也立即失去，排斥了两者之间的水分子，从而促进抗原与抗体间的相互吸引而结合。疏水作用力是抗原抗体结合力中最强的。

（二）抗原抗体的亲和性与亲和力

抗原抗体亲和性是指抗体分子上一个抗原结合点与对应的抗原表位之间相适性而存在着的引力，它是抗原抗体之间固有的结合力。

抗体的亲和力是指抗体结合部位与抗原表位之间结合的强度，与抗体结合价直接相关，也与抗原表位的数目有关。例 IgG 为 2 价，亲和力为单价的 10^3 倍，IgM 为 5～10 价，亲和力为单价的 10^7 倍。

（三）亲水胶体转化为疏水胶体

大多数抗原为蛋白质，抗体是球蛋白，在通常的血清学试验中，溶液的 pH 往往高于其等电点，因此两者均带负电荷，其周围出现极化的水分子和阳离子，这样就形成了水化层，成为亲水胶体，避免了蛋白质分子间靠拢、凝集和沉淀。当抗原抗体的结合后，使水化层表面电荷减少或消失，水化层变薄，抗原抗体复合物由亲水胶体转化为疏水胶体。此时再加入电解质如 0.85% NaCl 溶液，则进一步使疏水胶体物相互靠拢聚集，形成可见的抗原抗体复合物。

二、抗原抗体反应的特点

1. 特异性　抗原抗体的特异性是指抗原分子上的抗原决定簇和抗体分子超变区结合的特异性，是由这两个分子之间空间结构的互补性决定的。抗原抗体的结合部位由抗体分子 VH 区和 VL 区上各自具有的三个高变区共同组成，该部位形成一个与抗原决定簇互补的槽沟，决定了抗体的特异性。不同的抗体超变区氨基酸残基的沟槽形状千变万化，只有与其结构互补的抗原决定簇才能如楔状嵌入，所以抗原与抗体的结合具有高度的特异性。

2. 可逆性　抗原与抗体结合形成复合物后，在一定条件下，又可以解离为游离的抗原与抗体，这种特性称为抗原抗体反应的可逆性。抗原抗体的结合是分子表面的非共价键结合，形成的复合物是不牢固的，在一定条件下可以解离，因此抗原抗体反应形成复合物的过程是一个动态平衡。

抗原抗体复合物解离取决于两方面的因素：一是抗体对应抗原的亲和力；二是环境因素。高亲和力抗体的抗原结合部与抗原表位在空间构型上非常适合，两者结合牢固，不容易解离。反之，低亲和力抗体与抗原形成的复合物较易解离。环境 pH 过高或过低均可破坏离子间静电引力，降低抗原抗体的结合力，促使其解离。免疫技术中的亲和层析法，常通过改变环境 pH 和离子强度促使抗原抗体复合物解离，从而纯化抗原或抗体。

3. 比例性　抗原抗体特异性反应时，生成复合物的量与反应物浓度之间存在着一定量比关系，只有当二者浓度比例适当时，才出现可见的反应，称为抗原抗体反应的比例性。例如沉淀反应，若向一排试管中加入一定量的抗体，然后依次向各管中加入递增浓度的相应可溶性抗原，结果随着抗原浓度的增加，沉淀很快大量出现，但超过一定范围后，沉淀速度和沉淀物的量随抗原浓度的增加反而降低，直至最后不出现沉淀物。根据所形成的沉淀物及抗原抗体的比例关系可绘制出反应曲线（图 13－1）。从图中可见，曲线的高峰部分是抗原抗体分子比例合适的范围，称为抗原抗体反应的等价带。在此范围内，抗原抗体充分结合，沉淀物形成快而多。其中有一管沉淀物形成最多，上清液清晰，几乎无游离抗原或抗体存在，表明抗原与抗体浓度的比例最为合适，称为最适比。在等价带前后，由于抗体或抗原过量，上清液中可测出游离的抗体或抗原，形成的沉淀物少，这种现象称为带现象。当抗体过量时称为前带，抗原过剩时称为后带。

4. 阶段性　抗原抗体反应一般分为两个阶段，第一阶段为抗原与抗体发生特异性结合的阶段，此阶段反应快，仅需数秒至数分钟，但一般不为肉眼所见；第二阶段为可见反应阶段，抗原抗体复合物在环境因素（如电解质、pH、温度、补体）的影响下，进一步交联和聚集，表现出凝集、沉淀、补体结合等肉眼可见的反应。此阶段反应慢，往往需要数分钟至数小时。实际上这两个阶段难以严格区分，所需时间亦受多种因素和反应条件的影响，如反应开始时抗原抗体浓度较高，且两者比例恰当，则很快能形成可见反应。

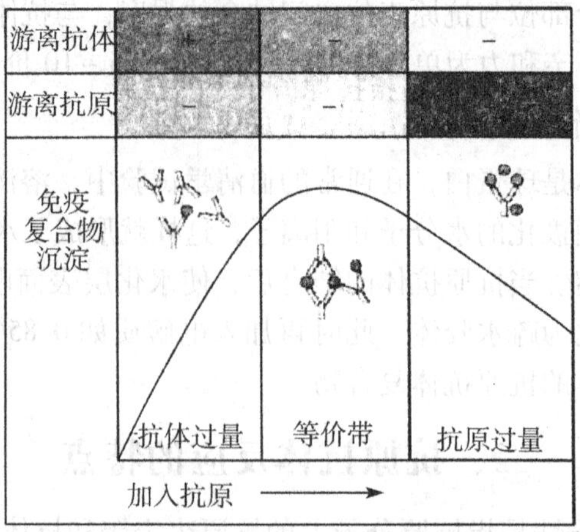

图 13－1 沉淀反应中沉淀量与抗原抗体的比例关系

三、影响抗原抗体反应的因素

影响抗原抗体反应的因素很多，归纳起来主要有两个方面：一是抗原抗体本身的因素，另一方面是环境因素。

（一）反应物自身因素

在抗原抗体反应中，抗原和抗体是主体，所以它们的特性直接影响反应的结果。

1. 抗原 抗原的理化性状、表面抗原决定簇的种类和数目等均可影响抗原抗体反应的结果。例如颗粒性抗原与相应的抗体反应后出现凝集现象；可溶性抗原与相应的抗体反应后出现沉淀现象；单价抗原与相应的抗体反应后不出现肉眼可见现象。

2. 抗体 抗体对抗原抗体反应的影响主要有以下三个方面：

（1）来源：不同动物来源的免疫血清，其反应性存在差异。家兔等大多数动物的免疫血清，由于具有较宽的等价带，与相应抗原结合易出现可见的抗原抗体复合物；而马和人的免疫血清等价带窄，抗原不足或过剩，均易形成小分子可溶性复合物。

（2）浓度：抗体的浓度是相对于抗原而言的，二者浓度合适时才易出现可见的反应结果，所以在试验前应先进行预试验，滴定抗原抗体最佳反应浓度。

（3）特异性与亲和力：特异性与亲和力是影响抗原抗体反应的关键因素，它们共同影响试验结果的准确度。

（二）环境条件

1. 电解质 抗原与抗体发生结合后，由亲水胶体变为疏水胶体的过程中必须有电解质参与，使抗原抗体复合物表面进一步失去电荷，水化层破坏，复合物相互靠拢聚集，形成大块的凝集或沉淀物。若无电解质存在，则不出现可见反应。常用0.85%氯化钠或各种缓冲液作抗原及抗体的稀释液和反应液。电解质的浓度不宜过高，否则会出现盐析现象（假阳性）。

2. 酸碱度 蛋白质具有两性电离性质，因此每种蛋白质都有固定的等电点。抗原抗体反应必须在合适的 pH 环境中进行，pH 过高或过低都将影响抗原与抗体的理化性质。抗原抗体反应一般在 pH 为 6～9 的环境中进行。当 pH 达到或接近颗粒性抗原的等电点时，即使无相应抗体存在，也会引起抗原非特异性的凝集（自凝），造成假阳性结果。

3. 温度 抗原抗体反应必须在合适的温度下进行，一般以 15～40℃为宜，最佳反应温度为 37℃。温度升高可加速分子运动，抗原与抗体碰撞机会增多，反应加速。若温度高于 56℃时，可导致已结合的抗原抗体复合物解离，甚至变性或破坏。温度越低，结合速度越慢，但结合牢固，更易于观察。某些特殊的抗原抗体反应，对温度有一些特殊的要求，例如冷凝集素在 4℃左右与红细胞结合最好，20℃以上反而解离。

此外，适当振荡和搅拌也能促进抗原抗体分子的接触，加速反应，其作用与反应物粒子大小成正比。

四、抗原抗体反应的对照设置

抗原抗体反应的影响因素较多，因此应十分注意实验条件的选择和稳定性，必须严格设置好试验对照。对照是实验质量控制的手段之一，目的在于消除无关变量对实验结果的影响。按对照的内容和形式的不同，对照实验通常分为以下几种类型：

1. 阳性对照　阳性对照是检验实验有效性的标准，同时也作为结果判断的对照。阳性对照品的基本组成与检测标本的组成一致。

2. 阴性对照　阴性对照品的基本组成除了不含待测物质（抗原或抗体）以外，其余成分应尽量与检测标本的组成相一致，能客观比较和鉴别处理因素之间的差异。阴性对照品须先行检测，确定其中不含待测物质。

3. 空白对照　指仅用稀释液代替检测样本，不做其他任何实验处理的对照组。空白对照能明白地对比和衬托出实验组的变化和结果。

4. 标准品对照　在定量测定的免疫学实验中，标准品的设置是能够定量的基础。实验应含有制作标准曲线用的（参考）标准品，一般包括覆盖可检测范围的四至五个浓度。

五、抗原抗体反应的技术类型

随着免疫学技术的飞速发展，新的免疫学测定方法不断出现，使免疫学实验技术更加特异、敏感和稳定。目前根据抗原和抗体性质的不同、反应条件的差别以及抗原抗体反应的现象、结果的不同，可把抗原抗体检测技术分为五种类型（表 13－1）。

表 13－1　抗原抗体反应的技术类型

技术类型	实验技术	检测方法	敏感度
凝集技术	直接凝集技术	用裸眼、放大镜或显微镜观察红细胞或胶乳等颗粒的凝集现象	+
	间接凝集技术	同上	＋＋
	凝集抑制技术	同上	＋＋＋
	协同凝集技术	同上	＋＋＋
	抗球蛋白凝集技术	同上	＋＋＋
沉淀技术	液相沉淀技术	观察沉淀、检测浊度	＋，＋＋
	凝胶扩散技术	观察扫描沉淀线或环	+
	凝胶电泳技术	观察扫描沉淀峰、弧等	＋＋
补体参与的检测技术	补体溶血技术	以裸眼或光电比色仪观察测定溶血现象	＋＋

（张　琦）

第二节　免疫原与免疫血清的制备

抗原和抗体是免疫学检验的两大基本因素，抗原的纯化是制备特异性抗体的先决条件。抗体是生物学及医学领域中应用最广泛的制剂，免疫学检验中尤其需要各式各样的抗体。抗体的质量直接关系到检验结果的特异性和敏感性，因此抗体制备技术是免疫学技术的基础，迄今为止，其发展已经历了三个阶段，第一代抗体为用纯化抗原免疫动物获得的血清多克隆抗体（polyclonal antibody，PcAb）；第二代抗体是用B细胞杂交瘤技术制备的单克隆抗体（monoclonal antibody，McAb）；第三代抗体为基因工程抗体（genetic engineering antibody，GeAb）。

一、免疫原的制备

免疫原是能激发机体免疫系统产生特异性抗体或致敏淋巴细胞的抗原。免疫原的纯度可直接影响免疫血清的特异性，因此抗体制备的首要步骤是制备并纯化免疫原。天然的免疫原绝大多数是多种成分的混合体，所以必须从复杂的混合体中提取出某种单一成分，经纯化后才可用做免疫原制备相应的抗体。根据免疫原的性质及来源不同，其纯化方法也有所不同。

（一）颗粒性免疫原的制备

天然的颗粒性免疫原主要是指人、动物或寄生虫的细胞以及细菌细胞抗原等，制备方法相对较简单。

1. 绵羊红细胞的制备　绵羊红细胞是制备溶血素的免疫原，制备方法是采集健康绵羊的静脉血，立即注入无菌带有玻璃珠的三角烧瓶内，充分摇动15～20min，除去纤维蛋白，即得抗凝绵羊全血。免疫动物前，取适量抗凝血于离心管中，以无菌生理盐水洗涤细胞三次（2 000r/min，每次10min），然后取压积红细胞，稀释成10^6/mL浓度的细胞悬液即可。

2. 细菌免疫原的制备　选用经鉴定合格的标准菌株，接种于固体或液体培养基，置温箱37℃培养24h。菌体抗原经100℃水浴2～2.5h杀菌并破坏鞭毛抗原即可应用。而鞭毛抗原要选用有动力的菌株，菌液用0.3%～0.5%甲醛处理。有些寄生虫卵也可制成抗原悬液供免疫用。

（二）可溶性免疫原的制备

蛋白质、细菌毒素、糖蛋白、脂蛋白、酶类和核酸等均为可溶性抗原，它们大部分来源于组织和细胞，成分复杂，免疫动物前需要进行纯化。其制备过程如下：①选取合适的组织和细胞并将其破碎。②选用适当的方法从组织和细胞匀浆中提取目的蛋白或其他抗原。③采用层析法等将可溶性抗原进一步纯化。④鉴定抗原的纯度。

1. 蛋白质抗原的制备　不同的蛋白质结构不同，它们的溶解度也不相同，大部分蛋白质都可溶于水、稀盐、稀酸或稀碱溶液，少数与脂类结合的蛋白质则溶于乙醇、丙酮、丁醇等有机溶剂。

（1）水溶液提取：由于蛋白质大部分溶于水、稀酸和稀碱溶液，因此提取蛋白质以水溶液为主，其中尤以稀盐液和缓冲液对蛋白质的稳定性好，溶解度高。

（2）有机溶剂提取：一些不溶于水、稀盐、稀酸或稀碱溶液的蛋白质和酶，常用不同比例的有机溶剂来提取。如用70%～80%乙醇提取麸蛋白。

2. 核酸抗原的制备　核酸分为两大类：一类为核糖核酸（RNA），另一类为脱氧核糖核酸（DNA）。核酸是两性化合物，在一定的pH溶于水，其水溶液呈酸性，不溶于乙醇等有机溶剂。细胞内的核酸常和蛋白质结合成核蛋白，两种核糖核蛋白的溶解度与溶液电解质的浓度、酸碱度有关，调节电解质溶液的浓度和酸碱度，可使核糖核蛋白和脱氧核糖核蛋白分离开来。

（1）RNA的提取：RNA在细胞中主要有三种类型：mRNA代谢不稳定，提取时要求条件较严格；分离tRNA时，将细胞破碎，用酸处理即可得到沉淀物；rRNA占全部RNA的80%以上，比较稳定，一般提取的大分子RNA主要来源此部分。提取核内rRNA时常先将细胞核分离后再进行，以避免其他细胞组分RNA的干扰。

（2）DNA的提取：DNA主要存在于细胞核中，天然状态的DNA绝大多数是以脱氧核糖核蛋白形式存在。常用的方法是以1mol/L氯化钠溶液抽提，得到的脱氧核糖核蛋白溶液与含有少量辛酸或戊醇的氯仿一起振荡，除去蛋白质即可。

3. 脂多糖抗原的制备　脂多糖是革兰阴性菌细胞壁中的重要成分，对宿主有毒性，即革兰阴性菌的内毒素。内毒素只有当细菌死亡裂解或用人工方法破坏细菌细胞后才能释放出来。常用苯酚法提取脂多糖。

（三）半抗原免疫原的制备

半抗原是低相对分子质量的化学物质，例如多肽、多糖、甾族激素、脂肪胺、类脂质、核苷、某些药物（包括抗生素）以及其他化学物品等。这些小分子物质无免疫原性，只有把这些半抗原与蛋白质载体或与高分子聚合物结合，才能刺激机体产生特异性抗体或致敏淋巴细胞。半抗原与载体结合的方法有物理法和化学法。物理吸附的载体有淀粉、聚乙烯吡咯烷酮、硫酸葡聚糖和羧甲基纤维素等，其通过电荷和微孔吸附半抗原。化学法则是利用功能基团将半抗原连接到载体上。

1. 载体的选择　载体有蛋白质、多肽聚合物、大分子聚合物和某些颗粒等。蛋白质是一种良好的载体，常用的有人血白蛋白、牛血白蛋白和牛甲状腺球蛋白等，其中牛血白蛋白溶解度大，免疫活性强，又易获得，所以最为常用。

2. 半抗原－载体连接方法　半抗原结合到载体上的数目与免疫原性有关。一般认为应连接 20 个以上的半抗原，才能有效地产生抗体。根据半抗原的化学结构不同，它们与载体连接的方法亦不同，主要有以下三种形式：

（1）带有游离氨基或游离羧基以及两种基团均有的半抗原，可直接与载体连接，如脑啡肽、胃泌素、胰高血糖素、前列腺素等多肽激素类。羧基可用碳化二亚胺法和混合酸酐法与载体氨基形成稳定的肽键。而带氨基的半抗原则可与载体羧基缩合，还可借助双功能试剂如戊二醛等与载体氨基连接。

（2）带有羟基、醛基、酮基的半抗原，如多糖、醇、酚、核苷以及甾族激素等，不能直接与载体连接，需要用化学方法改造成羧基后才能与载体连接。例如琥珀酸酐法可将带羟基的半抗原改造成带羧基的半抗原琥珀酸衍生物等。

（3）芳香族半抗原，由于其环上带有羧基，它邻位上的氢很活泼，极易取代，因此可先将羧基芳香胺与氨基苯丙酸或对氨基马尿酸等进行重氮化反应，然后用碳化二亚胺法使半抗原上的羧基与载体氨基缩合形成肽键；也可让半抗原的羧基先与载体缩合，再进行重氮化反应。

3. 免疫原的鉴定　纯化抗原的鉴定方法较多，常用的有聚丙烯酰胺凝胶电泳法、结晶法、免疫电泳法、免疫双扩散法等。仅用一种方法无法作纯度鉴定，只有几种方法联合应用才较可靠。蛋白质抗原的定量常用生化分析方法，根据测试抗原量的多少可用双缩脲法或酚试剂法。如果抗原极为宝贵，可用紫外光吸收法。

（四）免疫佐剂

佐剂是指与抗原一起或预先注射于机体，能够增强机体免疫应答或改变免疫应答类型的物质。佐剂本身可以有免疫原性，也可不具备免疫原性。

1. 常用的佐剂　很多物质都可作为佐剂，通常按有无免疫原性分为两类：一种是本身具有免疫原性的佐剂，如细胞因子、微生物及其产物，包括百日咳杆菌、结核分枝杆菌以及细菌脂多糖等；另一种本身无免疫原性，如液状石蜡、羊毛脂、氢氧化铝、表面活性剂等。目前应用最多的是弗氏佐剂。它是由液状石蜡、羊毛脂和卡介苗混合而成。弗氏佐剂又可分为两种：①不完全弗氏佐剂，是由液状石蜡与羊毛脂按（1～5）：1 比例混合而成。②完全弗氏佐剂，在不完全佐剂中加入卡介苗（终浓度为 2～20mg/mL），即成为完全弗氏佐剂。在免疫动物时，应先将弗氏佐剂与抗原按 1：1 体积比混匀，制成“油包水”的乳化液。

2. 佐剂的作用机制　佐剂的作用机制较为复杂，至今尚未完全清楚，归纳起来主要有以下几种：①可以增加抗原的表面积和改变抗原活性基团构型，从而增强抗原的免疫原性。②佐剂与抗原混合可改变抗原的物理性状，易于刺激机体局部引起肉芽肿，延长抗原在局部组织的贮存时间，使抗原缓慢释放。③增强巨噬细胞的吞噬作用，刺激淋巴细胞增生，从而促进体液免疫、细胞免疫和非特异性免疫功能。

二、免疫血清的制备

纯化抗原免疫动物的血清是制备免疫血清的通用选择。由于纯化抗原常带有多个抗原决定簇，免疫动物后可刺激产生针对同一抗原不同决定簇的抗体，所以免疫血清实质上包含了多种质与量均不同的抗体，故称多克隆抗体。其特异性和效价与免疫原的种类、免疫动物的方式有关。

（一）选择免疫动物

1. 动物的种系与个体　一般来说，抗原的来源与免疫动物的亲缘关系越远，免疫原性越强，产生的免疫效果越好。而同种系或亲缘关系较近者，免疫效果差，甚至不产生抗体。如鸡与鸭、兔与大鼠之间不适于作免疫动物。动物的年龄与健康状况可影响所产生抗体的效价，年龄太小者容易产生免疫耐受，而年老体衰者，免疫应答能力低下，不易产生高效价抗体。所以选择的动物必须是适龄、健壮、体重符合要求的正常动物，最好为雄性。

2. 抗原的性质　对于不同性质的免疫原，适用的动物亦有所不同。蛋白质抗原适用于大部分动物，但有些动物体内因为有类似物质或其他原因，对某些蛋白质免疫反应极差，如家兔对胰岛素、绵羊对IgE、山羊对多种酶类均不易产生抗体。因此，酶类抗原宜选用豚鼠，甾体激素宜选用家兔作为免疫动物。

3. 抗血清的要求　对免疫血清需求量大时，应选用马、驴或绵羊等大型动物，若需求量少则可选用家兔、豚鼠或鸡等小型动物。另外，按免疫动物的不同，所获得的抗体有 R 型（rabbit）和 H 型（horse）之分。R 型是用家兔等小型动物免疫后产生的抗体，具有较宽的抗原抗体反应等价带，适用于作诊断试剂；H 型是用马等大型动物免疫后获得的抗体，抗原抗体反应等价带较窄，一般用作免疫治疗（抗毒素血清）。

（二）确定免疫方案

1. 免疫原的剂量　免疫原的接种剂量根据抗原本身免疫原性的强弱、动物的个体状态和免疫时间来确定。一般认为，免疫原的剂量适当加大，时间间隔适当延长，可获得高效价的抗体，但免疫原剂量过大或过小都容易引起免疫耐受。第一次免疫时免疫剂量不宜过大，以免接种过量的免疫原，导致免疫麻痹；加强免疫时可增大抗原剂量。大型动物抗原剂量（以蛋白抗原为准）0.5～1mg/只，小型动物0.1～0.6mg/只。

2. 免疫途径　抗原进入机体的途径与抗原的吸收、代谢速度有很大的关系。常用的免疫部位有静脉、肌肉、皮下、皮内、腹腔、淋巴结、脾脏等。皮内或皮下接种时一般采用多点法注射，如足掌、背部两侧、耳后和腋窝淋巴结周围等处。若抗原稀少，可采取淋巴结内微量接种法。静脉或腹腔注射法多用于颗粒性抗原或加强免疫接种。

3. 免疫间隔时间　免疫间隔时间是影响抗体产生的重要因素，尤其是首次免疫与第二次免疫接种的间隔时间。首次免疫接种后，因机体正处于识别抗原和进行 B 细胞活化增殖阶段，如果很快进行第二次抗原刺激极易造成免疫抑制。一般蛋白质抗原以间隔 10～20d 为优，第二次后间隔 7～10d 加强免疫一次。若间隔时间太长，则刺激变弱，抗体效价不高。而半抗原的接种间隔要求长一些。

（三）采血

在采集免疫血清之前，要预先进行抗体效价测定。若抗体效价达到要求，应在末次免疫后一周内及时采血，否则效价将会下降。因故未及时取血，则应补充免疫一次（肌肉、腹腔或静脉内注射，不加佐剂），5～7d 后取血。常用的动物采血法有以下几种。

1. 颈动脉放血　这是最常用的方法，对家兔、山羊等动物皆可采用。于动物颈外侧做皮肤切口，分离出颈总动脉，用丝线将远心端结扎，近心端用止血钳夹住，剪断血管，用固定止血钳将断端放入无菌瓶口，慢慢打开止血钳，动脉血立即喷射入瓶。此方法放血的速度快，动物死亡也快，取血量略少于其他放血法。放血量至动物血总量的一半时，暂时将动脉夹住片刻，再继续放血，获得的血量可以增加。

2. 心脏采血　将动物固定于仰卧位，在其胸壁探明心脏搏动最明显处，用 16 号针头与胸壁呈 45°角穿刺。本法常用于家兔、豚鼠和鸡等小型动物，但操作不当，容易引起动物中途死亡。

3. 静脉采血　可选用家兔的耳中央静脉和山羊的颈静脉采血。这种放血法可隔日一次，因此采集血液量多。如用耳静脉切开法，一只家兔可采百余毫升血液。用颈静脉采集绵羊血，一次可采集300mL，放血后立即回输等量10%葡萄糖盐水，三天后仍可重复采血。动物休息1周，再加强免疫一次，又可再次采血，一只羊可获1 500～2 000mL血液。小鼠取血往往采取断尾或摘除眼球法，每只小鼠可获得的血液一般不超过2mL。

（四）分离、鉴定和保存免疫血清

1. 免疫血清的分离　采集血液后，应立即分离出血清。分离免疫血清通常采用室温自然凝固，再置于37℃温箱1h，然后4℃冰箱过夜，待血块收缩后分离血清。

2. 免疫血清的鉴定　抗血清的纯化过程会造成抗体绝对含量和活性的损失，因此，血清在应用或贮存之前还应该进行抗体效价的测定以及抗体特异性、纯度和亲和力等的鉴定。

3. 免疫血清的保存　保存抗血清的方法主要有三种：①4℃保存：抗血清在鉴定纯化前可保存在4℃冰箱内，为防止细菌污染可将血清过滤除菌或加入防腐剂，保存的期限为三个月或半年。②冷冻保存：是常用的抗血清保存方法，将抗血清分装保存于－20～－70℃，可保存2～3年且抗体效价无明显下降，但要避免反复冻融。③真空干燥保存：抗血清分装后，用真空干燥机进行干燥，制成干粉（水分≤0.2%），密封后在普通冰箱内保存4～5年抗体效价无明显变化。

（五）免疫血清中抗体的纯化

单价特异性是指血清只与其特异性抗原发生反应。有时免疫原不纯，含有微量的杂抗原（性质相近的），制得的抗血清中出现2～3种杂抗体。即使用纯抗原，也会出现抗血清的不纯，因此使用前必须进行纯化。

1. 单价特异性抗体的纯化　可以用亲和层析法将交叉杂抗原交联到琼脂糖珠4B上，装柱后，将预吸收的抗体通过亲和层析柱，杂抗体吸附在柱上，流出液则是单价特异性抗体。也可用吸附剂法，用不含免疫动物抗原的其他杂抗原液做成固相吸附剂，直接加到抗血清中（约1/10），杂抗原则与杂抗体结合，上清液则为无杂抗体的单价特异性抗体。有时杂抗原较少，其他蛋白也少，加入戊二醛后不形成胶冻状，此时可加入无关蛋白进行交联，如牛血清蛋白、兔血清、马血清、卵白蛋白等。加入量以达到总蛋白的2%～3%为宜。

2. IgG类抗体的纯化　特异性IgG的制备方法有粗提法、离子交换层析法、亲和层析法、酶解法等。

粗提法大多用硫酸铵盐析法或硫酸钠盐析法。硫酸铵盐析法需经过多次沉淀，IgG组分中还含其他杂蛋白，会产生干扰，因此盐析法粗提的γ球蛋白只能用于一般的实验，或者是抗体效价较高的抗血清。离子交换层析法提取IgG简便，不损坏抗体，既可小量提取，也可大量制备。最为常用的离子交换剂是QAE纤维素。亲和层析法是将纯化抗原或粗制抗原（如是单价特异性则对抗原要求不高）交联Sepharose4B制成亲和层析柱，将抗血清经层析柱过滤洗去未结合的杂蛋白，再用硫氰酸钾洗脱，流出的是纯化的特异性IgG抗体。

三、人工制备的抗体

（一）单克隆抗体

McAb是由只识别单一抗原决定簇的B细胞克隆产生的同源抗体，简称单抗。其理化性状高度均一、效价高、只与一种抗原决定簇发生反应、生物活性单一，具有高度特异性又易于大量制备。

（1）单克隆抗体制备的基本原理：杂交瘤技术是在细胞融合技术的基础上，将具有分泌特异性抗体能力的致敏B细胞和具有无限繁殖能力的骨髓瘤细胞融合为杂交瘤细胞。这种杂交瘤细胞具有两种亲本细胞的特性，既能够分泌抗体又能在体外长期繁殖，经过克隆化后成为单个细胞克隆，分泌的抗体即为单克隆抗体。

1）细胞的选择与融合：①致敏B细胞：首先用抗原免疫的BALB/C健康小鼠，使小鼠脾细胞被激活成为具有分泌抗体能力的浆细胞。②选择骨髓瘤细胞：骨髓瘤细胞为B细胞系恶性肿瘤，能在体外长期增殖并容易与B细胞融合。③细胞融合：细胞融合是制备单克隆抗体的中心环节。有多种方法可使细胞融合，包括物理方法（如电场诱导）、化学方法和生物学方法（如仙台病毒）等，化学法最常用的助融剂是相对分子质量为1 000～2 000D（道尔顿）的PEG，使用浓度在30%～50%之间。

2）选择性培养基的应用：致敏B细胞与骨髓瘤细胞的融合是随机的，经过融合过程后将有几种形式的细胞出现：融合的瘤细胞与B细胞、融合的B细胞与B细胞、融合的瘤细胞与瘤细胞、未融合的瘤细胞、未融合的B细胞和细胞的多聚体形式等。这些细胞中，细胞的多聚体形式容易死亡，未融合的B细胞在体外仅存活5～7d，故无须特别筛选。而未融合的瘤细胞能在体外生长繁殖，可影响杂交瘤细胞的生长，因此需要筛选去除，只留下B细胞杂交瘤。利用HAT选择培养基可以达到此目的，其作用方式是根据细胞内核苷酸的生物合成途径而设计的。

3）有限稀释与抗原特异性选择：在动物免疫中，应选用高纯度抗原。一种抗原往往有多个表位，一个动物体在受到抗原刺激后产生的体液免疫应答，实质是众多B细胞群的抗体分泌。而针对目标抗原表位的B细胞只占极少部分。由于细胞融合是一个随机的过程，在已经融合的细胞中，有相当比例的无关细胞的融合体，需筛选去除。

（2）单克隆抗体制备技术流程（图13－2）。

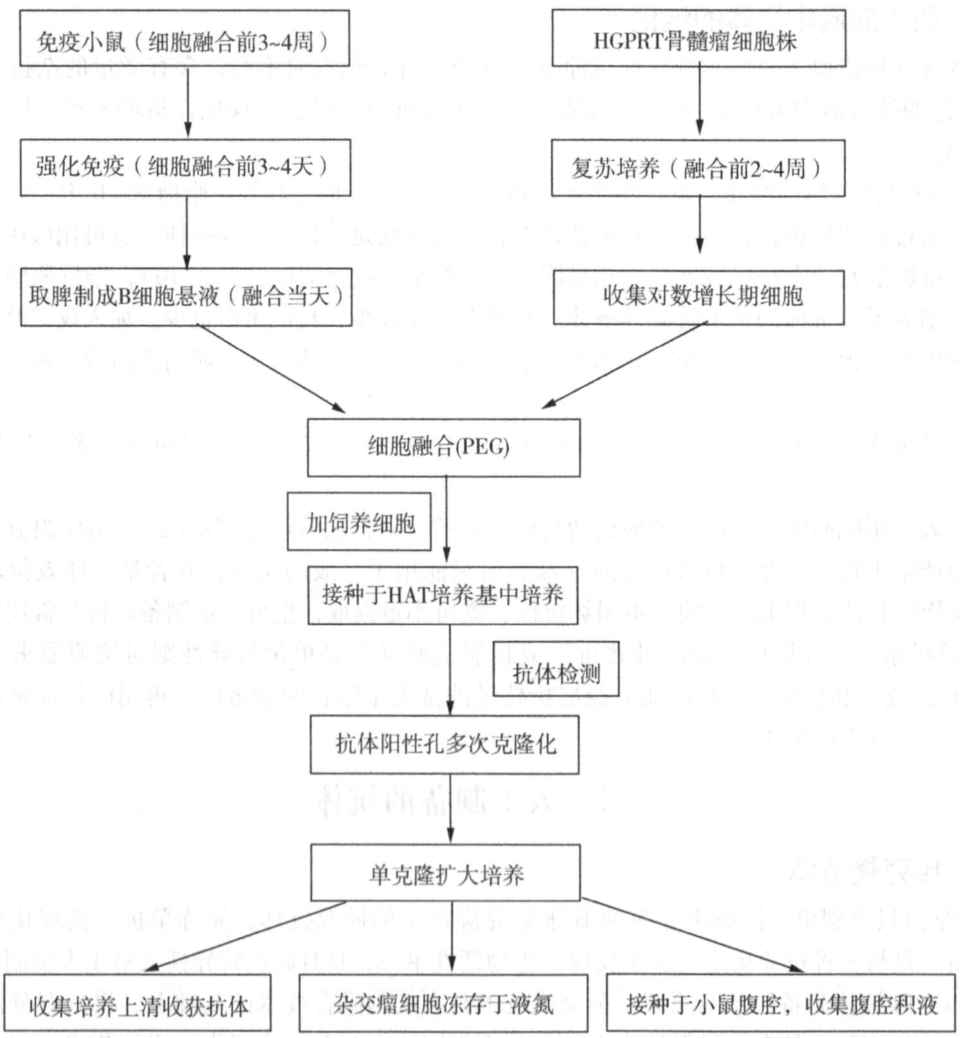

图13－2　单克隆抗体制备流程

（3）单克隆抗体在医学中的应用：单克隆抗体一问世便在生物学等医学研究领域中显示了其极大的应用价值，特别是在诊断和防治疾病、判断预后以及研究疾病发病机制等方面发挥了巨大的促进作用。目前单克隆抗体作为医学检验诊断试剂主要应用于：

1）诊断各类病原体：这是单克隆抗体应用最广泛的领域，已有大量的商品诊断试剂供选择。如用于诊断乙肝病毒、疱疹病毒、巨细胞病毒、EB 病毒等各种微生物感染的试剂。

2）诊断和治疗肿瘤：检测肿瘤特异性抗原和肿瘤相关抗原，可用于肿瘤的诊断；利用单克隆抗体与靶细胞特异性结合，将药物带至病灶部位，为人类恶性肿瘤的免疫治疗开辟了广阔前景。

3）检测淋巴细胞的表面标志：用于区分细胞亚群和细胞分化阶段。如检测 CD 系列标志，有助于了解细胞的分化情况、T 细胞亚群的数量和质量变化，对多种疾病诊断具有参考意义。

4）机体微量成分的测定：应用单克隆抗体和免疫学技术，可测定机体的多种微量成分，如酶类、激素、维生素、药物等，对受检者健康状态判断、疾病检出、指导诊断和治疗均具有实际意义。

（二）基因工程抗体

基因工程抗体又称重组抗体，是指应用 DNA 重组技术及蛋白工程技术对编码抗体的基因按不同的需要进行改造和加工，经导入适当的受体细胞后重新表达的抗体。

目前基因工程抗体技术主要包括两部分内容，一是应用 DNA 重组和蛋白质工程技术对已有的单克隆抗体进行改造，包括人源化抗体、小分子抗体、双价特异性抗体和抗体融合蛋白等的制备；二是用抗体库技术筛选、克隆新型单克隆抗体。

1. 人源化抗体

（1）嵌合抗体：又称人 - 鼠嵌合抗体，是从杂交瘤细胞中分离出鼠源单克隆抗体功能性 V 区基因，经基因重组与人抗体 C 区基因连接成嵌合基因后，插入适当的表达载体中，再共同转染宿主细胞，即可表达人 - 鼠嵌合抗体分子。嵌合抗体保留了单克隆抗体对抗原的特异亲和性，又降低了鼠抗体的免疫原性。

（2）改型抗体：是应用基因工程技术在嵌合抗体基础上用人抗体可变区的骨架区序列取代鼠源单克隆抗体 CDR 以外的骨架区序列，重新构成既有鼠源单克隆抗体的特异性又保持抗体亲和力的人源化抗体，该抗体对人体几乎无免疫原性。

2. 小分子抗体　小分子抗体指相对分子质量较小但具有抗原结合功能的分子片段。它的优点表现在以下几个方面：①免疫原性低且相对分子质量小，易于穿透血管或组织到达靶细胞部位，可用于免疫治疗。②可在大肠杆菌等原核细胞中表达，降低生产成本。③不含 Fc 段，不会与带有 Fc 受体的细胞结合，不良反应小。④半衰期短，有利于中和并及时清除毒素。小分子抗体包括：抗原结合片段（Fab）、可变区片段（Fv）和单链抗体等。

3. 特殊基因工程抗体

（1）双特异性抗体：又称双功能抗体。它不同于天然抗体，其两个抗原结合部位具有不同的特异性，可以同时与两种不同特异性的抗原发生结合。可通过化学交联法或将两种杂交瘤细胞融合而制备，也可采用基因工程技术制备双特异性抗体。

（2）抗体融合蛋白：是将抗体分子片段与其他蛋白融合所得到的产物。这种抗体融合蛋白具有多种生物学功能。例如将抗体 Fab 段或 Fv 段与其他生物活性蛋白融合，就可将特定的生物学效应导向靶部位；将 ScFv 与某些细胞膜蛋白融合，则可形成嵌合受体，赋予特定细胞以结合抗原的能力；若将非抗体蛋白与抗体分子的 Fc 段融合，可改善其药代动力学特性，并可使某些生物学活性与抗体的生物学功能相联。

（3）抗体库技术：抗体库技术是指用细菌克隆代替 B 细胞克隆来表达抗体谱。它的出现基于 PCR 技术的发展、大肠杆菌直接表达抗体分子片段的成功以及噬菌体显示技术的问世。抗体库技术的主要特点为：①方法简单快速，与单克隆抗体制备相比，既免去细胞融合之烦琐，又避免动物免疫之局限。②选择范围广泛，抗体基因库的抗原特异性可高达 $10^8 \sim 10^{10}$。③可模拟体内免疫系统亲和力成熟过程来制备高亲和力抗体。④无须人体免疫接种过程即可获得特异性人源化抗体。⑤便于大规模生产。

（张　琦）

第三节　凝集技术

颗粒性抗原（如细菌和红细胞等）或表面覆盖了抗原（或抗体）的颗粒状物质（如醛化红细胞、聚苯乙烯胶乳颗粒等）与相应抗体或抗原结合后，可出现肉眼可见的凝集现象，即凝集反应。根据凝集反应的原理进行抗原、抗体检测的技术为凝集技术。

在免疫学检验技术中，凝集技术根据试验方法、使用材料和测定对象的不同，可分为直接凝集技术、间接凝集技术和其他凝集技术三类。

一、直接凝集技术

细菌、螺旋体和红细胞等颗粒抗原，在适当电解质参与下可直接与相应抗体结合出现凝集，称为直接凝集。凝集反应中的抗原称为凝集原，抗体称为凝集素。常用的直接凝集技术有玻片和试管凝集技术。

（一）玻片凝集技术

1. 原理　玻片凝集技术为定性检测技术，是在玻片上进行的直接凝集技术，根据有无凝集现象的出现，可用已知的抗体检测未知的抗原。

2. 试剂与器材

（1）待检样品：OX_{19}变形杆菌，18～24h琼脂斜面培养物。

（2）OX_{19}变形杆菌诊断血清。

（3）生理盐水。

（4）载玻片、接种环、滴管等。

3. 操作方法

（1）于洁净载玻片一端加诊断血清1滴，另一端加生理盐水1滴作对照。

（2）用接种环挑取OX_{19}变形杆菌培养物分别混于生理盐水和诊断血清中，充分混匀。

（3）将玻片轻轻摇动1～2min，观察结果并记录报告。

4. 结果判断　对照端不发生凝集，为均匀混浊的乳状液。在诊断血清中，如混悬液由混浊变澄清并出现肉眼可见的凝集小块为阳性结果；如与对照相同，则为阴性结果。

5. 注意事项

（1）载玻片应洁净、干燥、中性，以防止和减少非特异性凝集。

（2）每一待检细菌均须作生理盐水对照，如对照凝集则表示细菌（粗糙型）发生自凝，试验结果无效。

（3）于载玻片两端涂布混合细菌时，应先将细菌与生理盐水混合，然后再将细菌于诊断血清中涂布混匀，以免将血清带入生理盐水中。

（4）试验后的细菌仍有传染性，应将载玻片及时放入消毒缸内。

（5）鉴定ABO血型时，室温若低于10℃，易出现冷凝集而造成假阳性结果。

6. 临床应用　此技术为定性检测技术，操作简便，反应迅速，但敏感性较低，主要用于细菌菌种的鉴定、分型以及ABO血型抗原的鉴定等。

（二）试管凝集技术

1. 原理　试管凝集技术是在试管内进行的直接凝集，是将已知的颗粒性抗原悬液定量地与一系列倍比稀释的待检血清等量混合，静置一段时间后，根据各管的凝集程度，判断待检血清中抗体的有无及其效价。

2. 试剂与器材

（1）待检血清、伤寒沙门菌H、O菌液（10亿/mL）、生理盐水。

（2）37℃水浴箱、试管、1mL 刻度吸管、吸球等。

3. 操作方法

（1）取洁净试管 16 支，分成两排放于试管架上，依次编号。

（2）另取一支试管作为稀释试管，取待检血清 0.1mL 和生理盐水 1.9mL 充分混匀，于每排第 1 管各加 0.5mL；于稀释试管内加生理盐水 1mL 充分混匀后吸出 1mL 于每排第 2 管各加 0.5mL；同法依次稀释至第 7 管。第 8 管不加血清，各加生理盐水 0.5mL 作为对照。至此，第 1 ~ 7 管的血清稀释度为 1 ∶ 20，1 ∶ 40，1 ∶ 80，1 ∶ 160，1 ∶ 320，1 ∶ 640，1 ∶ 1 280。这种稀释方法称为连续倍比稀释法。

（3）第一排每管加诊断菌液 H 抗原 0.5mL，第二排每管加诊断菌液 O 抗原 0.5mL，此时第 1 ~ 7 各管内血清稀释度又增加 1 倍，分别为 1 ∶ 40，1 ∶ 80，1 ∶ 160，1 ∶ 320，1 ∶ 640，1 ∶ 1 280，1 ∶ 2 560。

4. 结果判断　判断结果时，要有良好的光源和黑暗的背景。先不振摇，观察管底凝集物和上清浊度。然后轻摇或用手指轻弹管壁使凝集物悬浮，观察凝集块的松软、大小、均匀度和悬液浊度。

（1）先观察盐水对照管：对照管应无凝集现象。管底沉积呈圆形、边缘整齐，轻摇则沉积菌分散，均匀混浊。

（2）再观察试验管：伤寒沙门菌 O 抗原凝集物呈颗粒状，轻摇时不易升起和离散，往往黏附于管底；H 抗原凝集物呈棉絮状，沉于管底，轻摇易升起和离散。根据凝集的强弱程度，可将试验结果划分为以下等级：

“＋＋＋＋”：细菌全部凝集，管内液体澄清，可见管底有大片边缘不整的白色凝集物，轻摇时可见明显的颗粒、薄片或絮状物。

“＋＋＋”：细菌大部分凝集，液体轻度混浊，管底有边缘不整的白色凝集物，轻摇时可见较明显的颗粒、薄片或絮状物。

“＋＋”：细菌部分凝集，液体较混浊。

“＋”：细菌仅少量凝集，液体混浊。

“－”：细菌不凝集，液体混浊度和管底沉积物与对照管相同。

（3）判断待检血清抗体的效价：以出现“＋＋”凝集强度的血清最大稀释度作为待检血清的抗体效价（滴度）。

5. 注意事项

（1）抗原、抗体在比例适当时，才出现肉眼可见的凝集现象。如抗体浓度过高，则无凝集物形成，出现前带现象，此时须加大抗体稀释度重新试验。

（2）判断结果时，应在暗背景下透过强光观察。

（3）注意温度、pH、电解质对试验结果的影响。

（4）抗原、抗体加入后要充分振摇，以增加抗原抗体的接触。

6. 临床应用　该技术是一种经典的半定量检测技术，操作简单，但敏感性不高，主要用于辅助诊断疾病或进行流行病学调查，如诊断伤寒和副伤寒的肥达反应和诊断斑疹伤寒、恙虫病、立克次体感染的外－斐反应等。

二、间接凝集技术

将可溶性抗原（或抗体）吸附于适当大小的颗粒性载体的表面，然后与相应抗体（或抗原）作用，在适宜的电解质存在的条件下，出现特异性凝集现象，称间接凝集或被动凝集。

（一）常用的载体

良好载体应具有以下的基本特点：①在生理盐水或缓冲液中无自凝倾向。②大小均匀。③比重与递质相似，短时间内不能沉淀。④无化学或血清学活性。⑤吸附抗原（或抗体）后，不影响其活性。

载体的种类很多，如聚苯乙烯乳胶、白陶土、活性炭、人和多种动物的红细胞、某些细菌等。目前被广泛应用的是人O型红细胞和绵羊红细胞，尤以后者应用更广，因为其来源方便，且其表面有大量的糖蛋白受体（约1 000个以上），极易吸附某些抗原物质，吸附性能好，且大小均匀一致。

（二）技术类型

（1）根据载体的不同，间接凝集技术可分为间接炭凝集、间接乳胶凝集和间接血凝技术等。

（2）根据用量和器材的不同间接凝集技术又可分为试管法（全量法）、凹板法（半微量法）和反应板法（微量法）。

（3）根据吸附物不同可将其分为正向间接凝集技术（吸附抗原）、反向间接凝集技术（吸附抗体）和间接凝集抑制技术。

1）正向间接凝集技术：用抗原致敏载体以检测标本中的相应抗体。

2）反向间接凝集技术：用特异性抗体致敏载体以检测标本中的相应抗原。

3）间接凝集抑制技术：以抗原致敏的颗粒载体及相应的抗体为诊断试剂，检测标本中是否存在与致敏抗原相同的抗原，称为正向间接凝集抑制技术。检测方法为先将标本与抗体试剂作用，然后再加入致敏的载体，若出现凝集现象，说明标本中不存在相同抗原，抗体试剂未被结合，因此仍与载体上的抗原起作用。同理可用抗体致敏的载体及相应的抗原作为诊断试剂，以检测标本中的抗体，此法称反向间接凝集抑制技术。

（三）间接血球凝集技术（间接血凝技术）

1. 原理　间接血球凝集技术是根据红细胞表面的吸附作用而建立起来的。将可溶性抗原或抗体吸附于红细胞表面，此时红细胞称为“致敏红细胞”。这种致敏的红细胞与相应的抗血清或抗原相遇可产生凝集现象。

2. 试剂与器材

（1）伤寒杆菌O抗原致敏红细胞、伤寒杆菌O_{901}，免疫兔血清、生理盐水。

（2）试管、吸管、吸球等。

（3）37℃水浴箱。

3. 操作方法

（1）小试管9只标记号码后置于试管架上。

（2）于第1管加入生理盐水0.9mL，其余各管各加入0.5mL。

（3）吸取已加热灭菌的免疫兔血清0.1mL加入第1管，吹吸混匀后取0.5mL注入第2管，同样将第2管的血清与盐水混匀，取0.5mL注入第3管。如此依次稀释直至第8管。自第8管吸出0.5mL弃去。第9管不加血清作对照。

（4）于每管加入0.5mL已经致敏的0.5%绵羊红细胞悬液，混匀后放入37℃水浴中2h后观察结果。

4. 结果判断　凡红细胞沉积于管底，集中呈一圆点的为不凝集，即“－”。若红细胞凝集，则凝集物分布于管底周围为阳性结果，根据红细胞凝集的程度判断阳性反应的强弱：

“＋＋＋＋”：红细胞形成片层凝集，均匀布满管底，或边缘皱缩如花边状（与肥达反应一致）。

“＋＋＋”：红细胞形成片层凝集，面积略多于“＋＋”情况。

“＋＋”：红细胞形成层凝集，面积较小，边缘较松散。

“＋”：红细胞沉积于管底，周围有散在少量凝集。

通常以出现“＋＋”凝集的血清最高稀释度为判定滴度终点。

5. 注意事项

（1）严重溶血或严重污染的血清样品不宜检测，以免发生非特异性反应。

（2）每次检测，阴性、阳性和稀释液对照只需各做一份。

6. 临床应用　间接凝集技术具有快速、敏感、操作简便、无须特殊的实验设备等优点，因此在临床检验中广为应用。可用于检测病原体的可溶性抗原，也可用于检测各种抗体的蛋白质成分。

（四）胶乳凝集技术

1. 原理 胶乳凝集技术是将可溶性抗原或抗体吸附于胶乳颗粒表面，此时颗粒称为“致敏胶乳颗粒”。这种致敏的胶乳颗粒与相应的抗血清或抗原相遇可产生凝集现象。如用乳胶凝集技术检测类风湿因子（RF）。类风湿关节炎是一种自身免疫性疾病，患者可产生自身抗体，即类风湿因子（一种抗变性IgG的抗体，多为IgM类抗体），将变性IgG包被于聚苯乙烯胶乳颗粒上，此致敏胶乳颗粒与待测血清中的RF相遇时，即可发生肉眼可见的凝集。

2. 试剂与器材

（1）待检血清、阳性对照血清、阴性对照血清。

（2）类风湿乳胶诊断试剂（吸附有变性IgG的聚苯乙烯胶乳颗粒乳胶颗粒，将IgG经63℃ 10min处理，可获得变性的IgG）。

（3）载玻片、毛细滴管等。

3. 操作方法

（1）取洁净载玻片一张，用标记笔划分为3格，用毛细滴管分别向3格内加1滴待检血清、阳性对照血清、阴性对照血清。

（2）再分别向3格内加致敏乳胶颗粒1滴，用牙签充分混匀后，摇动载玻片2～3min，观察结果。

4. 结果判断

（1）肉眼观察出现凝集为阳性，不出现凝集为阴性。

（2）玻片法为定性实验，也可以用试管法作定量测定。

5. 注意事项

（1）试剂应保存在4℃，切勿冻存。使用前应平衡试剂接近室温并摇匀。

（2）日光灯光线不利于观察结果。

6. 临床应用 常用于可溶性抗原或抗体的检测。

三、其他凝集技术

（一）抗球蛋白技术

1. 原理 抗球蛋白参与的血凝技术由Coombs于1945年建立，故又称为Coombs试验，是检测抗红细胞不完全抗体的一种方法。所谓不完全抗体，多半是7S的IgG类抗体，能与相应的抗原牢固结合，但在一般条件下不出现可见反应。Coombs利用抗球蛋白抗体作为第二抗体，连接与红细胞表面抗原结合的特异抗体，使红细胞凝集。

2. 技术类型与应用 根据试验原理不同分为直接Coombs试验和间接Coombs试验。

（1）直接Coombs试验：为直接检测红细胞表面有无不完全抗体的试验。患者体内抗红细胞抗原的不完全抗体与红细胞表面抗原结合形成致敏红细胞，但不完全抗体不能使致敏红细胞互相连接而凝集。当加入抗球蛋白血清（完全抗体）时，便与红细胞表面的不完全抗体结合，在致敏红细胞之间搭桥，出现凝集现象。本试验可用玻片法做定性测定，也可用试管做半定量分析，主要用于新生儿溶血症、输血反应、自身免疫溶血性贫血等疾病的检测。

（2）间接Coombs试验：即用已知的不完全抗体检测受检红细胞上相应的抗原，或用已知红细胞抗原检测待测血清中相应的不完全抗体。将受检血清与具有相应抗原的红细胞反应，若受检血清中含有相应的不完全抗体，红细胞被致敏，再加入抗球蛋白血清就可出现可见的红细胞凝集。Coombs试验还可采用专一特异性的抗球蛋白血清，如抗IgG、抗IgA或抗IgM以及抗补体血清等，用来分析结合于红细胞上不完全抗体的类别。

本试验是一种极为敏感的检查不完全抗体的方法，也是Rh血型物质检出的确证试验。凡酶法或其他方法检测红细胞为Rh－时，必须用本法证实，以排除弱阳性。本试验操作烦琐，受条件影响大，如温度、时间、离子强度、离心速度等均会影响试验结果。间接Coombs试验多用于检测母体抗－Rh抗体，以便及早发现和避免新生儿溶血的发生。此外也可用于检测输血、血制品、器官移植所致的免疫性血型抗体以及交叉配血。

（二）协同凝集技术

金黄色葡萄球菌细胞壁成分中的A蛋白能与人及多种哺乳动物（猪、兔、羊、鼠等）血清中的IgG类抗体的Fc段结合。IgG的Fc段与SPA结合后，两个Fab段暴露在葡萄球菌表面，仍保持其抗体活性和特异性，当其与特异性抗原相遇时，可出现凝集现象。在此凝集反应中，金黄色葡萄球菌菌体为IgG抗体的载体。

（张 琦）

第四节 沉淀技术

沉淀反应是指可溶性抗原和抗体特异性结合后，所形成的复合物以沉淀物的形式出现。根据沉淀反应的原理进行抗原抗体检测的技术为沉淀技术。根据试验中使用的介质和检测方法不同，可将其分为凝胶内沉淀和液体内沉淀两种技术类型。

一、凝胶内的沉淀技术

凝胶内沉淀技术是以适宜浓度的琼脂（或琼脂糖）凝胶作为介质，可溶性抗原和相应抗体在凝胶中扩散，形成浓度梯度，在抗原与抗体比例适合处出现肉眼可见的沉淀环或沉淀线。琼脂凝胶含水量在98%以上，形成凝胶网络，将水分固相化，因此可将凝胶视为一种固相化的液体。可溶性抗原和抗体分子在凝胶内扩散，犹如在液体中自由运动。但抗原与相应抗体结合后，形成的大分子复合物则被网络固定于凝胶内。盐水浸泡后能去除游离的抗原或抗体，将琼脂凝胶干燥后进行染色分析，可长期保存。根据试验时抗原与抗体反应的方式和特性，分为单向免疫扩散技术、双向免疫扩散技术，以及与电泳技术结合的免疫电泳、对流免疫电泳和火箭电泳技术等。

（一）单向琼脂扩散技术

1. 原理　在含有特异抗体的琼脂板中打孔，并在孔中加入定量的抗原，当抗原向周围扩散后与琼脂凝胶中的抗体相结合，即形成白色沉淀环，其直径或面积与抗原浓度呈正相关。同时用标准抗原或国际参考蛋白制成标准曲线，即可用以定量检测未知标本的抗原浓度（g/L或U/mL）。

2. 试剂与器材

（1）2%离子琼脂或生理盐水琼脂凝胶、标准马－抗人IgG血清（抗体）、工作标准参考蛋白、稀释的单人份待检血清标本，浓度为1∶50等。

（2）已制备好的含有1%马抗－人IgG抗体的琼脂凝胶板。

（3）PBS（pH7.2，0.01M）、打孔器、微量加样器、湿盒。

（4）37℃温箱。

3. 操作方法

（1）标准曲线的制备

1）制备琼脂：按照玻片的大小，制作琼脂板所需要的1%琼脂凝胶。

2）稀释抗体：用pH7.2的PBS稀释标准抗－人IgG抗体，终浓度为抗体效价的一倍。例如，血清效价为1∶140，原血清即应按1∶70稀释。分装试管，其分装量应与2%盐水琼脂量相等。

3）制备琼脂板：将已稀释的抗－人IgG抗体于56℃水浴中预热约半分钟，再倾注于已溶化并维持在56～60℃的2%盐水琼脂管中，用拇指将管口堵紧。翻转试管1～2次，将抗体与琼脂混合均匀（注意：抗体与琼脂混合时切勿产生气泡），马上倾注于载玻片上，凝固后即成为琼脂凝胶板。

4）打孔：将琼脂板置于模板上，在同一直线上用打孔器打孔5个，孔距10mm。

5）稀释不同浓度的标准参考蛋白（工作标准）：根据说明书进行稀释。

6）加样：将已稀释的不同浓度的工作标准蛋白依次用微量加样器每孔加入10μL。

7）扩散：将加样的琼脂凝胶板放湿盒中，置37℃温箱24h。

8）制作标准曲线：用量角规测量并记录沉淀环直径，然后以沉淀环直径为纵坐标，以标准参考蛋白量（U/mL）为横坐标，在半对数坐标纸上绘制成标准曲线。

（2）人血清中IgG的测定

1）打孔：将已制备好的抗体琼脂凝胶板置打孔模板上，每一琼脂凝胶板可打孔4个（孔径3mm，孔距10mm）。

2）加样：将待测血清用PBS作1∶50稀释，用微量加样器取1∶50稀释的单人份血清标本10μL加入孔中，每份标本应各加两孔。

3）扩散：做好标记放于湿盒中，置37℃温箱，24h后观察结果。

4. 结果判断　测量各份标本的沉淀环直径并记录结果，然后用标准曲线测出每份标本所含IgG的量（U/mL），并换算为单位是mg/mL的数值。

5. 注意事项

（1）在制作标准曲线时，为减少误差，至少应做两份以上标准板。

（2）加样时，每吸取一份标本均应更换塑料吸头。

6. 临床应用　本技术可用于检测正常人群或患者血清中的IgG、IgA及IgM的水平。

（二）双向琼脂扩散技术

1. 原理　双向免疫扩散技术是指可溶性抗原与相应抗体在琼脂介质中相互扩散，彼此相遇后形成一定类型的特异性沉淀线。沉淀线的特征与位置不仅取决于抗原抗体的特异性及两者之间的比例，而且与其分子大小及扩散速度相关。当存在多个抗原、抗体系统时，可呈现多条沉淀线乃至交叉反应。依据沉淀线的形态、条数、清晰度及位置可了解抗原或抗体的浓度、特异性等。

2. 试剂与器材

（1）1%琼脂（生理盐水配制）管，每管约4mL、脐带血清、待测血清、AFP免疫血清。

（2）打孔器、载玻片、微量加样器、湿盒等。

（3）37℃温箱。

3. 操作方法

（1）制备琼脂：将已溶化的1%盐水琼脂管放入58～60℃水浴箱中平衡温度备用。

（2）制备琼脂板：将载玻片置于水平桌面上，倾注已溶化琼脂4mL，使之成为厚度约1.5mm琼脂板。

（3）打孔：待琼脂凝固后，将打孔模板置于琼脂板下，用打孔器在琼脂板上打孔，孔距6mm，呈梅花形排列，即中间一个孔，周围六个孔，将孔内琼脂用注射器针头挑出。

（4）加样：用微量移液器取10μLAFP免疫血清准确加入中央孔内，上下孔各加10μL脐带血清作为阳性对照，其余孔加等量的待测血清。

（5）扩散：将加好样的琼脂板置水平湿盘内，于37℃温箱反应24h。

4. 结果判断　待测标本如出现沉淀线，且与阳性对照的沉淀线吻合，则为阳性反应；如无沉淀线出现或出现与阳性对照沉淀线交叉的沉淀线则为阴性。

（1）融合性沉淀弧，说明两孔中抗原相同，为同一性反应。

（2）两沉淀线独自形成并交叉，说明两孔中的抗原完全不同，为非同一性反应。

（3）融合性沉淀弧出现支线，说明两孔中抗原有相同成分又有不同成分，此为部分同一性反应。

5. 注意事项

（1）倾注琼脂凝胶速度不要过快，以免琼脂溢出载玻片；倾注过程要连续，以保证琼脂板均匀、平滑。

（2）加样时，注意不要将琼脂划破，以免影响沉淀线的形状。

（3）反应时间要适宜。时间过长，沉淀线可解离造成假阴性；时间过短，则沉淀线不出现。

（4）抗体、阳性血清及待测标本应各用一支加样器，以免混淆，影响实验结果。

6. 临床应用　可用于抗原或抗体的定性、相对分子质量及其性质等的分析。

二、免疫电泳技术

（一）免疫电泳

1. 原理　免疫电泳（immunoelectrophoresis，IEP）是将区带电泳与双向免疫扩散相结合的一种免疫化学分析技术。其基本原理是将蛋白质抗原在琼脂糖凝胶中进行电泳，样品中不同的抗原成分因所带电荷、相对分子质量及构型不同，电泳迁移率各异，而被分离成肉眼不可见的若干区带。停止电泳后，在与电泳方向平行的琼脂槽内加入相应抗体进行双向免疫扩散。分离成区带的各种抗原成分与相应抗体在琼脂中扩散后相遇，在二者比例合适处形成肉眼可见的沉淀线。根据沉淀线的数量、位置和形状，与已知的标准（或正常）抗原、抗体形成的沉淀线比较，即可对样品中所含成分的种类及其性质进行分析、鉴定。

2. 临床应用　免疫电泳为定性试验，目前主要应用于纯化抗原和抗体成分的分析以及正常和异常体液蛋白的识别、鉴定等。

（二）火箭免疫电泳

1. 原理　火箭免疫电泳（rocket immunoelectrophoresis，RIE）是将单向免疫扩散和电泳相结合的一种定量检测技术。其基本原理是电泳时琼脂凝胶中的抗体不发生移动，而样品孔中的抗原在电场的作用下向正极移动，并与琼脂中的抗体发生反应，在二者比例合适时，即形成一个状如火箭的不溶性免疫复合物沉淀峰。峰的高度与样品中的抗原浓度呈正相关。用已知量的标准抗原作对照，绘制标准曲线，根据样品的沉淀峰高度即可计算出待测抗原的含量。反之，当琼脂中抗原浓度固定时，便可测定待检抗体的含量。

2. 临床应用　火箭电泳只能测定 μg/mL 以上的抗原含量，如低于此水平则难以形成可见的沉淀峰。加入少量^{125}I 标记的标准抗原共同电泳，可在含抗体的琼脂中形成放射自显影结果。

（三）对流免疫电泳

1. 原理　对流免疫电泳（counter inmunoelectrophoresis，CIEP）是双向免疫扩散与电泳相结合的定向加速的免疫扩散技术。大部分蛋白质抗原在碱性溶液中带负电荷，电泳时从负极向正极移动，而抗体 IgG 相对分子质量大，暴露的极性基团较少，在缓冲液中解离的也少，向正极的移动速度较慢，电泳时由电渗引向负极的液流速度超过了 IgG 向正极的移动，带动抗体向负极移动，这样就使抗原和抗体定向对流并发生结合，出现肉眼可见的沉淀线。由于电场的作用，限制了抗原、抗体的自由扩散，使其定向移动，因而增加了试验的灵敏度，并缩短了试验时间。

2. 临床应用　对流免疫电泳是在琼脂扩散基础上结合电泳技术而建立的一种简便而快速的方法。此方法能在短时间内出现结果，故可用于快速诊断，敏感性比双向扩散技术高 10～15 倍。该方法用于可溶性抗原、抗体等分子性物质的检测与研究。

三、免疫比浊技术

经典的沉淀技术操作烦琐、敏感度低、时间长、难以自动化。根据抗原与抗体能在液体内快速结合的原理，20 世纪 70 年代出现了微量免疫沉淀测定法，即免疫浊度测定技术。它是将液相内的沉淀技术与现代光学仪器和自动分析技术相结合的一项分析技术。当可溶性抗原与相应的抗体特异结合，在二者比例合适、并有一定浓度的电解质存在时，可以形成不溶性的免疫复合物，使反应液出现浊度。这种浊度可用肉眼观察或仪器检测到，可通过浊度推算出复合物的量，即待测抗原或抗体的量。免疫浊度技术可以测量微量的待测物质，并可在抗原抗体反应的第一阶段测得免疫复合物形成的速率，是目前定量测定微量抗原物质并广泛使用的一种高灵敏度、快速的自动化免疫分析技术。

免疫比浊技术按测量方式可分为透射免疫比浊法和散射免疫比浊法；按测定速度可分为速率比浊法

和终点比浊法。

（一）透射比浊技术

1. 基本原理　抗原和抗体的特异性结合形成复合物使溶液浊度增大，当光线通过时，一部分光被免疫复合物粒子吸收，一部分被散射，还有一部分光透过复合物。在一定范围内，透射光被吸收的量与免疫复合物的量呈正相关。当抗体量恒定时，根据所测得的吸光度值即可计算出待测抗原的量。

2. 技术要点　此法要求抗原抗体反应形成的IC达到一定的数量，而且分子颗粒较大（35~100nm）时才能精确测定，因此需时较长，敏感度相对较低，速度较慢。为了提高复合物形成速度，加入促聚剂，如4%聚乙二醇（MW 6 000~8 000），可使复合物3~10min形成。

3. 影响因素　一是抗原或抗体量大大过剩时易出现可溶性复合物，造成测定误差。二是要保持反应管中抗体蛋白量始终过剩，使仪器的测定范围在低于生理范围到高于正常范围之间；三是结果受血脂的影响，尤其是低稀释度时，脂蛋白的小颗粒可形成浊度，使测定值假性升高。

4. 临床应用　本法较单向琼脂扩散技术和火箭电泳等一般免疫化学定量方法敏感、快速、简便。临床上广泛应用于免疫功能、肾脏功能、营养状态等的检查，肾脏疾病、心血管疾病、风湿性疾病、凝血及出血性疾病的检查。

（二）散射比浊技术

在透射比浊技术中，于光源光路的一定角度测量散射光的强度时，光电池上的电信号和散射光强度则呈成正比，经微电脑转换成被测抗原含量的方法为散射比浊技术。常用的有以下两种方法。

1. 终点散射比浊技术　抗原和抗体相遇，免疫沉淀反应立即开始，但反应达到平衡通常需10~30min。免疫浊度测定应在复合物聚合产生絮状沉淀之前进行，否则光散射值降低，影响测定结果。因此，终点散射比浊通常是在免疫反应进行到一定时间时测量其浊度，故也可称为定时散射比浊。

2. 速率散射比浊技术　速率散射比浊技术是一种先进的动力学测定技术，1977年由Sternberg首先用于免疫学测定。所谓速率是指单位时间内抗原与抗体反应的速度。抗原与抗体结合形成免疫复合物的速度，在每个单位时间内是不相同的，在抗体过量的情况下，随着反应时间的延长，免疫复合物的总量逐渐增加，通常在25s时出现一个反应最快的速率峰，峰值与抗原量呈正相关。

（三）免疫胶乳比浊技术

1. 基本原理　免疫胶乳比浊技术的基本原理与透射比浊技术相似。将抗体吸附到大小适中、均匀一致的胶乳颗粒上，当遇到相应抗原时，胶乳颗粒可以发生凝集。单个胶乳颗粒的大小（直径）在入射光波长之内，光线可透过。当两个以上胶乳颗粒凝聚时，则使透过光减少，吸光度（A值）与胶乳凝聚程度成正比，并与待测抗原量直接相关。

2. 技术要点　适用于免疫胶乳浊度测定法的胶乳，其大小（直径）应稍小于入射光的波长，目前多用直径为200nm的胶乳颗粒。

3. 影响因素　首先是选择合适的胶乳，用500nm波长者，选择100nm颗粒；用585nm波长者，则选用100~200nm颗粒。其次，为了保证抗原抗体的活性，一般用物理吸附法。

4. 临床应用　由于数个胶乳发生凝集即能引起透光度的改变，因此可大大提高浊度技术的灵敏度，检出限可达μg/L或ng/L水平。其应用参见透射比浊技术。学和生命科学的各个领域。

（张　琦）

第五节　酶免疫技术

根据应用目的的不同，酶免疫技术分为酶免疫组织化学技术（enzyme immunohistochemistry technique，EIHCT）和酶免疫测定技术（enzyme immunoassay，EIA）两大类。前者以酶标记抗体作为试剂，用于组织切片或其他标本中抗原的定位检测；后者主要用于体液标本中抗原或抗体的定性或定量检测。根据抗原抗体反应后是否需要分离结合的与游离的酶标记物，EIA又分为均相法和非均相法两类，在非均相法中采用固相材料吸附抗原或抗体，是最为常用的酶免疫测定技术，称为酶联免疫吸附技术（enzyme linked immunosorbent assay，ELISA）。

一、酶标志物的制备

（一）常用酶及其底物

1. 辣根过氧化物酶（horseradish peroxidase，HRP）及其底物　HRP 是应用最为广泛的标记用酶，自植物辣根中提取，其催化的底物为 H_2O_2 和供氢体。反应过程中 H_2O_2 为受氢体，许多化合物可作为 HRP 的供氢体，在 ELISA 中常用的供氢体为邻苯二胺（OPD）和四甲基联苯胺（TMB）。OPD 作为底物，灵敏度高，比色方便。但是其具有致癌性，稳定性差，需新鲜配制后 1h 内使用，显色过程要避光。TMB 则更为稳定安全，而且经酶作用后由无色变蓝色，目测对比鲜明，成色反应无须避光，因此 TMB 是 ELISA 中应用最广泛的底物。

2. 碱性磷酸酶（alkaline phosphatase，AP）及其底物　AP 从大肠杆菌中提取，常用底物为对硝基苯磷酸酯（p－nitrophenylphosphate，p－NPP），产物为黄色的对硝基酚。在 ELISA 应用时，其敏感性高于 HRP，空白值也较低。但 AP 较难得到高纯度制剂，稳定性较 HRP 低，价格较 HRP 高，国内在 ELISA 中一般采用 HRP。

（二）酶标记抗体（或抗原）的制备

酶标记的抗原或抗体称为酶结合物或酶标志物。用于制备酶结合物的抗原要求纯度高，特异性强；而抗体则要求特异性强、效价高、亲和力强。易于分离纯化和批量生产。

1. 常用的标记方法

（1）戊二醛交联法：戊二醛是一种双功能交联剂，可以通过两个活性醛基，分别与酶和抗原（或抗体）的氨基结合，从而将两个分子偶联起来。

（2）过碘酸盐氧化法：本法只用于 HRP 的标记。HRP 含 18% 的糖类，过碘酸盐将其分子表面的多糖氧化为醛基，而不影响其酶活性。酶上的醛基很活泼，可与抗原（抗体）结合，形成酶标结合物。

2. 酶标志物的纯化与鉴定　按以上方法制备的结合物，需去除未结合的酶、抗原（或抗体）、酶聚合物以及抗原（抗体）聚合物，以避免游离酶增加非特异性显色反应和游离抗原（或抗体）的竞争作用，需予以纯化。纯化的方法较多，常用的有饱和硫酸铵盐析法和葡聚糖凝胶过滤法。

每批制备的酶标记物都要进行免疫活性鉴定和酶标记率测定，前者常用的技术为免疫电泳或双向免疫扩散，后者则采用分光光度计技术。

二、酶联免疫吸附技术

ELISA 于 1971 年由瑞典学者 Engvall 和 Perlmann 最先用于微量 IgG 定量测定。使得酶标抗体技术得以发展成为液体标本中微量物质测定的方法。目前，临床上 ELISA 被广泛应用于各种病原体尤其是病毒的抗原或抗体的检测。

（一）基本原理

将已知抗原或抗体结合到固相载体表面，此过程称为包被，与待测抗原或抗体反应形成固相免疫复合物，再用酶标记物与固相免疫复合物发生特异性反应，加入酶底物及色原后呈色，呈色程度用吸光度值（A）表示，所测 A 值与待测抗原或抗体水平呈相关关系。

（二）固相载体

固相载体在 ELISA 中作为吸附剂和容器，不参与抗原抗体反应。可作为 ELISA 载体的材料很多，最常用的是聚苯乙烯。聚苯乙烯具有较强的吸附蛋白质的性能，抗体或蛋白质抗原吸附其上后仍保留原来的免疫学活性。聚苯乙烯为塑料，可制成各种形式，而且价格低廉，所以被普遍采用。

最常用的 ELISA 载体的形状为微量反应板，称为 ELISA 反应板，国际上标准的微量反应板为 8×12 的 96 孔式或 4×12 的 48 孔式。ELISA 反应板的特点是可以同时进行大量标本的检测，并可用仪器迅速读出结果。良好的ELISA板应该有吸附性能好，空白值低，孔底透明度高，各板之间、同一板各孔之间性能相近等特点。

（三）技术类型

ELISA既可用于可溶性抗原测定又可用于抗体的测定。根据测定原理和步骤不同，分为以下技术类型：

1. 夹心法　夹心法有双抗体夹心法和双抗原夹心法两种。双抗体夹心法是检测含有两个或两个以上抗原决定簇的多价抗原时常用的方法，基本步骤如下。①包被抗体：将已知特异性抗体包被于固相载体上，形成固相抗体，洗涤除去未结合的抗体等杂质。②加待测标本并温育：使待测抗原与固相抗体结合，形成固相抗体－抗原复合物，洗涤除去其他未结合的物质。③加酶标抗体并温育：使固相抗体－抗原上的游离抗原决定簇与酶标抗体结合，形成固相抗体－待测抗原－酶标抗体复合物，洗涤除去未结合的酶标抗体。此时固相载体上带有的酶量与标本中受检物质的量正相关。④加底物显色：固相抗体－抗原－酶标抗体复合物中的酶催化底物成为有色产物。根据显色反应程度对抗原进行定性或定量分析。

同理，将可溶性抗原分别制备固相抗原和酶标抗原结合物，即可用双抗原夹心法测定标本中的抗体。

2. 双位点一步法　双位点一步法是在双抗体夹心法的基础上，应用针对抗原分子上两个不同抗原决定簇的McAb分别作为固相抗体和酶标抗体。测定时可同时加入待测抗原和酶标抗体进行反应，两种抗体互不干扰，经一次温育和洗涤后，即可加入底物进行显色测定。

双位点一步法中，当标本中待测抗原浓度过高时，过量的抗原会分别和固相抗体及酶标抗体结合，而不再形成夹心复合物，导致测定结果低于实际含量，称为钩状效应。钩状效应严重时甚至出现假阴性结果，必要时需将标本稀释后重新测定。

双位点一步法简化了操作，缩短了反应时间，提高了敏感性与特异性，因此临床上测定大分子抗原物质均采用该技术，如乙型肝炎表面抗原（HBsAg）的测定。

（1）原理：于抗乙型肝炎病毒表面抗原（抗－HBs）包被的微量反应板孔中，加入待测标本和酶标记抗－HBs，若标本中含有HBsAg，则形成固相抗体－抗原－酶标抗体复合物，加入酶底物显色，可根据显色程度对抗原进行定性和定量分析。

（2）试剂与材料

1）HBsAg诊断试剂盒（酶联免疫法）。

2）待测血清：静脉采血2mL，离心分离血清备用。

3）37℃水浴、酶标仪等。

（3）操作步骤

1）平衡：取出试剂盒置室温30min以上。

2）稀释洗涤液：浓缩洗涤液用蒸馏水或去离子水稀释备用（稀释倍数根据具体试剂盒）。

3）设置对照：每板应设阴性对照2孔，阳性对照2孔，空白对照1孔。

4）加样：分别在相应孔中加入待测样品、阴、阳性对照50μL后，加酶结合物50μL，空白孔除外。充分混匀，用封板膜封板，置37℃水浴温育30min。

5）洗涤：小心将封板揭掉，用稀释洗涤液充分洗涤6次，每次均拍干（或用洗板机洗板）。

6）显色：每孔加入底物A、B各50μL，轻轻振荡混匀，用封板膜封板后置37℃避光显色10min，每孔加入50μL终止液，轻轻振荡混匀。

7）测定A值：设定酶标仪单波长450nm或双波长450/630nm，读取各孔A值。

（4）结果判断

1）定性P/N值：（待测样本A值－空白对照A值）/（阴性对照A值－空白对照A值）。一般以P/N≥2.1为阳性。

2）定量：将已知浓度或活性单位的标准抗原或抗体，按适当比例稀释后在实验系统中进行反应，分别测定A值，以抗原或抗体水平为横坐标，以A值为纵坐标绘制标准曲线，根据检样的A值，由标准曲线获得其浓度或单位。

（5）注意事项

1）血清标本应新鲜、无溶血无污染。

2）洗涤时各孔要加满洗涤液，勿使孔间交叉污染。

3）试剂盒内所有物品及各种废弃物均按传染性物品处理。

4）不同批号的试剂组分不得混用。

5）由于试剂和技术操作上的原因，一次检测结果不能排除假阳性和假阴性的可能。同一份标本在不同实验室或采用不同的试剂盒可能会得出不一致的结果。因此结果有争议时，应进一步采用中和试验确认或进行 HBV - DNA 测定。

（6）临床意义：HBsAg 是 HBV 感染的特异性标志，阳性见于急性乙型肝炎的潜伏期或急性期、无症状 HBsAg 携带者，慢性乙型肝炎、HBV 相关性肝硬化或肝癌。

3. 间接法　间接法是检测抗体最常用的方法，其原理是利用固相化的特异性抗原将待测抗体固定，然后利用酶标记的抗抗体检测被固定的待测抗体。基本步骤如下：①包被抗原：用特异性抗原包被固相载体，形成固相抗原，洗涤除去未结合的抗原及杂质。②加待检血清：其中的特异抗体与抗原结合，形成固相抗原抗体复合物。洗涤除去未结合的其他免疫球蛋白及血清中的杂质。③加酶标抗抗体：与固相复合物中的特异性抗体结合，形成固相抗原 - 抗体 - 酶标抗抗体复合物。④加底物显色：抗原 - 抗体 - 酶标抗抗体复合物中的酶催化底物成为有色产物。根据显色反应程度对抗体进行定性或定量分析。

目前抗丙型肝炎病毒抗体采用此法检测。

（1）原理：于 HCV 抗原包被的微量反应板孔中，先后加入待测标本和酶标记抗抗体，若标本中含有抗 - HCV，则形成固相抗原 - 抗体 - 酶标记抗抗体复合物，加入底物显色，即可根据显色程度对抗体进行定性和定量分析。

（2）试剂与材料

1）抗 - HCV 诊断试剂盒。

2）待测血清：静脉采血 2mL，离心分离血清备用。

3）37℃水浴、酶标仪等。

（3）操作步骤

1）平衡：取出试剂盒置室温 30min 以上。

2）稀释洗涤液：浓缩洗涤液用蒸馏水或去离子水稀释备用（稀释倍数根据具体试剂盒）。

3）设置对照：每板应设阴性对照 2 孔，阳性对照 2 孔，空白对照 1 孔。

4）加样：于阴性和阳性对照各孔中分别加入 100μL 阴、阳性对照血清；空白对照孔中加稀释液 100μL。其余各孔加入 100μL 稀释液和 10μL 待测标本。轻轻振荡封板后，置 37℃水浴 30min。

5）洗涤：拍出孔内液体，用洗涤液注满各孔，静置 30s，扣去洗涤液，重复 6 次，最后一次在吸水纸上拍干（或用洗板机洗板）。

6）加酶标记物：除空白对照孔外，每孔加入 100μL 酶标志物，轻轻振荡封板后，置 37℃水浴 20min。

7）洗涤同步骤 5）。

8）显色：每孔加底物液 A、B 各 50μL，轻拍混匀后，置 37℃水浴 10min。每孔加终止液 50μL，轻轻混匀。

9）测定 A 值：设定酶标仪单波长 450nm 或双波长 450/630nm，用空白孔校零，再读取各孔 A 值。

10）计算临界值（CO）：CO = 0.12 + 阴性对照平均 A 值。

（4）结果判断：待测样本 A 值 ≥ CO 为抗 - HCV 阳性；A 值 < CO 为阴性。

注：阴性对照应 A 值 < 0.12，阳性对照应 A 值 ≥ 0.50。

（5）注意事项：注意事项同“ELISA 双位点一步法测定乙型肝炎病毒表面抗原”。

（6）临床意义：抗 - HCV 阳性，常伴有 HCV RNA 的存在，因此抗 - HCV 是判断 HCV 感染的一个重要标志。

4. 竞争法 竞争法一般用于抗原的检测。①包被抗体：用特异抗体包被固相载体，形成固相抗体，洗涤去除杂质。②加样：加受检标本和一定量酶标抗原，使之与固相抗体反应。如受检标本中无抗原，则酶标抗原与固相抗体结合。如受检标本中含有抗原，则酶标抗原与受检标本中的抗原以同样的机会竞争结合固相抗体，洗涤去除杂质。同时设对照。③加底物显色：显色的程度与待测抗原的量呈负相关。

当抗原中的杂质难以去除或抗原的结合特异性不稳定时，可以采用竞争法测定抗体，如乙型肝炎病毒抗－HBe的测定。

（1）原理：标本中的待测抗体和一定量的酶标抗体竞争结合固相抗原。标本中抗体含量愈多，结合在固相上的酶标抗体愈少，最后的显色也愈浅。

（2）试剂与材料

1）抗－HBe：诊断试剂盒。

2）待测血清：静脉采血2mL，离心分离血清备用。

3）37℃水浴、酶标仪等。

（3）操作步骤

1）平衡：取出试剂盒置室温30min以上。

2）稀释洗涤液：浓缩洗涤液用蒸馏水或去离子水稀释备用（稀释倍数根据具体试剂盒）。

3）设置对照：每板应设阴性对照2孔，阳性对照2孔，空白对照1孔。

4）加样：于阴性和阳性对照各孔中加入100μL阴、阳性对照血清；空白对照孔中加100μL稀释液，其余各孔加入100μL样本。除空白对照孔外，每孔加50μL中和试剂，轻轻振荡封板后，置37℃水浴90min。

5）洗涤：拍去孔内液体，用洗涤液注满各孔，静置30s，拍去洗涤液，重复4次后在吸水纸上拍干（或洗板机洗板）。

6）加酶标记物：除空白对照孔外，每孔加100μL酶标志物，轻轻振荡封板后，置37℃水浴90min。

7）洗涤同5）。

8）显色：每孔加底物液A、B各50μL，轻轻振荡封板后，置37℃水浴20min。每孔加终止液50μL，轻轻混匀。

9）测定A值：设定酶标仪单波长450nm，用空白孔校零后读取各孔A值。

10）计算CO：CO＝0.3×阴性对照平均A值。

（4）结果判断：S（样本的A值）/CO＜1.0者为抗－HBe阳性（即S≤临界值）；S/CO＞1.0者为抗－HBe阴性（即S＞临界值）。

注：阴性对照孔A值大于1.5时，按1.5计算；小于1.5时，按实际值计算。

（5）注意事项：注意事项同“ELISA双位点一步法测定乙型肝炎病毒表面抗原”。

（6）临床意义：抗－HBe的出现是病情趋向好转的征象，但并不意味着传染性消失，尤其见于HBeAg阴性的慢性乙型肝炎患者。

5. 捕获法 又称反向间接法，主要用于急性感染诊断时IgM抗体的测定。将抗－人IgM抗体吸附于固相载体上，待测标本中的IgM类抗体多被固相抗体捕获。加入特异性抗原与被固相抗体捕获的IgM类抗体结合，再加入抗原特异的酶标抗体，形成固相抗－人IgM－IgM－抗原－酶标抗体复合物。最终根据加底物后的显色程度确定待检IgM抗体的含量。

三、其他酶标记免疫技术

（一）均相酶免疫测定

均相酶免疫测定的特点是不需要对反应系统中结合与游离的酶标志物进行分离。其原理是酶标志物与相应的抗原或抗体结合后，酶的活性会发生改变。通过测定总酶活性的改变，而推算待测抗原或抗体的含量。均相酶免疫测定主要用于小分子激素和半抗原（如药物）的测定，但由于干扰因素较多、灵敏度较非均相法低等原因，临床应用不多。

（二）非均相液相酶免疫测定

非均相液相酶免疫测定又分为平衡法和非平衡法。前者是将待测抗原、酶标记抗原及特异性抗体同时加入，后者是待测抗原、特异性抗体反应一段时间后再加入酶标记抗原。待反应达平衡后，加分离剂，离心分离结合与游离的酶标记物，沉淀物中酶活性与待测抗原成反比。

（三）固相膜免疫测定

固相膜免疫测定是以微孔滤膜作为固相载体的免疫测定技术。常用的固相膜为硝酸纤维素膜（NC膜）。

1. 斑点酶联免疫吸附技术（Dot - ELISA）　Dot - ELISA 的原理与常规 ELISA 类似。将少量已知抗原滴加于 NC 膜上，干燥后经过封闭液处理备用。检测时，滴加待检血清和酶标抗抗体（间接法），洗涤后加入底物显色。阳性反应在膜上出现肉眼可见的着色斑点。

Dot - ELISA 的优点是：①特异性强；②敏感性高，比常规 ELISA 高 6 ~ 8 倍；③试剂用量少，比常规 ELISA 节 5 ~ 10 倍；④抗原膜保存期长，-20℃可保存半年；⑤检测结果可长期保存；⑥操作简便，不需要酶联检测仪。

Dot - ELISA 广泛应用于各种病毒性疾病、寄生虫病的临床诊断与流行病学调查。

2. 免疫印迹技术　免疫印迹技术（immunoblotting test，IBT）又称为酶联免疫电转移印斑技术（enzyme linked immunoelectrotransfer blot，EITB），是将凝胶电泳和抗原抗体反应结合的一种技术，同时具有凝胶电泳的高分辨力和抗原抗体反应的高特异性。该技术由三部分组成：

（1）SDS - 聚丙烯酰胺凝胶电泳（SDS - PAGE）：通过电泳分离蛋白质。所分离的蛋白质条带肉眼不可见。

（2）电转移：选用低电压（100V）和大电流（1 ~ 2A），通电 45min，将在凝胶中已经分离的蛋白质条带转移至 NC 膜上。此阶段所分离的蛋白质条带仍然肉眼不可见。

（3）酶免疫定位：在 NC 膜上依次加入特异性抗体、酶标二抗，再加入底物显色，阳性区带出现。常用的 HRP 底物为 3，3' - 二氨基联苯胺（呈棕色）和 4 - 氯 - 1 - 萘酚（呈蓝紫色）。

本法广泛应用于抗原组分及其免疫活性的分析，临床上艾滋病病毒感染的检测以此法作为确诊试验。

（四）生物素 - 亲和素标记技术

1. 生物素 - 亲和素系统（BAS）　生物素（biotin，B）又称维生素 H，存在于多种动植物中，以蛋黄中含量较高。活化的生物素可与多种蛋白质（如抗体、酶等）、荧光素、胶体金、多糖等结合。亲和素（avidin，A）又称抗生物素蛋白，是一种糖蛋白，可由蛋清中提取。亲和素由 4 个亚基组成，每个亚基可结合 1 个生物素分子，一个亲和素分子可结合 4 个生物素分子。另外，临床上较为常用的还有一种从链霉菌中提取的亲和素，称为链霉亲和素（streptavidin，SA）。

2. 生物素 - 亲和素系统的特点　BAS 的优越性主要表现在以下几个方面。①灵敏度高：生物素易与蛋白质等生物大分子结合，形成生物素衍生物。每个亲和素分子有四个生物素结合点，可同时结合四个生物素化的衍生物，使 BAS 具有多级放大作用。②特异性强：亲和素与生物素间的结合具有高度专一性。③稳定性好：亲和素结合生物素的亲和常数可为抗原 - 抗体反应的百万倍，呈不可逆反应性；而且酸、碱、蛋白溶解酶等均不影响其结合。④适用性广：生物素和亲和素均可制成多种衍生物，不仅可与各类标记技术结合，用于检测抗原 - 抗体、激素 - 受体和核酸系统以及其他多种生物学反应体系，而且也可制成亲和递质，用于分离提纯上述各反应体系中的反应物。

3. 生物素 - 亲和素标记技术在 ELISA 中的应用　生物素 - 亲和素标记技术在 ELISA 中的应用有多种形式，主要有标记生物素 - 亲和素技术在 ELISA 中的应用（BA - ELISA）、桥联亲和素 - 标记生物素技术在 ELISA 中的应用（BAB－ELISA）以及生物素－亲和素过氧化物酶复合物技术在 ELISA 中的应用（ABC－ELISA）。

（张 琦）

第六节 荧光免疫技术

荧光免疫技术是将抗原抗体反应与荧光检测技术相结合的一种免疫标记技术，是免疫标记技术中发展最早的一种。早在 1941 年 Coons 等人就首次用异硫氰酸荧光素标记抗体，并获得成功。

荧光免疫技术分为两大类：一类是荧光抗体技术（fluorescence antibody technique，FAT）。该技术用荧光抗体对细胞、组织切片或其他标本中的抗原进行鉴定和定位检测，荧光可通过荧光显微镜、荧光分光光度计或流式细胞分析仪进行检测。另一类是荧光免疫测定技术（fluorescence immunoassay，FIA），主要用于对体液标本中抗原或抗体进行自动化定量检测，如荧光偏振免疫测定、时间分辨荧光免疫测定等。

一、荧光的基本知识

1. 荧光 某些化学物质能从外界吸收能量而进入激发态，当其从激发态再回复到基态时，过剩的能量以电磁辐射的形式释放（即发射荧光）。引起发荧光的能量种类很多，如光能、化学能等，由光激发所引起的发光称为光致荧光。荧光发射的特点是产生荧光的物质在接受激发光能后即刻发光，而一旦停止供能，发光（荧光）现象也随之消失。

2. 荧光效率 荧光物质吸收光能后不会将全部光能都转变成荧光，部分以其他形式释放。荧光分子将吸收的光能转变成荧光的百分率称荧光效率。

荧光效率＝发射荧光的光量子数（荧光强度）/吸收光的光量子数（激发光强度）

3. 荧光淬灭 荧光物质在受到激发光较长时间的照射或在某些理化因素（如紫外线照射、高温、苯胺、碘、硝基苯等）作用后会减弱甚至消退，称为荧光淬灭。因此荧光物质的保存应注意避光（特别是紫外光）和避免与其他化合物的接触。

4. 荧光物质 许多物质都可产生荧光现象，但并非都可用作为荧光色素。只有那些能产生明显荧光的有机化合物才能作为荧光色素。

常用的荧光色素有：异硫氰酸荧光素（FITC，呈黄绿色荧光）、四乙基罗丹明（RB200，呈橘红色荧光）、四甲基异硫氰酸罗丹明（TRITC，呈橙红色荧光）、藻红蛋白（PE，呈红色荧光）。

被某些酶作用后也可产生荧光的物质，如 4－甲基伞酮和对羟基苯乙酸。另外镧系稀土元素铕（Eu^{3+}）、铽（Tb^{3+}）、铈（Ce^{3+}）等的螯合物经激发后也可发射特征性荧光。

二、荧光抗体的制备

（一）荧光素标记抗体的制备

将特异性抗体与荧光素以化学共价键的方式结合，结合后不影响两者的性质。标记方法要求简单、安全、结合物稳定、易于保存。常用的荧光抗体标记方法有搅拌法和透析法。以 FITC 标记为例：

1. 搅拌标记法 将待标记的蛋白质溶液用缓冲液平衡后，在磁力搅拌下逐滴加入 FITC 溶液，然后离心，上清液即为标志物。此法适用于标记体积较大、蛋白含量较高的抗体。特点是标记所需的时间短，荧光素用量少，但易引起非特异性荧光染色。

2. 透析法 先将待标记的蛋白质溶液装入透析袋中，放入含 FITC 的缓冲液中过夜即可。透析法适用于标记样品量少、蛋白含量低的抗体。特点是标记比较均匀，非特异性荧光染色较低，但荧光素用量较多。

（二）荧光素标记抗体的纯化

抗体标记完成后，还应对标记抗体进一步纯化，以去除游离的荧光素及其降解产物。常用的方法有透析法和凝胶过滤法。

（三）荧光抗体的鉴定

荧光抗体在使用前需加以鉴定。鉴定内容包括抗体效价、荧光素与蛋白质的结合比率（F/P）和抗体特异性。抗体效价大于1∶16者较为理想。一般用于固定标本的荧光抗体染色以F/P=1.5为宜，用于活细胞染色的以F/P=2.4为宜。

三、荧光免疫显微技术

荧光免疫显微技术是以荧光显微镜为检测工具的荧光免疫抗体技术。

（一）基本原理

荧光免疫显微技术的基本原理是于待测标本切片上加入特异性荧光抗体，与组织或细胞表面的抗原进行反应，反应结束后洗涤去除游离的荧光抗体等杂质后，用荧光显微镜观察呈现特异性荧光的抗原抗体复合物及其部位。

（二）技术类型

根据标记物和反应程序的不同，临床上通常把荧光免疫显微技术分为以下几种类型：

1. 直接法　直接将特异性荧光抗体滴加于待测标本片上，使之与抗原发生特异性结合。本法常用于细菌、病毒等病原体的快速检测以及肾脏、皮肤活检等病理检查。其特点是操作简便，特异性高，非特异性荧光少。但敏感度偏低，且每检查一种抗原需制备相应的特异荧光抗体。

2. 间接法　间接法比直接法的敏感提高5～10倍，制作一种荧光抗抗体即可检测多种抗原抗体系统，但易产生非特异性荧光。

（1）原理：将特异性抗原固相化，加入待测标本，标本中第一抗体（抗体）与抗原结合，洗涤后加入荧光素标记的第二抗体（抗抗体）与抗原抗体复合物中的第一抗体结合，洗涤后用荧光显微镜观察特异性荧光，以检测未知的抗体。

（2）试剂与器材

1）0.01mol/L磷酸盐缓冲液（pH7.4）；抗原片；待测血清、阴、阳对照血清；羊抗－人IgG荧光二抗、缓冲甘油（甘油与磷酸盐缓冲液以9∶1混合）。

2）荧光显微镜及其他用品。

（3）操作方法

1）将缓冲液滴加于抗原片，10min后弃去。

2）将用缓冲液稀释的对照血清和待测血清加入抗原标本相应位置，37℃，30min。

3）用缓冲液冲洗，吸干多余水分。

4）加入稀释的羊抗人IgG荧光二抗，37℃，30min。

5）用缓冲液冲洗，冷风吹干。

6）滴加缓冲甘油封片，用荧光显微镜检查。

（4）结果判断：荧光强度用“+”号表示。

“+++”为强荧光；“++”为荧光明亮；“+”为荧光较弱，但清楚可见；“－”为无或仅见极微弱荧光。阴性对照应呈“－”或“±”。临床上以特异性荧光强度达“++”以上判定为阳性；根据“++”的血清最高稀释倍数判定特异性抗体效价。

血清稀释度<1∶80为弱阳性；1∶80～1∶320为中等阳性；>1∶320为强阳性。

（5）注意事项

1）染色后一般于1h内完成观察，或于4℃保存4h，否则荧光减弱。

2）操作过程中标本片需保持湿润，避免干燥。

3）滴加试剂应完全覆盖标本片。

（6）临床应用：临床上荧光免疫显微技术常用于细菌、病毒和寄生虫等病原生物及自身免疫病的诊断，具有速度快、操作简单、敏感性高等特点。

3. 双标记法　用两种不同的荧光素（如 FITC 及罗丹明 RB200）分别标记不同的特异性抗体，对同一标本进行荧光染色。在有两种抗原存在时，显微镜下可同时观察到两种颜色的荧光（如橙红和黄绿）。该方法常用于同时对两种不同抗原的检测，如同一血片中 T、B 淋巴细胞的检测等。

四、其他荧光免疫技术

（一）荧光免疫测定技术

根据抗原抗体反应后是否需要分离游离的与结合的荧光标记物，将荧光免疫测定技术分为均相荧光免疫测定和非均相荧光免疫测定。均相荧光免疫测定不需要分离，如荧光偏振免疫测定；非均相荧光免疫测定则需要分离，如时间分辨荧光免疫测定。

1. 荧光偏振免疫测定（fluorescence polarization immunoassay，FPIA）　FPIA 是一种定量荧光免疫测定技术，利用的抗原抗体竞争反应的原理。根据荧光素标记抗原与其抗原抗体复合物之间荧光偏振程度的差异，测定体液中药物、激素等小分子物质的含量。反应系统内同时加入待测抗原和一定量用荧光素标记的小分子抗原，使二者与有限量的特异性抗体竞争结合。当待测抗原浓度高时，大部分抗体被其结合，而荧光素标记的抗原多呈游离的小分子状态，在液相中转动速度较快，受偏振光激发后发射出的偏振荧光就较弱。反之，检测到的偏振荧光就越强。故偏振荧光的强弱程度与待测抗原浓度呈反比关系。通过检测反应体系中偏振光的大小，从标准曲线上就可以精确地得知样品中待测抗原的含量。

2. 时间分辨荧光免疫测定（time resolved fluorescence immunoassay，TRFIA）　TRFIA 是一种非同位素免疫分析技术，其基本原理是用镧系元素标记抗原或抗体，利用镧系元素螯合物能发出长寿命荧光的特点，延长测量时间，待短寿命的非特异性荧光（各种蛋白、组织成分、试管、仪器组件等在激发光的作用下发出的一定强度的荧光）完全衰退后再行测定，所得信号完全为长寿命镧系螯合物的荧光，从而有效地消除了非特异性荧光的干扰。用时间分辨技术测量荧光，同时检测波长和时间两个参数进行信号分辨，极大地提高了分析的灵敏度和特异性。

（二）免疫芯片技术

免疫芯片是一种特殊的蛋白质芯片，也称抗体芯片。免疫芯片技术是将抗原抗体反应的特异性和电子芯片的高密度集成原理相结合的一种全新的检测技术。其基本原理是将各种蛋白质（抗原或抗体）按一定顺序高密度地排列在固相载体上，形成检测用芯片，与少量的待测样品发生反应，样品中的抗体（或抗原）与固相中的已知抗原（或抗体）同时产生特异性免疫反应，再通过标记物示踪方法即可一次同时完成数十种甚至数万种抗原或抗体的检测。

免疫芯片技术的类型与特点：免疫芯片技术的类型很多，根据标记物的不同，分为荧光免疫芯片、酶标免疫芯片、放射性同位素免疫芯片、金标免疫芯片等。根据实验原理不同，分为双抗体夹心法免疫芯片、竞争法免疫芯片、间接法免疫芯片等。根据载体不同，分为固相芯片（平板芯片）和液体芯片（微球芯片）等。免疫芯片有着信息量大、操作简便、样品用量少、用途广、成本低、自动化程度高等优点。可以用荧光、酶、化学发光等显示结果，通过相应的扫描仪、计算机等仪器进行检测。

临床上免疫芯片主要应用于感染性疾病（病毒性肝炎、结核等）、心血管疾病、自身免疫性疾病、肿瘤等疾病的检测，还可对病程进行监控和疗效评价。除此之外，免疫芯片还可应用于药物学的研究、流行病学研究、环境监测、食品卫生检查等方面。

（张　琦）

第七节 其他标记免疫技术

一、放射免疫技术

放射免疫技术是以放射性核素为示踪物质的免疫标记技术。根据其方法学原理，主要可分为两种技术类型：

（一）放射免疫技术

放射免疫技术（radioimmunoassay，RIA）又称为竞争性饱和分析技术，是以放射性核素标记的抗原（Ag^*）与反应系统中未标记的抗原（Ag）竞争结合特异性抗体为基本原理测定待检样品中抗原量的一种分析技术。当反应体系中 Ag^* 和 Ab 的量恒定，且 Ag^* 和 Ag 的总量大于 Ab 有效结合点时，则 Ag^* - Ab（B）生成量随着 Ag 量的增加而减少，游离的 Ag^*（F）量则随着 Ag 量的增加而增加。即待检 Ag 量与 B 成反比例关系，而与 F 成正比例关系。用已知不同浓度的抗原标准品得到相应的 B 值和 F 值，绘制标准曲线，在标准曲线上即可查找标本中的抗原含量。

（二）免疫放射技术

免疫放射技术（immunoradiometric assay，IRMA）是以放射性核素标记的过量抗体（Ab^*）与待测抗原直接结合，采用固相免疫吸附载体分离结合与游离标记抗体的非竞争放射免疫分析技术。反应体系中 Ag - Ab^* 复合物的放射性强度和待测抗原的量呈正相关。如以不同量的 Ag 标准品求出与 Ag^* - Ab 放射性的量效关系，即可从测得的 Ag^* - Ab 放射性求出待测样品的量。

根据抗原反应位点的不同，IRMA 分为：

1. 单位点 IRMA 技术　单位点 IRMA 技术中抗原只有一个反应位点，用过量的标记抗体与待测抗原反应，形成抗原 - 标记抗体复合物。反应平衡后，采集固相抗原，结合反应液中的游离标记抗体，测定放射性强度，强度与待测抗原的量成正比。该法的灵敏度和特异性均比较低，目前应用较少。

2. 双位点 IRMA 技术　也称作双抗体夹心技术，采用固相抗体与标记抗体同时与待测抗原的两个反应位点结合，形成固相抗体 - 抗原 - 标记抗体复合物。待反应完成后，洗涤除去游离的标记抗体，测定固相上的放射性强度，其与待测抗原的量成正比。该技术大大提高了测定的灵敏度。

（三）RIA 与 IRMA 主要特点的比较

RIA 与 IRMA 的主要特点见表 13 - 2。

表 13 - 2　RIA 与 IRMA 主要特点的比较

	RIA	IRMA
标记物质	抗原	抗体
标记物用量	限量	过量
反应方式	竞争性结合	直接结合
反应速度	快	慢
灵敏度和特异性	高	低
B、F 分离方法	第二抗体法	固相抗体法

（四）放射免疫技术的应用

放射免疫技术灵敏、特异、简便易行、标本用样量少并且对仪器设备条件要求不高，因此广泛应用于生物医学检验，如激素、维生素、肿瘤标志物、药物等微量物质的检测。但存在放射污染的可能，且无法自动化分析，逐渐被非放射性免疫测定技术所取代。

二、化学发光免疫分析技术

化学发光免疫分析技术（chemiluminescence immunoassay，CLIA）是将化学发光分析和免疫反应相结合而建立起来的一种用于检测微量抗原或抗体的新型标记免疫分析技术。根据其标志物及反应原理的不同可分为直接化学发光免疫分析技术、化学发光酶免疫分析技术（luminescence enzyme immunoassay，CLEIA）和电化学发光免疫分析技术（electrochemiluminescence immunoassay，ECLIA）三种类型。

（一）化学发光与化学发光剂

1. 发光　分子或原子中的电子吸收能量后，由基态（较低能级）跃迁到激发态（较高能级），然后再回复到基态，并释放光子的过程。

2. 化学发光　是指伴随化学反应过程产生光的发射现象。某些物质（发光剂）在化学反应时，吸收了反应过程中所产生的化学能，使反应的产物分子或反应的中间态分子中的电子跃迁到激发态，当电子从激发态回复到基态时，以发射光子的形式释放出能量，这一现象称为化学发光。

3. 化学发光剂　化学发光剂是指在化学发光反应中参与能量转移并最终以发射光子的形式释放能量的化合物，又称为发光底物。常用的化学发光剂有：

（1）直接化学发光剂：直接化学发光剂在发光免疫分析过程中不需酶的催化作用，直接参与发光反应，它们在化学结构上有产生发光的特有基团，可直接标记抗原或抗体，目前常用的是吖啶酯。

（2）酶促反应发光剂：酶促反应发光剂是利用标记酶的催化作用，使发光剂发光，目前常用的标记酶有 HRP 和 AP，前者催化的发光剂为鲁米诺及其衍生物，后者的为 1，2－二氧环己烷衍生物（AMPPD）。

（3）电化学发光剂：指通过在电极表面进行电化学反应而发光的物质。三联吡啶钌是电化学发光剂，它和电子供体三丙胺在阳电极表面可同时失去一个电子而发生氧化反应。

4. 化学发光剂标记物的制备　化学发光剂标记物是指将化学发光剂与抗体或者抗原结合在一起的复合物。它的标记方法很多，大多数是利用交联剂使化学发光剂与被标记物分子结构中的游离的氨基、羧基、硫氢基、羟基等基团形成不可逆的连接。

（二）化学发光免疫分析技术的类型

1. 直接化学发光免疫分析技术

（1）原理：直接化学发光免疫分析技术的基本原理是用化学发光剂（常用吖啶酯）直接标记抗原或抗体与待测的抗体或抗原、磁颗粒性的抗原或抗体反应，通过磁场将化学发光剂标记物的结合状态（B）和游离状态（F）分离出来，然后在结合状态（B）部分中加入发光促进剂进行反应，最后通过测定结合状态（B）的发光强度进行定性或定量分析。

（2）技术要点：直接化学发光免疫分析技术的要点主要包括三个部分。①抗原抗体反应：抗原抗体反应的类型有双抗体夹心法、双抗原夹心法和固相抗原竞争法三种类型，现以双抗体夹心法为例，将包被单克隆抗体的磁性颗粒和待测标本加入反应管中，结合后，加入吖啶酯标记的抗体，经过温育，形成颗粒型抗体－待测抗原－吖啶酯标记抗体复合物。②分离结合状态（B）和游离状态（F）酶标记物：用磁颗粒分离技术，通过 2～3 次洗涤，快速洗去未结合的抗原和多余的标记抗体，留下颗粒型抗体－待测抗原－吖啶酯标记抗体复合物。③化学发光反应：在洗涤后的磁性颗粒中加入 NaOH 纠正液使其呈碱性，然后加入 H_2O_2，这时吖啶酯在没有催化剂的情况下也能够分解发光，由集光器进行接收，经光电倍增管放大，记录 1s 内产生的电子能，这部分光的积分与待测抗原的含量呈正相关，根据标准曲线，可计算出待测抗原的含量。

2. 化学发光酶免疫分析技术　属于酶免疫测定的一种，只是最后一步酶反应所用的底物为发光剂，通过光强度的测定而直接进行定量分析。

（1）原理：CLEIA 是用参与催化某一化学发光反应的酶如 HRP 或 AP 来标记抗体（抗原），在与待测标本中相应的抗原（或抗体）发生免疫反应后，形成固相包被抗体－待测抗原－酶标记抗体复合物，经洗涤后，加入发光剂，酶催化和分解底物发光，由光量子阅读系统接收，光电倍增管将光信号转变为电信号并加以放大，再把它们传送至计算机数据处理系统，计算出测定物的浓度。

（2）技术要点：化学发光酶免疫分析技术的技术要点主要包括三个部分。①抗原抗体反应；抗原抗体反应的类型也有双抗体夹心法、双抗原夹心法和固相抗原竞争法三种类型，现以双抗体夹心法为例，将包被单克隆抗体的磁性颗粒和待测标本加入反应管中，结合后，加入 HRP 标记的抗体，经过温育，形成磁性颗粒抗体 - 待测抗原 - 标记抗体复合物。②分离结合状态（B）和游离状态（F）酶标记物：用磁颗粒分离技术，洗涤 2 ~ 3 次，去除未结合的抗原和多余的标记抗体，留下颗粒型抗体 - 待测抗原 - HRP 标记抗体复合物。③化学发光反应；在洗涤后的磁性颗粒中加入用 0.1mol/L 的 pH8.6Tris 缓冲液稀释的鲁米娜、H_2O_2 和发光增强剂（如邻 - 碘酚），用特定仪器测定光强度而进行定量检测。

3. 电化学发光免疫分析技术

（1）原理：ECLIA 是以电化学发光剂三联吡啶钌标记抗体（抗原），以三丙胺（TPA）为电子供体，在电场中因电子转移可发生特异性化学发光反应。

（2）技术要点：ECLIA 的技术要点主要包括三个部分。①抗原抗体反应：抗原抗体反应的类型有双抗体夹心法、双抗原夹心法和固相抗原竞争法三种类型，现以双抗体夹心法为例，三联吡啶钌标记抗体和生物素标记的抗体与待测标本一起加入反应杯中进行孵育，然后加入链霉亲和素包被的磁珠，再次孵育，使生物素通过与亲和素的结合将磁珠、抗体连为一体，形成双抗体夹心物。②结合状态（B）和游离状态（F）的分离：用磁颗粒分离技术，将形成的双抗体夹心物吸进流动测量室，同时，游离的标记抗体被吸出测量室。③电化学发光反应及检测：ECLIA 反应过程中在电极表面周而复始地进行，产生大量光子，利用光电倍增管检测光强度，光强度与三联吡啶钌的浓度呈线性关系，根据标准曲线算出待测抗原的含量。

（三）化学发光免疫分析技术的临床应用

化学发光免疫分析技术无放射性污染、快速、准确、特异，而且实现了自动化，因此日益受到人们的重视，已经成为一种先进的微量生物活性物质的检测技术，如激素、肿瘤与病毒标志物、药物浓度以及贫血因子等的测定。

三、金标记免疫技术

金标记免疫技术是以胶体金作为示踪标记物应用于抗原抗体检测的一种新型免疫标记技术。目前应用最广泛的是斑点金免疫渗滤技术和斑点金免疫层析技术。

（一）胶体金的一般特性

1. 胶体金的结构　胶体金也称金溶胶，是由金盐被还原成金原子后形成的金颗粒悬液。胶体金颗粒由一个基础金核（原子金 Au）及包围在外的双离子层构成，紧连在金核表面的是内层负离子（$AuCl_2^-$），外层离子层 H^+ 则分散在胶体金溶液中，以维持胶体金游离于溶胶间的悬液状态。

2. 胶体金的特性　①微小胶体金颗粒能稳定地、均匀地、呈单一分散状态悬浮在液体中，成为胶体金溶液。②胶体金颗粒的颜色：不同大小的胶体金颗粒呈色有差别，最小的胶体金（2 ~ 5nm）是橙黄色的，中等大小的胶体金（10 ~ 20nm）是酒红色的，较大颗粒的胶体金（30 ~ 80nm）则是紫红色的。③胶体金颗粒的光吸收性：胶体金颗粒在可见光范围内有一个单一光吸收峰，这个光吸收峰的波长（λ_{max}）在 510 ~ 550nm 范围内，且随胶体金颗粒大小而变化，大颗粒胶体金的 λ_{max} 偏向长波长，小颗粒胶体金的 λ_{max} 则偏于短波长。

3. 胶体金的制备　制备胶体金多采用还原法。氯金酸是主要的还原材料，常用的还原剂有枸橼酸钠、鞣酸、硼氢化钠等。根据还原剂类型以及还原作用的强弱，可以制备 0.8 ~ 150nm 不等的胶体金。最常用的制备方法为柠檬酸盐还原法。具体操作方法如下：①将氯金酸先配制成 0.01% 水溶液，取 100mL 加热至沸。②搅动下准确加入一定量的 1% 柠檬酸三钠水溶液。③继续加热煮沸 15min，观察到淡黄色的氯金酸水溶液在柠檬酸三钠加入后很快变灰色，继而转成黑色，随后逐渐稳定成红色。④冷却至室温后用蒸馏水恢复至原体积。用此法可制备 16 ~ 147nm 粒径的胶体金，金颗粒的大小取决于制备时加入的柠檬酸三钠的量。

（二）斑点金免疫渗滤技术

1. 原理　斑点金免疫渗滤技术（dot immunogold filtration assay，DIGFA）的基本原理是以 NC 膜为

载体，利用微孔滤膜的可滤过性，使抗原抗体反应和洗涤在一特殊的渗滤装置上以液体渗滤过膜的方式迅速完成（图 13－3）。阳性反应在膜上呈现红色斑点。目前常用双抗体夹心技术检测抗原。

2. 试剂与器材

（1）成品试剂盒的组成包括：①滴金反应板，由塑料小盒、吸水垫料和点加了抗原或抗体的 NC 膜片三部分组成。②胶体金标志物和洗涤液。③抗原参照品或抗体阳性对照品。

（2）待测标本。

3. 操作方法

（1）将反应板平放于实验台上，于小孔内滴加洗涤液湿润 NC，渗滤结束后，再滴加血清标本 1～2 滴，待完全渗入。

（2）于小孔内滴加免疫金复合物试剂 1～2 滴，待完全渗入。

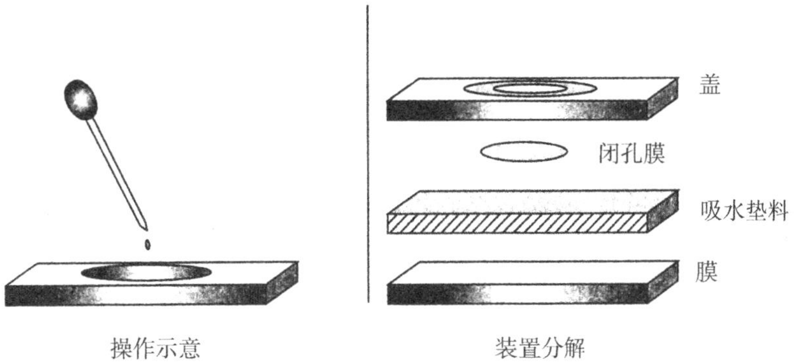

图 13－3 DICFA 渗滤装置及操作示意

（3）于小孔内滴加洗涤液 2～3 滴，待完全渗入，洗去未结合的胶体金标记抗体。

4. 结果判断 在膜中央有清晰的淡红色斑点显示者判为阳性反应；反之，则为阴性反应。斑点呈色的深浅相应地提示阳性强度。

5. 注意事项

（1）血清标本应尽可能新鲜。溶血、反复冻融会影响实验结果。

（2）试剂盒应获国家食品药品监督管理局批准文号并在有效期内使用。

6. 临床应用 斑点金免疫渗滤技术操作简单、无须特殊检测仪器、试剂稳定、检测结果可以长期保存，已逐渐成为“床边检验（point of care test，POCT）”的主要方法之一。但本检测技术的灵敏度不高，只能作为定性或半定量试验。目前主要用于正常体液中不存在的物质（如传染病抗原、抗体以及毒品类药物等）和正常含量极低而在特殊情况下异常升高的物质（如 HCG 等）的检测。

（三）斑点金免疫层析技术

斑点金免疫层析技术（dot immunogold chromatographic assay，DICA）简称免疫层析技术（immunochromatographic assay，ICA），是将胶体金标记技术和蛋白质层析技术相结合的以 NC 膜为载体的快速固相膜免疫分析技术。

1. 原理 将各种反应试剂分点固定在试纸条上，试剂条上端（A）和下端（B）分别粘贴吸水材料，免疫金复合物干片粘贴在近下端（C）处，紧贴其上为 NC 膜条。NC 膜条上有两个反应区域，测试区（T）包被有特异抗体，控制区（R）包被有抗－IgG。

将待检标本滴加在试纸条的一端，通过层析作用使样品泳动，样品中的待检物与试纸条中的试剂发生特异性的结合，所形成的复合物被固定在层析条的特定区域，通过标记免疫技术显色。目前常用双抗体夹心技术检测抗原。

2. 试剂与器材 成品试剂盒。

3. 操作方法

（1）将试纸条标记线一端浸入待测标本中 2～5s 或在加样处加入一定量的待测标本，平放于桌面上。

（2）5~20min 内观察结果。

4. 结果判断　出现一条棕红色质控条带为阴性，出现两条棕红色条带为阳性，无棕红色质控条带出现则试剂失效。

5. 注意事项　同“斑点金免疫渗滤技术”的注意事项。

6. 临床应用　同“斑点金免疫渗滤技术”的临床应用。

（张　琦）

参考文献

[1] 全国卫生专业技术资格考试专家委员会．临床医学检验与技术（中级）．北京：人民卫生出版社，2014.

[2] 丛玉隆，尹一兵，陈瑜．检验医学高级教程．北京：人民军医出版社，2014.

[3] 刘人伟．现代实验诊断学检验与临床．北京：化学工业出版社医学出版分社，2009.

[4] 刘成玉．临床检验与基础．北京：中国医药科技出版社，2010.

[5] 汪晓静．免疫学检验技术．郑州：郑州大学出版社，2013.

[6] 张晓红．免疫检验技术．北京：中国中医药出版社，2013.

[7] 陈华民．微生物检验技术．北京：中国中医药出版社，2013.

[8] 尚红，王毓三，申子瑜．全国临床检验操作规程（第 4 版）．北京：人民卫生出版社，2015.

[9] 胡晓波．临床检验基础．北京：高等教育出版社，2012.

[10] 王兰兰．医学检验项目选择与临床应用．北京：人民军医出版社，2013.

[11] 王治国．临床检验质量控制技术（第 3 版）．北京：人民军医出版社，2014.

[12] 王谦．检验医学手册．济南：山东科学技术出版社，2016.

[13] 赵建宏，贾天军．临床检验基础（第 2 版）．北京：人民卫生出版社，2015.

[14] 王鸿利，丛玉隆，仲人前，吕建新，周新，等．实用检验医学．北京：人民卫生出版社，2013.

[15] 严杰．医学微生物学．北京：高等教育出版社，2012.

[16] 夏薇，岳保红．临床血液学检验．武汉：华中科技出版社，2014.

[17] 侯振江．血液学检验技术．郑州：郑州大学出版社，2013.

[18] 钱士匀．临床生物化学检验实验指导．北京：人民卫生出版社，2011.

[19] 夏薇．临床血液学检验实验指导．北京：人民卫生出版社，2011.

[20] 吴爱武．临床微生物学检验实验指导．北京：人民卫生出版社，2011.

[21] 吴晓蔓．临床检验基础实验指导．北京：人民卫生出版社，2011.

[22] 吴晓蔓，权志博．临床检验基础．武汉：华中科技大学出版社，2013.

[23] 周庭银，倪语星，胡继红．临床微生物检验标准化操作（第三版）．上海：上海科学技术出版社，2015.

[24] 王前，王建中．临床检验医学．北京：人民卫生出版社，2015.